中医病症效验方丛书

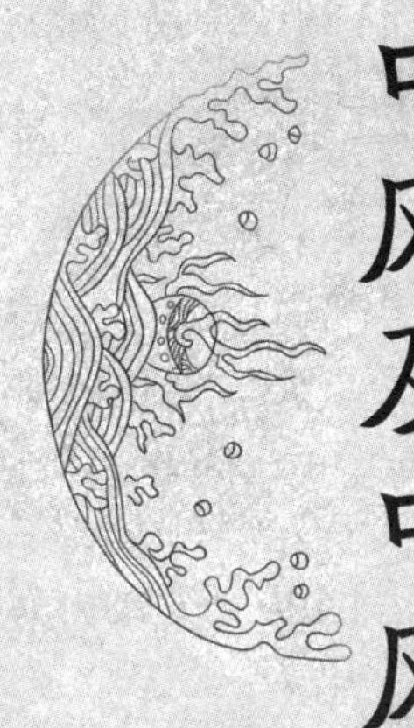

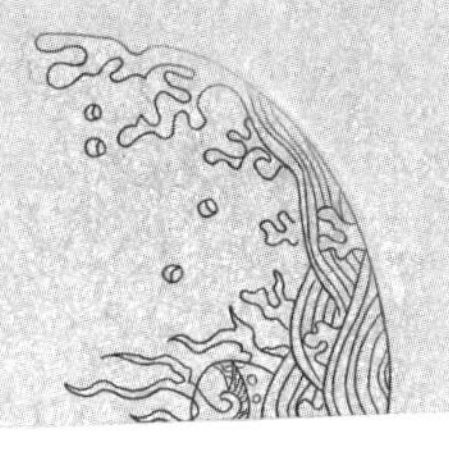

中风及中风后遗症实用验方

主　编　吴艳华　余卓文

副主编　肖达民　彭菩本

编写人员　吴艳华　余卓文　肖达民　石艳红　卢焯明　彭菩本

SPM

南方出版传媒

广东科技出版社

·广　州·

图书在版编目（CIP）数据

中风及中风后遗症实用验方/吴艳华，余卓文主编．—广州：广东科技出版社，2019.6（2025.4 重印）
（中医病症效验方丛书）
ISBN 978-7-5359-7109-8

Ⅰ．①中… Ⅱ．①吴…②余… Ⅲ．①中风—验方—汇编②中风—后遗症—验方—汇编 Ⅳ．①R289.51

中国版本图书馆 CIP 数据核字（2019）第 087183 号

中风及中风后遗症实用验方

Zhongfeng ji Zhongfeng Houyizheng Shiyong Yanfang

出 版 人：朱文清
责任编辑：曾　冲　李　芹　郭芷莹
封面设计：林少娟
责任校对：冯思婧　谭　曦
责任印制：彭海波
出版发行：广东科技出版社
（广州市环市东路水荫路 11 号邮政编码：510075）
销售热线：020-37607413
http://www.gdstp.com.cn
E-mail：gdkjbw@nfcb.com.cn
经　　销：广东新华发行集团股份有限公司
排　　版：广东科电有限公司
印　　刷：广州市东盛彩印有限公司
（广州市增城区新塘镇上邵村第四社企岗厂房A1 邮政编码：510700）
规　　格：889mm×1194mm　1/32　印张 10.875　字数 250 千
版　　次：2019 年 6 月第 1 版
2025 年 4 月第 8 次印刷
定　　价：35.90 元

内 容 提 要

本丛书包括头痛病、糖尿病、肝胆病、骨与关节病、肾病、心血管病、中风及中风后遗症、皮肤病性病、男科病、妇科病实用验方等。

本书介绍中风前疾病、中风及中风后遗症等32种病，验方269首。每首验方都是原作者反复验证，证实疗效可靠才收集，故可读性、参考性、实用性强。

说　明

中风是中医病名，与西医脑梗死、脑血栓等病名类同。患者向中医诊治用中医病名，向西医诊治用西医病名，故书中中西医病名都出现。

目　录

中风前疾病验方

中风先兆症验方

急性脑梗死验方

脑梗死验方

脑梗死恢复期验方

脑梗死后肌力下降验方

脑梗死后遗失语症验方

脑梗死后流涎症验方

糖尿病性脑梗死验方

中风病验方

中风闭证验方

中风合并应激性溃疡验方

中风合并呃逆症验方

中风睡眠颠倒症验方

中风急性期便秘验方

中风恢复期验方

中风后遗症验方

中风并发症

缺血性中风验方

出血性中风验方

出血性中风头痛验方

混合性或双重性中风验方

蛛网膜下腔出血后脑血管痉挛验方

高血压性脑出血验方

高血压性脑卒中验方

脑出血验方

脑出血急性期脑水肿验方

脑出血性昏迷验方

脑出血恢复期验方

脑出血后遗症验方

脑血栓形成验方

脑血栓后遗症验方

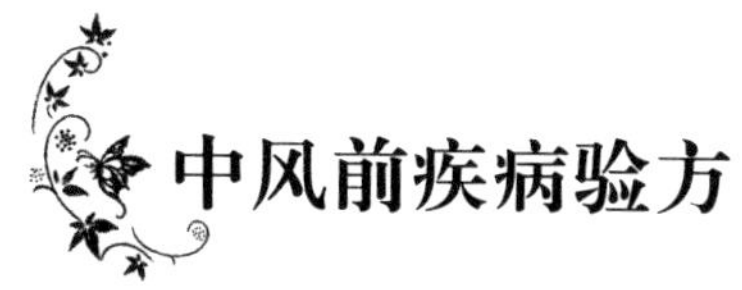

中风前疾病验方

一、脑动脉硬化症

通脉舒脑汤

【药物组成】 川芎、制何首乌、黄精各 25 g，水蛭、人参、郁金、山楂各 12 g，天麻、炙龟板各 15 g，石菖蒲、丹参各 20 g，怀牛膝 18 g。

加减：头痛、眩晕甚者，加菊花 18 g，地龙 12 g；失眠重者，加夜交藤 30 g；健忘甚者，加远志 15 g；胸闷呕恶者，加法半夏 12 g，竹茹 10 g；烦躁口苦者，加龙胆草 15 g，炒栀子 10 g。

【适用病症】 脑动脉硬化症。临床表现为头痛，头晕，健忘，失眠，肢体麻木等。

【用药方法】 每天 1 剂，水煎服。4 周为 1 个疗程。严重高血压、心绞痛、糖尿病者，配合有关药物对症处理。

【临床疗效】 此方加减治疗脑动脉硬化症 90 例，显效（临床症状基本消失，血液流变学基本恢复正常）46 例，有效（临床症状明显改善但未消失，血液流变学好转但未恢复正常）41 例，无效（临床症状及有关检查均无明显变化）3 例。总有效率 96.67%。

【验方来源】 孟宪林，黄东辉. 自拟通脉舒脑汤治疗脑动脉硬化症 90 例［J］. 吉林中医药，2003，23（3）：11.

按：脑动脉硬化症的主要病机在于年老脏衰，肾精不足，脑海空虚以及气阴两虚，脑脉硬涩，痰瘀阻络，易引起脑梗死等严重病变。以活血通脉、化痰通络治其标为主，滋补肝肾、益气养阴治其本为辅。通脉舒脑汤中重用川芎活久瘀之血，行血中之气，引诸药上行头目，直达病所；水蛭味咸，专入血分化瘀血；石菖蒲、郁金化痰开窍；人参、黄精补元气、益肺脾；制何首乌、炙龟板补肝肾、养阴精；天麻专入肝经，长于息风，宜虚宜实，善治头目眩晕、肢麻。人参配石菖蒲能醒神益智健脑；炙龟板配丹参能养血安神，配怀牛膝能强壮筋骨；山楂既健胃消食，又活血散瘀。诸药合用，使痰瘀得化，脑脉得通，肾精得补，脑髓得充，补泻兼施，标本兼治，用于治疗脑动脉硬化症，获效满意。

川芎天麻饮

【药物组成】　黄芪、丹参各 20 g，川芎、山楂各 15 g，茯苓、天麻、升麻、白术、陈皮、当归、枸杞子、何首乌各 10 g，水蛭 6 g。

加减：肝郁化火者，加牡丹皮、栀子各 10 g；肾阴虚者，加菟丝子 10 g，熟地黄 15 g；肾阳虚者，加淫羊藿、益智仁各 10 g。

【适用病症】　脑动脉硬化症。临床表现为年龄在 40 岁以上，头晕，头痛，记忆力减退，睡眠障碍，倦怠乏力。实验室检查：血清胆固醇及三酰甘油增高。经颅多普勒检查示：脑动脉硬化。

【用药方法】　每天 1 剂，水煎服。2 周为 1 个疗程，一般治疗 2 个疗程。

【临床疗效】 此方加减治疗脑动脉硬化症35例，显效（头晕、头痛消失，睡眠良好，其余症状消失）11例，有效（头晕、头痛等症状明显缓解）18例，无效（临床症状无改善）6例。总有效率82.86%。

【验方来源】 周毅．川芎天麻饮治疗脑动脉硬化症35例［J］．河南中医，2003，23（4）：22.

按：脑动脉硬化症是老年人常见病之一。本病属于中医学眩晕范畴，与肝、脾、肾三脏关系密切。肝、脾、肾不足为病之本，痰瘀互阻为病之标。川芎天麻饮中的川芎辛香走窜，善走头面，为血中气药，配丹参、水蛭、山楂活血散瘀；天麻甘平，入肝经，平肝息风，为治眩晕之要药，配当归、枸杞子、何首乌养血柔肝，调补肝肾；黄芪、升麻益气健脾，升清降浊；白术燥湿化痰；陈皮理气化痰；茯苓健脾渗湿。诸药合用，共奏益气健脾、调补肝肾、化痰通络之效，并有较好的降血脂、改善微循环、改善脑部供血供氧不足的作用，从而使症状消失或缓解。

益脑通脉汤

【药物组成】 黄芪、党参、丹参、益母草、泽泻、茯苓、红花、枸杞子、菟丝子、山茱萸、山药、牡丹皮、地龙。（原方无药量）

【适用病症】 脑动脉硬化症。临床表现以头痛、头晕、健忘、失眠为主。

【用药方法】 每天1剂，水煎2次，分上、下午服。30天为1个疗程。

【临床疗效】 此方治疗脑动脉硬化症50例，显效28例，有效20例，无效2例。总有效率96%。

【验方来源】 王健．益脑通脉汤治疗脑动脉硬化症50例疗效观察［J］. 浙江中医学院学报，2000，24（4）：20.

按： 脑动脉硬化症是老年多发病、常见病，随着年龄增大免疫功能降低，自由基代谢紊乱是造成动脉硬化症的根本原因之一。本病属于中医学眩晕、头痛、健忘等病症范畴，其病位在脑，以心脾亏虚、肝肾不足、脑失所养为本，而痰浊血瘀、脑络痹阻为标，多属本虚标实之证。益脑通脉汤的党参、黄芪大补元气；山药、茯苓健脾；菟丝子、山茱萸、枸杞子补益肝肾；红花、地龙、牡丹皮、泽泻、丹参活血化瘀。诸药合用，共奏益气补肾、健脾化瘀、通络健脑之功效。本方中的山茱萸、山药、菟丝子有补肾助阳、益精生髓的功效，现代药理研究认为这些药物具有多方面功能，能调节下丘脑-垂体-神经内分泌、免疫、中枢神经功能等作用，而丹参、红花、牡丹皮、地龙有改善微循环、降低血液黏度、扩张血管、抗血小板聚集等作用。因此，本方用于治疗脑动脉硬化症，获得较好的疗效。

通窍益脉汤

【药物组成】　制何首乌、海藻、石菖蒲各 15 g，桑寄生 20 g，丹参、川芎、赤芍各 12 g，桃仁 10 g。

【适用病症】　脑动脉硬化症。中医辨证属肝肾阴虚、痰瘀阻络型。临床表现为头痛，头晕，睡眠障碍，肢体麻木，健忘耳鸣，胸闷痛，腰膝酸软，舌质暗红或夹紫，脉细弦数。

【用药方法】　每天 1 剂，水煎服。

【临床疗效】　此方治疗肝肾阴虚、痰瘀阻络型脑动脉硬化症 30 例，显效（临床症状消失，纳食、精神可，情绪稳定，血压、血脂、血液黏度均在正常范围，能够正常工作和生活）15 例，有效（临床症状减轻，血压、血脂、血液黏度基本正常或略高于正常值，基本能够坚持工作）12 例，无效（临床症状改善不明显，不能坚持工作和正常生活，或出现脑卒中及脑动脉硬化病情发展）3 例。总有效率 90%。

【验方来源】　龙明照，金妙文. 通窍益脉汤治疗脑动脉硬化症的临床研究［J］. 云南中医中药杂志，2000，21（2）：15.

按：脑动脉硬化症是中老年人常见病。中医学认为，脑为髓之海，肾能生髓充骨，肾精充足，则脑髓充盈，神气有余。反之，肾精亏虚则髓海不足，易发脑病。而《素问·至真要大论》云："诸风掉眩，皆属于肝。"由于年老体弱，肝肾亏损，水不涵木，水亏木旺，加之痰浊、血瘀上扰于脑，内风上扰而引起脑病。故通窍益脉汤针对本病以肝肾阴虚为主，久之则成为本虚标实之证特点，重在滋补肝肾，同时佐以祛痰化瘀。方中的制何首乌为主药，具有补而不滞、温而不燥的特点，重在滋补肝肾，配合药性平和之桑寄生加强补益肝肾之功；痰浊、瘀血内结为其标实，故加海藻一味，取其咸寒软坚化痰之力，石菖蒲亦具有化湿豁痰之功效；川芎、赤芍、桃仁活血化瘀，可改善脑部血液循环。诸药合用，共奏滋补肝肾、祛痰化瘀之功，用于治疗脑动脉硬化症，可控制和改善脑动脉粥样硬化，获效较佳。

健脑Ⅰ号方

【药物组成】　炙何首乌、黑芝麻、川芎、枸杞子、女贞子、旱莲草。(原方无药量)

加减：头痛甚者，加蔓荆子；失眠甚者，加酸枣仁、柏子仁；耳鸣者，加五味子、磁石、珍珠母；血压不稳且肢麻者，加天麻、豨莶草；血脂、血液黏度高者，加决明子、泽泻；腰膝酸软者，加怀牛膝、杜仲、桑寄生。

【适用病症】　脑动脉硬化症，中医辨证属肝肾亏损型。临床表现为形体偏瘦，头昏头痛，失眠多梦，健忘耳鸣，舌淡红、少苔，脉细无力。

【用药方法】　每天1剂，水煎服。1个月为1个疗程，连续服用2个疗程以上。

【临床疗效】　此方治疗脑动脉硬化症58例，显效26例，有效28例，无效4例。总有效率93%。

【病案举例】　袁某，男，50岁。头昏头痛、失眠、肢麻半年余。患者从事脑力劳动，经常熬夜且超负荷加班工作。1年前血压升高，常波动在21.3～18.7/14.7～12.0千帕斯卡（160～140/110～90毫米汞柱）。近半年因工作劳累，感口唇、肢体发麻，眩晕欲倒，讲话不利索。西医诊断为腔隙性脑梗死。经住院治疗20余天，自觉症状改善不明显。检查：血压21.3/14.9千帕斯卡（160/113毫米汞柱），双上肢肌力4～5级，未见明显面瘫及肢体活动障碍。实验室检查：胆固醇7.3 mmol/L，甘油三酯2.4 mmol/L，低密度脂蛋白5.02 mmol/L。血流变学检查提示：血液黏稠度重度异常。诊见：舌淡红、少苔，脉细无力。此乃因思虑过度，真阴暗耗，肾精亏损，髓海空虚。治以补肝肾、填精髓为主。方用健脑Ⅰ号方加决明子、天麻、豨莶草。服药1周后，自感头昏、手麻症状明显减轻；继续服药3周后，手已不麻，头昏头晕已不明显。复查胆固醇5.4 mmol/L，甘油三酯1.8 mmol/L，低密度脂蛋白3.26 mmol/L。此后坚持服中药治疗数月，获显著疗效。

【验方来源】　杨从信，杨艳．健脑方治疗脑动脉硬化100例疗效观察［J］．云南中医学院学报，2002，25（4）：27.

按：脑动脉硬化症因年老体弱，肝肾阴虚，阴血亏虚，阴不制阳，内风动越，夹痰浊、瘀血上扰清窍；或因过食肥甘醇酒，致使脾胃受伤，脾失运化，痰浊内生，郁久化热，痰热互结，壅滞经脉，上蒙清窍；痰郁互结，夹风阳之邪，窜扰经脉而致。因此，肝肾亏损，髓海空虚，脾失健运，风痰内扰为其主要病机。

健脑Ⅰ号方中以何首乌性微温而不燥，为补肝肾之圣药，现代药理研究表明，何首乌含有卵磷脂，能阻止胆固醇在血中的形成，能促进纤维蛋白原裂解，有纤溶作用，故能延缓脑动脉硬化的时间；黑芝麻入肝肾经，益精血，与何首乌共为君药。川芎为血中之气药，具有升浮之性而上巅顶，与大剂量何首乌共用，补而不滞，现代药理表明，川芎对血管紧张度增高有明显的弛缓作用，对血压有双向调节作用，并可降低血液黏稠度；枸杞子补养肝肾，填精髓；女贞子与旱莲草为二至丸，对肝肾不足之头晕目眩有奇效，均有降低血中胆固醇及β脂蛋白的作用。诸药合用，共奏补肝肾、益髓海之效，用于治疗脑动脉硬化症有良好的疗效。

健脑Ⅱ号方

【药物组成】　天麻、白术、法半夏、胆南星、川芎、白芥子、茯苓。(原方无药量)

加减：眩晕甚者，加代赭石、夏枯草、车前子；形体肥胖、小便短黄者，加泽泻；口苦、舌腻甚者，加柴胡、黄芩；头痛者，加蔓荆子、葛根。

【适用病症】　脑动脉硬化症，中医辨证属风痰阻络型。临床表现为形体偏胖，眩晕昏蒙，肢体重滞麻木，嗜睡，舌质淡、苔白腻，脉濡缓。

【用药方法】　每天1剂，水煎服。1个月为1个疗程，连续服用2个疗程以上。

【临床疗效】　此方治疗脑动脉硬化症42例，显效13例，有效26例，无效3例。总有效率93%。

【病案举例】　解某，女，63岁。因反复眩晕、头昏十余年，加重1月余来诊。患者52岁绝经后血压升高，波动在

20.0～18.7/13.3～12.0千帕斯卡（150～140/100～90毫米汞柱），经不规则服用降压药，血压控制不好，经常眩晕欲倒，头昏头重，发作时不能行走。检查：形体肥胖，面色浮虚无华，血压21.3/12.7千帕斯卡（160/95毫米汞柱）。心电图提示：肢导联低电压，少数T波改变。实验室检查：胆固醇7.2 mmol/L，甘油三酯2.7 mmol/L，低密度脂蛋白6.2 mmol/L；血流变学检查提示：血黏稠度均明显升高。诊见：舌质淡胖、苔白腻，脉沉缓。此乃属脾虚失运，风痰内扰，阻遏清窍。选用健脑Ⅱ号方，服药3剂后，自感眩晕、头重头昏明显减轻；坚持服药1月余，眩晕未发作。继续坚持服中药，配合降脂药，节制饮食。3个月后复查：胆固醇6.5 mmol/L，甘油三酯1.8 mmol/L，低密度脂蛋白3.56 mmol/L。嘱患者配合适当降脂西药维持，降压药不间断，规则服药，巩固疗效。

【验方来源】　杨从信，杨艳．健脑方治疗脑动脉硬化100例疗效观察［J］．云南中医学院学报，2002，25（4）：27.

按：脑动脉硬化症多因年老体弱，肝肾阴虚，阴血亏虚则阴不制阳，内风动越，夹痰浊、瘀血上扰清窍；或因过食肥甘醇酒，致使脾胃受伤，脾失运化，痰浊内生，郁久化热，痰热互结，壅滞经脉，上蒙清窍；痰郁互结，携风阳之邪，窜扰经脉，而发为本病。健脑Ⅱ号方以天麻平肝息风而止头眩，法半夏祛风除痰、降逆止呕，两药合用，为治风痰之要药；白术、茯苓健脾，与法半夏、天麻配伍，祛湿化痰、止眩之功益佳；白芥子散结祛痰，以除流痰流注经络所致的麻木疼痛；胆南星专治风痰阻络，主中风麻痹；川芎活血化瘀。诸药合用，共奏化痰息风之效，风息痰消，眩晕自愈。

化浊软脉汤

【药物组成】 黄芪、石菖蒲各 30 g，当归、生地黄、川芎、葛根、泽泻、姜黄、石斛 、制何首乌各 15 g，地龙、桃仁各 12 g。

【适用病症】 脑动脉硬化症。

【用药方法】 上药按比例取量制成胶囊，每粒含生药 3.5 g。每次 4 粒，每天服 3 次。60 天为 1 个疗程。

【临床疗效】 此方治疗脑动脉硬化症 48 例，显效 13 例，有效 30 例，无效 5 例。总有效率 91.67%。

【验方来源】 杨春，朱立鸣，张桂英，等. 化浊软脉汤治疗脑动脉硬化症的临床观察［J］. 陕西中医学院学报，2001，24（5）：23.

按：脑动脉硬化症多由于年老体衰，肝肾阴虚或饮食不节，恣食肥甘厚腻，以致痰浊内生，瘀血内停，脑脉痹阻而成。化浊软脉汤中以黄芪、石菖蒲益气扶正，开窍通络；当归、姜黄、地龙、桃仁化浊祛瘀，活血通络；生地黄、制何首乌、石斛养阴生津；葛根、泽泻升清降浊。诸药合用，共奏益气养阴、化浊软脉之功，用于治疗脑动脉硬化症有良好的效果。

补中益气合通窍活血汤

【药物组成】 黄芪 30 g，党参、丹参各 15 g，川芎、当归、白芍各 12 g，桃仁、牛膝、红花各 10 g，升麻 6 g，甘草 5 g。

加减：体形肥胖者，加山楂、决明子；湿重纳呆者，加法半夏、砂仁；肢体麻木者，加天麻、鸡血藤；痰热者，加瓜蒌、黄芩；头痛甚者，加白芷、延胡索。

【适用病症】　脑动脉硬化症。

【用药方法】　每天1剂，水煎，共取药液400 mL，分早、晚2次服。并配合低脂、清淡饮食。15天为1个疗程，一般治疗1~2个疗程。

【临床疗效】　此方加减治疗脑动脉硬化症72例，治愈25例，好转41例，无效6例。总有效率91.7%。

【验方来源】　沈芳．益气活血法治疗脑动脉硬化性眩晕72例［J］．南京中医药大学学报，1998，14（1）：12.

按：脑动脉硬化症是中老年人常见病。随着年龄增长，元气渐衰，升清无力，致气虚血行不畅则发生瘀血，极易引发脑梗死等严重变证。故病机以气虚为本，瘀血为标。治以益气活血为主。补中益气合通窍活血汤中用黄芪、党参益气升阳；当归、白芍滋阴养血；丹参、川芎、桃仁、红花活血祛瘀；升麻载药上行，配合牛膝益肝肾、引血下行，使气血上下通达；甘草调和诸药。诸药合用，可使气血运行畅顺，疾病自除。

益气活血汤

【药物组成】　黄芪、丹参各30 g，川芎、桃仁、红花各10 g，党参15 g，当归20 g，炙甘草6 g。

【适用病症】　脑动脉硬化症。

【用药方法】　每天1剂，水煎，分早、晚服。1个月为1个疗程，一般治疗2~4个疗程。

【临床疗效】　此方加减治疗脑动脉硬化症84例，显效（临床症状基本消失）11例，有效（临床症状改善）68例，无效（临床症状无改善）5例。总有效率94.05%。

【验方来源】　庞宇．益气活血法对脑动脉粥样硬化异常血流84例的影响［J］. 南京中医药大学学报，1998，14（3）：179.

按：脑动脉硬化症病位在脑，与心、脾、肾三脏的功能均有关。由于年老体衰，脏腑功能衰退，津液气血生化不足，脑失所养。治以益气活血法可以鼓舞气血，补后天以滋养先天，填精益髓。益气活血汤治疗脑动脉硬化症，可以增快血流速度，改善脑组织代谢，对中风的早期防治具有重要的意义。

二、动脉粥样硬化症

育阴逐瘀汤

【药物组成】　生地黄、丹参、何首乌、牡蛎各20 g，山楂、赤芍各30 g，川芎10 g，怀牛膝12 g，地龙15 g，炮穿山甲（代）6 g。

加减：气虚者，加党参、黄芪、白术；痰浊盛者，加姜半夏、茯苓、泽泻；阳虚者，加熟附子、桂枝、淫羊藿。

【适用病症】　动脉粥样硬化症。

【用药方法】　每天1剂，水煎2次。将2次药液混合后，分早、晚温服。连服3个月为1个疗程。

【临床疗效】　此方加减治疗动脉粥样硬化症24例，显效10例，有效8例，无效6例。

【验方来源】　张聚府，王月芬，毋凡，等. 育阴逐瘀汤治疗颈动脉粥样硬化24例［J］. 国医论坛，2002，17（2）：32.

按：动脉粥样硬化症与缺血性心脑血管疾病关系密切。本病属中医学血瘀证范畴。因肝肾亏虚，阴血不足而致血凝瘀滞。治疗应当滋养肝肾之阴，活血软坚通络。育阴逐瘀汤中的生地黄、何首乌补肾养血，降血脂，降低血液黏稠度；山楂、丹参活血祛瘀；地龙、赤芍、川芎、怀牛膝活血通络，能改善微循环，抑制血小板聚集；炮穿山甲（代）、牡蛎软坚散结。本方对动脉硬化症形成的各个环节均有一定的抑制作用，可有效地预防、治疗缺血性心脑血管疾病。

三、脑血管病所致气虚血瘀型眩晕

眩　晕　宁

【药物组成】　炙黄芪 40 g，太子参、赤芍、白芍、葛根、天麻、炒白术各 15 g，丹参 30 g，炒当归、川芎、桃仁、制半夏各 10 g。

加减：胸闷胸痛明显者，加瓜蒌皮、郁金各 10 g；头痛如刺显著者，加炙僵蚕、怀牛膝各 10 g，红花 5 g；半身轻瘫者，加红花 5 g，地龙 10 g；心悸气短显著者，加炒酸枣仁 10 g，茯苓、茯神各 15 g；视物模糊者，加枸杞子 15 g，沙苑子、白蒺藜各 10 g；口渴多饮者，加生地黄 20 g，连心麦冬 10 g。

【适用病症】　脑血管病所致气虚血瘀型眩晕。临床表现为头晕目眩，视物旋转，恶心呕吐，胸闷隐痛，或心悸气短，头痛如刺，半身轻瘫，口渴多饮，舌淡紫或有瘀斑，脉细弦涩。

【用药方法】　每天 1 剂，水煎服。10 天为 1 个疗程。辅助治疗：口服银杏叶片，每次 2 片，每天 3 次；对脑梗死者用脉络宁注射液 20 mL 或丹参注射液 30 mL，加入输液中静脉滴注，每天 1 次，10 天为 1 个疗程。对合并冠心病者口服单硝酸异山梨酯或复方丹参滴丸；对血压明显升高者口服降压药。

【临床疗效】　此方加减治疗脑血管病所致气虚血瘀型眩晕

62 例，治愈（临床症状、体征消失，有关实验室检查基本正常）22 例，好转（临床症状、体征好转，有关实验室检查有改善）33 例，无效（临床症状、体征及实验室检查无改善）7 例。

【验方来源】 蒋浩清. 眩晕宁治疗脑血管病所致气虚血瘀型眩晕 62 例［J］. 浙江中医杂志，2001，36（12）：516.

按：脑血管疾病所致眩晕，多表现为气虚血瘀、本虚标实之候。因气虚无力推动血行，血液瘀滞留着，脑失所养而眩晕。治以益气活血，标本同治。眩晕宁中以炙黄芪、太子参、炒白术益气为主；辅以丹参、当归、赤芍、白芍、桃仁、川芎养血活血化瘀；佐以葛根升清通络，制半夏、天麻祛风化痰止眩。诸药合用，共奏益气活血化瘀、祛风化痰通络之功，用于治疗脑血管病所致气虚血瘀型眩晕，获效较好。

益脑止晕汤

【药物组成】 法半夏、厚朴、白蒺藜、白芍、白术各 12 g，陈皮、白豆蔻（后下）各 8 g，紫苏梗、大枣各 10 g，钩藤 15 g。

加减：头痛者，加蔓荆子 20 g；呕吐甚者，加藿香 12 g；兼气血虚弱者，加党参 20 g，黄芪 15 g，当归 12 g；兼血瘀阻络者，加丹参 20 g，川芎 10 g；兼肝热者，加菊花 15 g，黄芩 12 g；肝阳上亢者，加牡蛎（先煎）30 g。

【适用病症】 脑性眩晕（包括脑动脉硬化、椎-基底动脉供血不足、陈旧性脑梗死、脑萎缩等）。

【用药方法】 每天 1 剂，水煎 2 次。每煎取药液 200 ~ 300 mL，混合后分 2 次温服。连服 30 天为 1 个疗程。

【临床疗效】 此方加减治疗脑性眩晕 120 例，痊愈 47 例，显效 46 例，有效 21 例，无效 6 例。总有效率 95%。

【验方来源】 卢桂梅．祛痰息风法治疗脑性眩晕 120 例［J］．新中医，1999，31（5）：29.

按：脑性眩晕包括脑动脉硬化、椎-基底动脉供血不足、陈旧性脑梗死、脑萎缩等病，以中老年居多。本病的病机较为复杂，以风、痰、虚三者为主。由于中老年人体质虚弱，中气不足，脾失健运，痰浊中生，肝阴亏虚，肝风夹痰浊上扰清窍，则头目眩晕，视物旋转。故病本为肝脾肾虚，标为风痰上扰。治宜祛痰息风为主。益脑止晕汤中的法半夏、白术、陈皮健脾化痰；白豆蔻、厚朴、紫苏梗行气宽胸，化痰开窍；钩藤、白蒺藜、白芍平肝息风定眩；大枣调和药性。诸药合用，共奏祛痰理气、息风定眩之功，可改善脑部血液循环和脑供氧，达到止眩的目的。

守中汤

【药物组成】 党参、白术、麦冬、山茱萸、枸杞子、菊花各 10 g，生地黄、茯苓各 15 g。

加减：兼湿阻者，去山茱萸，加法半夏 15 g，泽泻 12 g；兼有瘀血者，加丹参 15 g，赤芍 12 g；兼肝郁者，加柴胡 10 g，郁金 15 g；气虚甚者，加黄芪、山药各 15 g；阳亢甚者，加天麻 10 g，珍珠母 30 g；肾虚甚者，加炙龟板、菟丝子各 10 g。

【适用病症】 脑动脉硬化性眩晕。

【用药方法】 每天 1 剂，水煎 2 次，分早、晚服。服药期间注意休息，忌辛辣油腻之品。

【临床疗效】 此方加减治疗脑动脉硬化性眩晕 64 例，治愈（临床症状消失，有关实验室检查基本正常）26 例，好转（临床症状基本消失）35 例，无效（服药 10 天以上，临床症状无改善）3 例。总有效率 95.3%。

【验方来源】 李加兵．守中汤治疗脑动脉硬化性眩晕 64

例［J］．广西中医药，1999，22（6）：11．

按：脑动脉硬化性眩晕，多由于年老体衰，气血亏虚，加之饮食不节，过食肥甘醇酒，致使脾胃受伤，脾失健运，痰浊内生，郁久化热，痰热互结，壅滞经脉，上蒙清窍发为本病。治疗当以健脾益气、滋阴补肾为主。守中汤以党参、白术、茯苓健脾益气，使脾运行则痰浊去；麦冬、山茱萸、枸杞子、生地黄滋阴补肾；菊花清热平肝。诸药合用，共奏益气健脾通络之功效，对脑动脉硬化所致的眩晕疗效明显。

四、脑动脉缺血

眩晕宁Ⅰ号方

【药物组成】　白芍 30 g，葛根 15 g，木瓜、川芎、柴胡、天麻、法半夏各 10 g，甘草 6 g。

加减：睡眠不佳属邪扰心神者，加赤茯苓、赤远志、磁石；虚烦不眠者，加黄连、阿胶珠、肉桂；视物旋转明显者，加僵蚕、丹参、蔓荆子、全蝎；胸闷恶呕者，加代赭石、旋覆花、荷梗；头痛者，加红花、牛膝、全蝎；手麻者，加姜黄、伸筋草、鸡血藤；气阴两虚者，加党参、麦冬、五味子；肝肾不足者，加山茱萸、何首乌；湿象明显者，加独活、桑寄生。

【适用病症】　脑动脉缺血。

【用药方法】　每天 1 剂，水煎 2 次，分早、晚温服。睡眠不佳者，两煎分服，第一煎于睡前半小时服下。

【临床疗效】　此方加减治疗脑动脉缺血 120 例，显效 47 例，有效 61 例，无效 12 例。总有效率 90%。

【验方来源】　范圣凯．眩晕宁Ⅰ号治疗脑动脉缺血 120 例疗效观察［J］. 北京中医，2000，19（6）：38.

按：脑动脉缺血常为脑卒中的早期预兆。本病多因年老体弱，气血亏虚所致。气虚则清阳不展，血虚则脑失所养，故主要病机在于气血失和，清空失养。因此，本方立足气血，使气血和调。眩晕宁Ⅰ号方中以白芍养血敛阴、柔肝舒筋；木瓜化湿理脾而舒筋，与甘草合用则酸甘化阴以缓急，可缓解筋脉挛急，以开脑脉血流之源头；葛根轻清升散，升清以降浊；川芎温通血脉，辛散气滞，而兼升散祛风之能；法半夏、天麻合用，以治风痰著名，天麻素有“定风草”之称，法半夏为脾胃二经圣药，且法半夏对呕吐中枢有抑制作用，天麻还能对抗肾上腺素的缩血管作用，并可镇静；柴胡疏肝，升举阳气，为引经之药，亦有镇静作用。诸药合用，组方精湛，药效强劲而直达病所，则诸症状自解。

加减风引汤

【药物组成】　赤石脂、龙骨、牡蛎、大黄、桂枝、干姜、赤芍、川芎、牛膝、夏枯草。(原方无药量)

【适用病症】　短暂性脑缺血发作，中医辨证属肝阳痰热型。

【用药方法】　每天1剂，水煎服。

【临床疗效】　此方加减治疗由肝阳痰热致脉络不通的短暂性脑缺血发作及脑动脉硬化、高血压病等，均可取得了良好疗效。

【病案举例】　秦某，男，56岁。患眩晕多年，3天前因情绪波动，突然感到头痛目胀，语言不利，口角偶有流涎，自服硝苯地平等药后随即症状自行缓解。翌日午后，时时感到肢体肌肉颤动，上述诸症状再次发作，虽用上药无效而就诊。检查：血压

25/15 千帕斯卡；两侧上下肢肌力均为 5 级。诊见：面红气粗，舌红，脉弦硬而涩。西医诊断为短暂性脑缺血发作；原发性高血压。中医辨证属肝阳上亢，风邪内动。治宜重镇潜阳，清肝息风。予加减风引汤去干姜、桂枝治之。服 1 剂后，头晕头痛明显减轻，语言流畅，流涎消失，但出现耳鸣，睡眠欠安，血压 23/13.5 千帕斯卡。宗前方加磁石、炙龟板、白芍、制何首乌、酸枣仁，症状明显好转。后以补益肾水、潜阳敛阴之剂调治善后。

【验方来源】 李琳. 经方治疗缺血性中风之管见［J］. 南京中医药大学学报，1998，14（1）：42.

按：短暂性脑缺血发作常为脑卒中的早期预兆。中医学认为，其病因以内因为主，在脏腑功能衰退，机体机能失调的基础上，遇某些诱因而诱发。加减风引汤中用大剂量重镇之龙骨、牡蛎之潜阳镇纳；大黄泻火，使热极上升之风得以下行平息；佐以桂枝、干姜之辛温，制石药之寒。本方对肝阳上亢，肝火痰热，横窜经络，经气不利所致的头痛眩晕、语言肢体活动不利的短暂性脑缺血发作、脑动脉硬化、高血压病、癫痫等均有较好的疗效。

通脉胶囊

【药物组成】 川芎、水蛭、土鳖虫各等份。

【适用病症】 短暂性脑缺血发作。临床表现为服药前 1 周均有反复发作口眼歪斜、言语謇涩、半身不遂、头晕等症状，且在 24 小时内自行缓解。

【用药方法】 上药共研细末，每粒胶囊装药末 0.5 g。每次服 4～6 粒，每天 3 次。服药后有胃脘不适者，可适当减量，并于餐后服。30 天为 1 个疗程。

【临床疗效】 此方治疗短暂性脑缺血发作 38 例，治愈

（临床症状不再发生，且 2 年内无复发）34 例，有效（临床症状于服药后停止发生，但停药后又复发）3 例，无效（服药后仍有临床症状发作）1 例。总有效率 97.4%。

【病案举例】 马某，女，51 岁。反复发作言语謇涩，而右侧肢体无力、麻木 3 天。每次发作持续约 3 小时后自行缓解如常人。发作时检查：神清合作，血压 21/12 千帕斯卡。神经系统检查：伸舌右偏，右鼻唇沟稍浅，右上肢肌力 3 级，右下肢肌力 2～3 级，右侧膝腱反射、肱二头肌反射均活跃，右霍夫曼氏征阳性，右侧巴宾斯基氏征阳性。头颅 CT 检查：正常。西医诊断为短暂性脑缺血发作。中医辨证属血瘀气滞证。口服通脉胶囊每次 6 粒，每天 3 次。治疗 1 个月，上述症状无再发作。随访 2 年未见复发。

【验方来源】 皮兴文．通脉胶囊治疗短暂性脑缺血发作 38 例［J］．四川中医，2000，18（1）：29.

按：现代医学认为，短暂性脑缺血发作多在动脉粥样硬化基础上有微血栓形成，阻塞脑血管引起局部脑缺血而成。中医学认为，本病多由于瘀血形成，血脉瘀阻，经脉失却濡养，经络及四肢失用发为本病。基本病机为血瘀气滞。治以活血化瘀为大法。通脉胶囊中的川芎活血化瘀通经；水蛭、土鳖虫均为破血逐瘀、散结通经之品。诸药合用，攻瘀之力较强，瘀去则气血俱畅，经络自通。

防 中 汤

【药物组成】 桃仁、红花、川芎、全蝎各 10 g，丹参、葛根、山楂各 30 g，黄芪 15 g。

加减：痰湿内阻者，加法半夏、白术、陈皮；肝阳上亢者，加钩藤、石决明、天麻；气虚明显者，重用黄芪，加党参。

【适用病症】 短暂性脑缺血发作。临床表现为颈动脉系统（发作性偏侧或单肢轻瘫，或有失语、失读及同侧眼视力障碍）或椎-基底动脉系统（阵发性眩晕，伴恶心、呕吐，一侧或两侧视力障碍或视野缺损；或见复视、眼震、共济失调、平衡障碍、吞咽困难、构音障碍及交叉瘫）等短暂性脑缺血发作。

【用药方法】 每天1剂，水煎服。1个月为1个疗程。伴有高血压、糖尿病者，可配合西药降压、降糖治疗。

【临床疗效】 此方加减治疗短暂性脑缺血发作31例，显效（眩晕、恶心、呕吐、运动障碍、失语、视力障碍、共济失调等症状消失，脑血流图检查结果正常）22例，有效（自觉症状部分消失，脑血流图检查无脑血管痉挛，脑血流速度下降10%以上）7例，无效（自觉症状无改善，脑血流图检查无变化）2例。总有效率93.55%。

【验方来源】 袁懿. 防中汤治疗短暂性脑缺血发作31例[J]. 湖南中医杂志，2002，18（3）：30.

按：短暂性脑缺血是一种多病因的综合征，主动脉-颅脑动脉系统粥样硬化、动脉粥样硬化管壁微栓子脱落或脑血流动力障碍、颈椎病等均可引起。本病多由于气血亏虚，脏腑亏弱，气血逆乱，夹痰瘀上扰清窍，脑络痹阻而发病。络塞血瘀为其主要病机。治以益气活血化瘀为主。防中汤中以桃仁、红花、川芎、丹参、葛根活血化瘀；山楂降血脂；全蝎祛风活络；黄芪益气活血。诸药合用，共奏益气血、通脑络之功。本方可降低血液黏稠度，抑制动脉粥样硬化形成，促进血瘀或血栓溶解、消散、吸收，使组织细胞代谢恢复正常，达到“祛除瘀血，流通血脉”的目的。

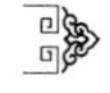

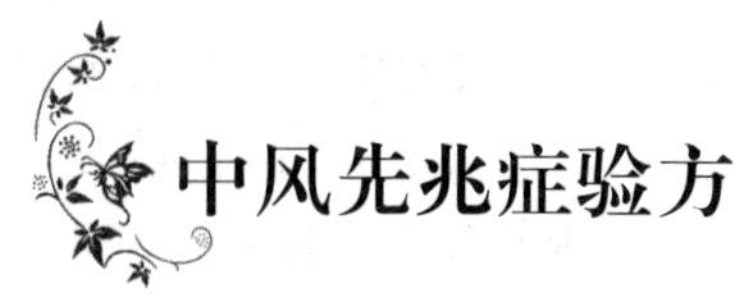

中风先兆症验方

益气活血化痰方

【药物组成】 黄芪、丹参、葛根各30 g，党参、赤芍各15 g，白术、川芎、当归、石菖蒲、制胆南星各10 g。

加减：面红目赤、眩晕者，加天麻10 g，钩藤15 g，石决明（先煎）30 g；言语謇涩者，加远志6 g，郁金10 g；腰酸耳鸣者，加枸杞子、何首乌各10 g；心中烦热、失眠多梦、舌红、苔黄腻者，加黄连、莲子心各3 g；大便秘结者，加大黄10 g。

【适用病症】 中风先兆症。临床表现为头痛眩晕，脑鸣，面红目赤，口角颤动，手指抖动、麻木，血压升高等。

【用药方法】 每天1剂，水煎服。15天为1个疗程，治疗3个疗程。

【临床疗效】 此方加减治疗中风先兆症61例，缓解（临床症状消失，3个月内无发作；中风预报进入安全期，血液流变学多项指标中之异常指标全部恢复正常）11例，显效（临床症状基本消失，中风预报有明显改善，血液流变学检测异常指标明显改善，接近正常范围）32例，好转（临床症状及中风预报均有好转，血液流变学检测异常指标部分改善）15例，无效（临床症状无改善或继续加重，血液流变学检查异常指标无变化或加重）3例。总有效率95.1%。

【病案举例】 李某，男，57岁。素有高血压病史多年。诊见：3周前因过度劳累，头昏、头痛、眩晕等诸症状逐渐加重，舌强不和，言语謇涩，口干口苦，心中烦热，夜寐多梦，大便干结、2 天 1 次，舌质红、苔黄腻，脉细弦。检查：血压 25/16 千帕斯卡，曾服用复方卡托普利，降压效果不明显。中风预报提示：危险，急需防治。血液流变学检测多项指标异常。中医辨证属阴虚阳亢，肝阳化风，痰瘀互结。治以益气活血化痰法。用益气活血化痰方加郁金、大黄（后下）各 10 g，黄连 3 g。配服西药卡托普利 25 mg，每天 3 次；尼可占替诺 0.1 g，每天 3 次。连续治疗 3 个疗程后，症状全部消失，血压控制在正常范围，中风预报进入安全期，血液流变学各项指标均明显改善，接近正常范围。又巩固治疗 2 个疗程后停药，病情稳定。

【验方来源】　须进．益气活血化痰法治疗中风先兆症 61 例［J］．江苏中医，1996，17（10）：20.

按：中风先兆症是中风发病前所表现出来的一系列先兆征候，发病原因有“风、火、痰、气、瘀、虚”等方面，尤以痰、瘀为主。因痰瘀交阻于脑络，复因阴虚阳亢，肝阳化风，乃发中风。而痰瘀的形成与正气亏虚密切相关，而痰浊的形成也与气虚密切相关。脾胃气虚，饮食水谷不归正化，从而变生痰浊，并与瘀血胶结。由此可见，元气亏虚，不能推动血液、津液的运行是产生痰瘀病理因素的重要方面。因此，采取积极有效地治疗措施，可控制中风的发生，并降低脑血管意外的病死率，故在祛瘀化痰基础上配伍黄芪、党参、白术等甘温益气之品，令气旺血行，津液归于正化而不致变生痰浊、瘀血。益气活血化痰方以黄芪、党参、白术甘温益气之品，补气健脾，尤其重用黄芪达 30 g，取其力专性走，周行全身，以推动诸药之力，使气旺血行，瘀去络通。现代研究表明，黄芪、党参可通过扩张外周血管而降压，二药对血小板有解聚和抑制其黏附、聚集作用，可消除血脉瘀阻；丹参、川芎、当归、赤芍活血化瘀，能改善红细胞的变形性和聚集性，降低血小板黏附率和全血液黏度，改善微循环；石菖蒲、胆南星化痰开窍，且能改善微循环和脑代谢，石菖蒲还有镇静安神、恢复脑意识的作用；葛根清热生津，引诸药上行于头脑。诸药合用，共奏益气活血化痰之功，对中风先兆症的治疗效果显著，从而降低了中风的发病率。

息风通络化瘀汤

【药物组成】 黄芪、当归、白芍、枸杞子、山茱萸、天麻、龙骨、牡蛎、怀牛膝。(原方无药量)

加减：肝阳上亢者，重用天麻、白芍、龙骨、牡蛎；兼痰热者，加瓜蒌、天竺黄；痰浊瘀滞者，加法半夏、石菖蒲、胆南星、三棱、莪术；肾虚者，加熟地黄、鹿角胶。

【适用病症】 中风先兆症。临床表现为近期内反复发作突发性、一过性、可逆性眩晕、黑矇、失语等症状。

【用药方法】 每天 1 剂，水煎 2 次。每煎取药液 200 mL，将 2 次药液混合，分 2 次服。2 个月为 1 个疗程。

【临床疗效】 此方加减治疗中风先兆症 84 例，痊愈（临床症状完全消失，血液流变学中风预报为正常）70 例，显效（临床症状基本消失，血液流变学中风预报接近正常）8 例，有效（主要症状基本消失，血液流变学检测值有改善）4 例，无效（临床症状无明显改善或已中风）2 例。总有效率 97.6%。

【验方来源】 郭正杰. 中西医结合治疗中风先兆症 84 例疗效观察［J］. 湖南中医杂志，2000，16（3）：8.

按：中风病死亡率和致残率均很高，控制和减少中风病发生的关键是积极治疗中风先兆症。中风先兆症是在人体气血阴阳亏虚的基础上，因风、火、痰、瘀等多种因素诱发，导致脏腑功能失调，气血逆乱而产生。因此对中风先兆症的治疗应以风、火、痰、瘀为标，调理脏腑及气血阴阳为本。息风通络化瘀汤中以黄芪、当归、白芍、枸杞子、山茱萸、牛膝益气补血养阴，滋补肝肾；佐以天麻、龙骨、牡蛎平肝息风。诸药合用，共奏标本兼治、扶正祛邪之效。对于中风先兆症的治疗应注意及早诊断、及早治疗，对疾病的进一步发展有一定的预防作用。

防瘫通脉汤

【药物组成】　黄芪、丹参、山楂、茯苓各 30 g，天麻、地龙各 10 g，枸杞子、川芎、当归、赤芍、石菖蒲各 15 g，钩藤 20 g。

加减：肝阳上亢者，加牡蛎、夏枯草、石决明；痰浊壅滞者，加法半夏、陈皮；肾虚血瘀者，加何首乌、三七末等。

【适用病症】　中风先兆症。临床表现为眩晕，偏身麻木，短暂性肢瘫，语言障碍，晕厥发作，发作性视物模糊。

【用药方法】　每天 1 剂，水煎服。20 天为 1 个疗程，连服 2 个疗程。停药随访观察 3 个月。高血压病患者仍服用卡托普利、尼莫地平等降压药，冠心病患者仍可服异山梨酯、硝苯地平等，糖尿病患者继服格列本脲、二甲双胍等。

【临床疗效】　此方加减治疗中风先兆症 40 例，治愈（临床症状、体征消失，随访期内无复发）32 例，好转（治疗期内临床症状、体征消失或明显改善，随访期内在情绪激动、劳累等诱因下偶有复发 2 次以下）6 例，无效（临床症状、体征改善不明显或在治疗期内仍复发 2 次以上，或随访期内有 3 次以上复发）2 例。总有效率 95%。

【验方来源】　刘静. 防瘫通脉汤治疗中风先兆症 40 例疗效观察［J］. 吉林中医药，2000，20（3）：14.

按：中风先兆症以风、火、痰、虚、瘀为基本病机，为本虚标实之证。瘀血、痰浊是发病的中心环节，而气虚和肝肾亏虚是导致痰浊瘀血内生的重要因素。痰、瘀、虚三者是贯穿于中风先兆症的关键因素，风、火则是在诱发因素作用下，在痰、瘀、虚的基础上，由脏腑功能失调，气血骤然逆乱而发病。治疗重点是痰浊、瘀血和脏腑亏虚。防瘫通脉汤以黄芪、丹参、地龙益气活血；辅以赤芍、当归、川芎、山楂以增强活血祛瘀之功；天麻、钩藤、枸杞子平肝潜阳，滋养肝肾以息风；茯苓、石菖蒲祛湿化浊，促进水液代谢以除痰浊滋生之源。诸药合用，共奏益气活血、化浊涤痰、滋肝补肾之功，对缓解中风先兆症有较好的疗效。

补阳还五汤

【药物组成】　黄芪 60 g，当归尾、赤芍各 12 g，地龙、川芎各 9 g，桃仁、红花各 6 g。

加减：便秘者，当归尾可加至 15 g，桃仁可加至 12 g；偏身麻木明显者，加天麻、胆南星、白芥子各 10 g，鸡血藤 30 g；肢体力弱明显者，加党参 15 g，白术 12 g；口舌歪斜明显者，加全蝎 9 g，僵蚕 12 g，蜈蚣 3 条；语言謇涩明显者，加石菖蒲 12 g，郁金、远志各 10 g；眼前黑矇易跌倒者，加西洋参 10 g，菊花 12 g，柴胡 24 g。

【适用病症】　中风先兆症，中医辨证属气虚血瘀型。临床表现为头痛眩晕，脑鸣，面红目赤，口角颤动，手指抖动、麻木，兼有面色㿠白，气短乏力，头晕自汗，心悸，便溏，手足肿胀，舌质暗淡、苔薄白，脉沉细。

【用药方法】　每天 1 剂，水煎 2 次，共取药液 300 mL，分早、晚服。

【临床疗效】　此方加减治疗中风先兆症辨证属气虚血瘀型 26 例，临床治愈 9 例，显效 11 例，有效 6 例。总有效率 100%。

【病案举例】　患者，男，60 岁。左上下肢麻木、眩晕呈阵发性加剧2天。1年前曾出现左上下肢麻木，治疗后已愈。近来因劳累过度，出现阵发性左上下肢麻木，伴头晕头胀，心悸乏力，劳累后诸症状加剧，舌质淡红、苔薄白，脉弦细。检查：血压20/10千帕斯卡。中医诊断：中风先兆。治以益气活血。方用补气活血补阳还五汤加炒枳实10 g，葛根30 g。服14剂后，上下肢麻木消失，稍有劳累仍头晕、心悸；上方加制首乌24 g，山茱萸10 g，连服1个月以巩固疗效。随访半年未再发病。

【验方来源】　王华. 补阳还五汤治疗气虚血瘀型中风先兆26例［J］. 中国中医急症，1999，8（6）：280.

按：中风先兆症是中风发病前所表现出来的一系列先兆证候，发病原因有气、虚、瘀、痰等互结于内，脑脉痹阻或血溢于脑络之外而发病。痰瘀的形成与正气亏虚有密切关系。元气亏虚，不能推动血液、津液的运行是产生痰瘀病理因素的重要方面。补气活血补阳还五汤中以黄芪为主药，取其大补元气，力专性走，周行全身，以推动诸药之力，使气旺血行，瘀去络通；当归尾、赤芍、地龙、川芎、桃仁、红花均为活血化瘀通络之品，配合补气之黄芪。诸药合用，共奏补气活血通络的作用，使“血行风自灭”。用于治疗中风先兆症有较好的疗效，同时对兼有气虚血瘀型眩晕者也有一定的治疗作用。

定风汤

【药物组成】　黄芪、桑枝各24 g，生地黄、白茅根各18 g，荆芥、竹茹、玉竹各15 g，铁锈末30 g，生川乌（久煎）10 g。

【适用病症】　中风先兆症。

【用药方法】　每天1剂，水煎服。连服5剂。并配合针灸治疗：取穴百会、双耳尖、人中、风府、双睛明等，根据病情针刺1～3次。

【临床疗效】 此方配合针灸治疗中风先兆症，症状均在1周内消失。

【病案举例】 吴某，女，65岁。近2天发现口眼歪斜，神志恍惚，语言低微，言语謇涩，自觉头晕目眩，面部及左侧上肢麻木，站立不稳。诊断为中风先兆。颅脑CT检查提示：右侧脑梗死。立即予以针刺治疗，并服用定风汤5剂，全部症状消失。3个月后复查CT未见明显病灶。随访2年病情稳定。

【验方来源】 俞剑虹．针药并施治疗中风先兆13例临床观察［J］．新中医，1998，30（6）：23.

按：年过50岁，自觉手指或单侧肢体麻木，在排除颈椎病、风湿病等疾病后，应首先考虑中风先兆。如能及时治疗，予以针刺及定风汤治疗，多可防止。定风汤以凉血泻火、化痰祛瘀、补气降逆为主，用于治疗中风先兆症能取得良好效果。

二参镇肝息风汤

【药物组成】 怀牛膝、龙骨、牡蛎各30 g，代赭石、白芍、玄参、川楝子各15 g，炙龟板、麦芽各20 g，丹参60 g，麦冬、茵陈蒿各12 g，甘草、水蛭各6 g。

加减：血脂高者，加决明子15 g，山楂30 g；高血压头晕头痛者，加夏枯草、钩藤（后下）、菊花各15 g，石决明20 g；大便秘结者，加大黄9 g；上肢无力者，加桑枝15 g，桂枝6 g；下肢无力者，牛膝加倍量，加杜仲12 g。

【适用病症】 中风先兆症。

【用药方法】 每天1剂，水煎服。配合脉络宁注射液20 mL加5%葡萄糖300 mL，静脉滴注，每天1次。21天为1个疗程。

【临床疗效】 此方加减治疗中风先兆症50例，临床治愈（自觉症状消失，血液流变学检查正常）46例，有效（临床症状减轻，血脂、血液黏度降低）3 例，无效（临床症状及血液流变学检查未达到有效标准）1 例。总有效率 98%。

【病案举例】　李某，女，66 岁。患高血压病 15 年，常感头晕、头胀痛伴下肢无力。近 1 周发生晕厥 2 次，每次约 10 分钟。检查：神志清楚，血压 22/13 千帕斯卡，左心室肥大。血液流变学检查：红细胞压积 54%，全血液黏度高切 10 mPa·s、低切 13 mPa·s，血浆高切黏度 25 mPa·s，血脂 2.7 mmol/L，血糖正常。头颅 CT 检查正常。西医诊断：高粘血症，高血压Ⅱ期，脑供血不足，中风先兆症。诊见：颜面发红，午后手足发热，夜间盗汗，舌淡红、无苔，脉细弦数。证属阴虚阳亢，瘀阻脉络。治以滋阴潜阳，活血通络，调整阴阳平衡。投以二参镇肝息风汤加夏枯草、钩藤各 15 g。配合脉络宁、碳酸氢钠、甘露醇静脉滴注。治疗 1 周后，头晕头痛消失，下肢无力减轻。检查：血压 17.2/11.5 千帕斯卡，血液黏稠度降低，红细胞压积 40%，血脂 1.48 mmol/L。治疗 21 天痊愈出院。

【验方来源】　连小旺．中药治疗中风先兆 50 例［J］．山西中医，2000，16（1）：27.

按：中风先兆症多与肝肾不足，肝阳上亢，肾水亏虚有关。治当滋肾水，泻肝火，清肺热，活血脉，调整机体阴阳平衡，着重肝肾调治。二参镇肝息风汤中以龙骨、牡蛎、炙龟板、白芍、代赭石滋阴潜阳，镇摄肝风；玄参、麦冬生水以固其母；丹参、水蛭、怀牛膝活血化滞以利血脉；川楝子、麦芽、茵陈蒿、甘草理气行滞。尤其方中重用丹参达 60 g，取其通行血脉、活血化瘀之功，对于血行不畅、瘀血内阻之病症疗效尤佳。诸药合用，共奏滋肾阴涵肝阳、息肝风通络脉之功，阴阳平衡其病自愈。同时配合脉络宁以稀释血液，增加脑血循环，维持血液酸碱平衡，清除自由基及代谢产物。因此，二参镇肝息风汤治疗中风先兆症有一定的疗效。

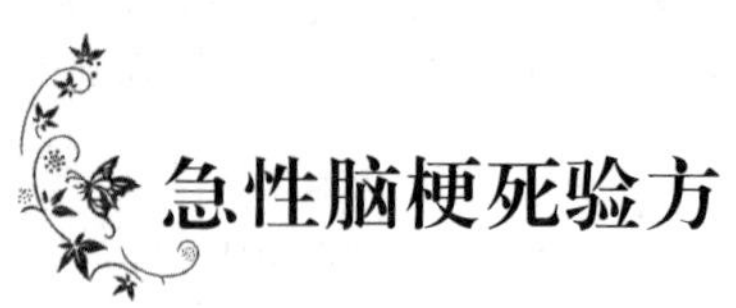

急性脑梗死验方

活血化瘀方

【药物组成】　当归、桃仁、红花、丹参、川芎、黄芪、牛膝、石菖蒲、地龙、僵蚕。(原方无药量)

加减：痰火上扰者，加黄连、竹茹、川贝母；肝阳上亢者，加天麻、钩藤、菊花；语言不利者，重用石菖蒲，加郁金、远志；口眼歪斜者，重用僵蚕，加熟附子、全蝎；心烦失眠者，加珍珠母、夜交藤、茯神；小便失禁者，加桑螵蛸、益智仁、五味子。

【适用病症】　急性脑梗死。临床表现为神识昏蒙，偏瘫，口眼歪斜，语言謇涩。

【用药方法】　每天 1 剂，水煎 2 次，共取药液 200 mL，混合 2 次药液，分 2 次服。3 周为 1 个疗程。

【临床疗效】　此方加减治疗急性脑梗死 64 例，基本治愈 34 例，显效 23 例，有效 7 例。总有效率 100%。

【验方来源】　李建福. 中西医结合治疗急性脑梗死 64 例[J]. 湖南中医杂志，2000，16（6）：28.

按：急性脑梗死属于中医学中风病范畴。多由于心肝脾肾功能失调，风痰瘀血阻滞脑络，脑失所养所致。主要病机为血瘀痰凝。活血化瘀方中以当归、桃仁、红花、川芎、丹参活血养血，祛瘀抗凝；黄芪固本益气；石菖蒲豁痰利窍；地龙、僵蚕通经活络；牛膝补益肝肾，活血降脂。诸药合用，共奏活血化瘀、祛痰益气、通经活络之功，对于急性脑梗死有一定的疗效。

活血通络汤

【药物组成】　丹参、黄芪、路路通各 15 g，桃仁、当归、川芎、地龙各 10 g，红花、水蛭各 6 g，葛根 20 g。

加减：风阳上扰者，加钩藤、牛膝、菊花各 15 g；风痰阻络者，加天麻、白芍、法半夏各 10 g；瘀热腑实者，加大黄 6 g，全瓜蒌 15 g；气虚血瘀者，重用黄芪至 60 g，加党参 20 g；阴虚动风者，加生地黄、麦冬各 15 g。

【适用病症】　急性脑梗死。

【用药方法】　每天 1 剂，水煎 2 次，分早、晚服。4 周为 1 个疗程。对合并症、并发症配合对症治疗，如降颅内压、降血压和控制血糖等。

【临床疗效】　此方加减治疗急性脑梗死 40 例，基本痊愈（临床神经功能缺损程度评分减少 91% ~100%，病残程度 0 级）5 例，显著好转（临床神经功能缺损程度评分减少46% ~90%，病残程度 1 ~3 级）16 例，好转（临床神经功能缺损程度评分减少 18% ~45%，病残程度 3 级以上）12 例，无效（临床神经功能缺损程度评分减少 17% 以下）7 例。总有效率 82. 5%。

【验方来源】　丁美群. 活血通络法为主治疗急性脑梗死 40 例［J］. 浙江中医杂志，2003，38（2）：55.

按：急性脑梗死属中医学中风病范畴，其基本病机是气血逆乱，瘀血阻络。治疗以活血通络为主。活血通络汤中的丹参、桃仁、当归、川芎、红花、水蛭活血化瘀，黄芪、葛根、地龙、路路通益气通络。诸药合用，共奏活血化瘀、益气通络之功，用于治疗急性脑梗死，可获良效。

活血破瘀中药颗粒剂

【药物组成】 水蛭、川芎、制大黄、郁金、胆南星各10 g，土鳖虫、血竭各5 g。

【适用病症】 急性脑梗死。

【用药方法】 将上药制成颗粒剂。每天1剂，加开水冲至200 mL，分早、晚服。并配合西医常规治疗：肠溶阿司匹林片75 mg，每天1次；尼莫地平胶囊20 mg，每天2次；生理盐水250 mL加入复方丹参注射液30 mL，静脉滴注，每天1次。3周为1个疗程。并酌情给予调整血压、降糖、调脂及脱水治疗。

【临床疗效】 此方加减治疗急性脑梗死48例，基本治愈15例，显著进步22例，进步9例，无变化2例。总有效率为95.8%。

【验方来源】 王宁．活血破瘀法治疗急性脑梗死48例临床研究［J］．江苏中医药，2003，24（3）：7.

按：急性脑梗死属中医学中风病范畴。现代研究认为，瘀血的形成与血小板的形态及功能改变、凝血活性增强、抗凝血活性降低的血小板因子活化以及血液中凝溶状态、血流速度的改变密切相关。遵循中医学“血实者宜决之”“疏其血气”的原则，用活血破瘀通络法治疗血瘀型的急性脑梗死，不仅可明显改善临床症状，降低神经功能缺损评分，可有效降低血液黏稠度，抗血小板聚集，抑制血小板活化因子，还有效改变急性脑梗死患者血液中黏、浓、凝、聚状态，改善局部血液循环，抑制血栓形成。活血破瘀中药颗粒剂中的水蛭不仅能阻止纤维蛋白原凝固，也能抑制血小板因子活化及凝血酶诱导的血小板反应，并能使凝血酶与血小板解离，从而产生极强的抗凝血作用；血竭有降低全血和血浆黏度、抑制血小板聚集、促使血流流畅、抗血栓形成的作用；

大黄有活血抗栓的作用，与土鳖虫配伍可明显抑制血栓形成和血小板聚集；川芎有抑制血管痉挛、抑制血小板聚集及溶解血栓、降低血液黏度、改善血流变性的作用；郁金可提高红细胞变形指数，降低血液黏度及抑制血小板聚集。诸药合用，用于治疗血瘀型急性脑梗死，可降低血液黏度，抑制血小板聚集，抗血小板活化，减少炎性细胞黏附，从而起到改善脑循环障碍、抗血栓形成、恢复神经缺损功能的作用。

化瘀通腑汤

【药物组成】　大黄、枳实、竹茹、石菖蒲、厚朴各 10 g，郁金、怀牛膝、地龙、川芎各 15 g，生地黄、麦芽各 30 g，甘草 6 g。

【适用病症】　急性脑梗死。

【用药方法】　每天 1 剂，水煎 2 次。头煎加水 400 mL，煎 30 分钟，取药液 150 mL；2 煎加水 300 mL，取药液 150 mL。2 次药液混合为 300 mL，分早、晚温服。神昏不能口服者鼻饲或灌肠。另用清开灵 60 ~ 80 mL 加 5% 葡萄糖或 0.9% 生理盐水 500 mL 静脉滴注，每天 1 次；脉络宁 20 ~ 30 mL 加 706 代血浆或低分子右旋糖酐 500 mL 静脉滴注，每天 1 次。15 天为 1 个疗程。

【临床疗效】　此方加减治疗急性脑梗死 275 例，基本痊愈 194 例，显效 42 例，有效 23 例，无效 16 例。总有效率 94.18%。

【病案举例】　贺某，男，60 岁。患者于 12 小时前因情志不畅遂感右侧肢体麻木，活动无力，渐至右侧肢体活动失灵，言语不清，口舌偏斜，烦躁不安，恶心呕吐，呕吐物为胃内容物，小便失禁，大便 3 天未行。素有头痛头晕病史 6 年余。检查：体温36.7℃，心率78次/分，呼吸18次/分，血压21.5/14千帕斯卡。诊见：神志恍惚，鼻唇沟变浅，伸舌偏右，颈有抵抗感，右上肢肌力2级，右下肢肌力0级，肌张力降低，右侧腱反射亢进（+），右侧霍夫曼征（+），右侧巴斯基征（+），右侧戈登征（+）；眼底检查：双视乳头边界模糊，生理凹陷不清，视网膜A：V=1：3，动脉铜丝状，静脉迂曲；舌红、苔薄黄，脉弦滑。生化各项检查均正常。西医诊断为脑梗死。中医诊断为中风（中脏腑）。证属痰热腑实，风痰上扰。治以通腑泄热，息风化痰。方用化瘀通腑汤。并用清开灵60 mL加5%葡萄糖盐水500 mL静脉滴注，脉络宁20 mL加706代血浆500 mL静脉滴注，均每天1次。治疗4天后，神志清醒，语言流利，血压稳定（20/14千帕斯卡）；治疗14天后，基本痊愈。

【验方来源】 戴维葆，郑军．清开灵、脉络宁并化瘀通腑汤治急性脑梗死275例［J］．辽宁中医杂志，1996，23（2）：64．

按：中风病的发生主要原因在于患者平素气血亏虚，心、肝、肾功能失调，加之忧思恼怒、外邪侵袭、饮酒饱食、房室劳累等诱因，致阴亏于下，阳亢于上，肝阳暴涨，阳亢风动，血随气逆，夹痰、夹血走窜经脉，蒙蔽清窍，形成上实下虚、阴阳互不维系的危急证候。因此，肝肾阴虚是致病之本，风、火、痰、瘀是发病之标。病机为阴阳失调，气血逆乱痰血瘀阻。化瘀通腑汤用大黄一则活血逐瘀，泻火凉血，消除瘀阻，平肝息风；二则通腑泻下，荡涤胃肠，直达下焦，通过荡涤胃肠积滞，达到调理脏腑气机、健脾运胃之目的；三则活血止血而不留瘀，宜用于中风病急性期。佐以郁金、牛膝活血化瘀，引血下行；枳实、厚朴行气导积，使瘀血消散，痰浊消除，腑气通畅，气血调理，脾胃健运，从而使经脉通畅；配伍竹茹、石菖蒲化痰；地龙、川芎通经活络；生地黄滋养阴液；麦芽、甘草健脾和中。诸药合用，使气血调和，窍开神醒，既消除痰浊瘀血，又调理脏腑气血，使脾升胃降，气机调畅。清开灵、脉络宁是中医急症用药，具有方便、及时、安全的特点。清开灵有清热解毒、化痰通络、醒神开窍之功能，可促进损伤脑细胞的修复，改善脑部血液循环，调节神经中枢，稳定血压，对急性中风病的转归有关键作用；脉络宁具有扩张脑血管、改善微循环、增加血流量及抗凝血、溶化血栓的作用，对缺血性脑病作用全面迅速，并能降低血液黏稠度，调节内分泌功能。清开灵、脉络宁合用更加增强了醒神开窍、化瘀通络之功，临床应用越早，病程越短，神志转清越快，肢体功能恢复越好。

桃红芎归黄芪汤

【药物组成】　当归、桃仁、红花、丹参、川芎、黄芪、牛膝、石菖蒲、地龙、僵蚕。(原方无药量)

加减：痰火上扰者，加黄连、竹茹、川贝母；肝阳上亢者，加天麻、钩藤、菊花；语言不利者，重用石菖蒲，加郁金、远志；口眼歪斜者，重用僵蚕，加熟附子、全蝎；心烦失眠者，加珍珠母、夜交藤、茯神；小便失禁者，加桑螵蛸、益智仁、五味子。

【适用病症】　急性脑梗死。

【用药方法】　每天1剂，水煎2次，共取药液400 mL混匀后，分早、晚服。并给予低分子右旋糖酐500 mL加5%葡萄糖注射液500 mL、曲克芦丁0.6 g，每天1次，静脉滴注。根据病情加降压、降脂药等对症治疗。颅内压高者，给予20%甘露醇静脉滴注及选用速尿、抗生素及激素等治疗。3周为1个疗程。

【临床疗效】　此方加减治疗急性脑梗死64例，基本治愈34例，显效23例，有效7例。有效率100%。

【验方来源】 李建福. 中西医结合治疗急性脑梗死64例[J]. 湖南中医杂志，2000，16（6）：28.

按：急性脑梗死是临床上常见的多发病，常因高血压、脑动脉粥样硬化、动脉壁病变使血流变慢，血液黏稠度增加而形成。本病起病急，病死率高，后遗症严重，属于中医学中风病范畴。临床上以神识昏蒙、偏瘫、口眼歪斜、语言謇涩为主症。本病由于心肝脾肾功能失调，风痰瘀血阻滞脑络，脑失所养所致。主要病机是血瘀痰凝。治以活血化瘀、祛痰益气、通经活络为主。桃红芎归黄芪汤中的当归、桃仁、红花、川芎、丹参活血养血，祛瘀抗凝；黄芪固本益气；石菖蒲豁痰利窍；地龙、僵蚕通经活络；牛膝补肾活血降脂。诸药合用，共奏活血化瘀、祛痰益气、通经活络之功效。

补阳还五化瘀通络汤

【药物组成】 黄芪30～60 g，当归、赤芍各10～20 g，地龙15 g，川芎、红花、桃仁各12 g，丹参20 g，土鳖虫10 g，蜈蚣2条。

加减：上肢偏瘫者，加桑枝、桂枝、姜黄；下肢软弱无力者，加续断、牛膝、桑寄生、豨莶草；口眼歪斜者，加熟附子、白芷、胆南星；语言不利者，加石菖蒲、远志；四肢麻木不仁者，加乌梢蛇、伸筋草。

【适用病症】 急性脑梗死。

【用药方法】 每天1剂，水煎，分早、晚服。4周为1个疗程。

【临床疗效】 此方加减治疗急性脑梗死32例，基本治愈13例，显效14例，无效5例。总有效率84.38%。

【验方来源】 刘新年，冯智华. 中西医结合治疗急性脑梗死60例［J］．中国中医急症，2001，10（3）：171．

按：急性脑梗死属于中医学中风病范畴。本病多由于年老体弱或久病气血亏损，元气耗伤，气虚则运血无力，血流不畅，瘀血内停，脉络痹阻，上扰脑窍而致。补阳还五化瘀通络汤中重用黄芪，取其力专性走，周行全身，以推动诸药之力，使气旺血行，瘀去络通；当归、赤芍、川芎、红花、桃仁、丹参等大量活血化瘀药活血化瘀通络；并加入土鳖虫、蜈蚣加强破血化瘀通络之功。诸药合用，共奏补气活血、理气行滞、化瘀通络之功，而且对急性脑梗死患者有扩张血管、增强免疫、平衡阴阳、加速改善血液循环和冠状动脉血流量等作用，并可降低血脂及血液黏度，促进脑血管侧支循环建立，对血红细胞所致的下丘脑-垂体-甲状腺轴功能紊乱及激素的分泌异常有显著的恢复作用。

祛痰化瘀通腑汤

【药物组成】　大黄（后下）5～10 g，枳实、胆南星各10 g，瓜蒌20 g，丹参18 g，水蛭8 g，地龙12 g。

【适用病症】　急性脑梗死。

【用药方法】　每天1剂，水煎，取药液250 mL分2次服。同时给予低分子右旋糖酐500 mL加川芎嗪注射液200 mg静脉滴注，每天1次。

【临床疗效】　此方配合西药治疗急性脑梗死60例，基本恢复13例，显著进步23例，进步11例，稍进步7例，无效6例（其中死亡2例）。总有效率90%。

【验方来源】　凌方明，陈景亮．祛痰化瘀通腑法治疗急性脑梗死疗效观察［J］．中国中医急症，2001，10（6）：321．

按：中风病之发生，多在气血内虚的基础上，加之劳倦内伤、气候变化、情志相激等诱发因素，引起脏腑失调，气血逆乱，产生风阳、痰热、血瘀及腑实等毒邪，以痰瘀互结、内生毒邪、损伤脑络为其病机的关键。根据急则治其标的原则，祛痰化瘀通腑汤中用大黄通腑泄热，促进新陈代谢，排除毒物，降低颅内压及高血压，减轻脑水肿；枳实、胆南星、瓜蒌化痰通络，祛其痰毒；同时加入地龙、水蛭、丹参等活血化瘀药以改善血液流变学指标，减轻脑水肿，降低颅内压，促进神经功能恢复，既祛除脉络内之瘀血，又能化散络道外之血肿，从而改善脑梗死。诸药合用，祛痰毒、热毒、瘀毒及腑毒，毒去则脑络自通，诸症状均消除或缓解。

涤痰汤

【药物组成】 胆南星、石菖蒲、竹茹、枳实各 10 g，姜半夏、橘红各 12 g，茯苓 30 g，丹参 20 g，人参、生姜各 3 g，甘草 6 g，大枣 10 枚。

加减：兼有冠心病者，加川芎 12 g，丹参 20 g，苏木、玫瑰花各 10 g；兼有高血压者，加夏枯草 12 g，龙骨、牡蛎、益母草各 20 g；兼有糖尿病者，加银杏叶、翻白草各 12 g；气虚明显者，人参用 6 ~ 10 g；痰热较重者，可去人参。

【适用病症】 急性脑梗死。

【用药方法】 每天 1 剂，水煎 2 次。第 1 煎用温水 1 000 mL 浸泡 1 小时，煎 40 分钟，取药液 200 mL；第 2 煎加水 500 mL，煎 20 分钟，取药液 100 mL。将 2 次药液混匀，分 3 次服，重者分 4 ~ 6 次服。

【临床疗效】 此方加减治疗急性脑梗死 45 例，显效 15 例，有效 27 例，无效 3 例。总有效率为 93.33%。

【验方来源】 王萍，张姣兰. 涤痰汤化裁治疗急性脑梗死 45 例［J］. 安徽中医临床杂志，2000，12（2）：67.

按：急性脑梗死属于中医学中风病范畴。因年老脏腑功能虚损，致气虚血瘀，血行不畅，脑脉瘀滞，血不利则为水，水不利则为痰饮，形成本虚标实之证。涤痰汤中以姜半夏、竹茹、枳实、橘红、胆南星、石菖蒲燥湿化痰，清热除烦；人参、茯苓、甘草补气渗湿，俾湿无所聚，痰无所生，以固其本；丹参活血化瘀；大枣、生姜调和诸药。现代药理研究认为，枳实能改善大脑的血液循环，茯苓有持久的利尿作用，从而减轻脑水肿；法半夏对中枢神经系统有镇静作用；人参可调节神经冲动，使兴奋和抑制状态平衡，从而改善大脑功能紊乱状态。诸药合用，共奏益气养阴活血之力，故取得了良好的治疗效果。

双黄温胆汤

【药物组成】 陈皮、甘草各 5 g，法半夏、竹茹、枳壳、茯苓、地龙各 15 g，大黄（后下）、全蝎各 10 g，人工牛黄（冲服）2 g。

加减：大便次数明显增多者，大黄同煎而不后下；倦怠思睡者，加石菖蒲、郁金；昏迷不醒者，加安宫牛黄丸，每天 1 次，连服 3 天；头晕者，加天麻、石菖蒲、郁金。

【适用病症】 急性脑梗死。

【用药方法】 每天 1 剂，水煎服。连服 2 周为 1 个疗程。

【临床疗效】 此方加减治疗急性脑梗死 40 例，治愈（意识清楚，血压平稳，肢体及言语功能恢复较好，能自理生活，可遗有轻度神经损害体征）14 例，好转（意识清楚，肢体及言语功能有不同程度改善）23 例，无效（临床症状及体征无变化）3 例。总有效率 92.5%。

【验方来源】 邵跃斌，邱志文．自拟双黄温胆汤治疗急性脑梗死 40 例［J］．安徽中医临床杂志，2000，12（6）：507.

按：急性脑梗死属于中医学中风病范畴。多因饮食不节，脾胃受伤，脾失健运，水湿内停，痰浊内生，聚湿生痰，痰浊内阻，气机不畅，停而为瘀，痰瘀互结，阻滞脑络而发病。治疗当以清热化痰、活血通络为主。双黄温胆汤中以法半夏、陈皮、竹茹燥湿化痰；佐以枳壳理气化痰，使气顺则痰自消；茯苓健脾利湿，使湿去而痰无以生；并加大黄活血泻火逐瘀，使瘀去则血行；配合地龙、全蝎活血通络；人工牛黄以增强涤痰通络之力；甘草调和诸药。方中用“双黄”为大黄、人工牛黄两味，取其清热化痰、逐瘀开窍之功，用于治疗急性脑梗死，疗效满意。

加味黄连解毒汤

【药物组成】　黄连、黄芩、黄柏、栀子各 15 g，大黄 6 g，益母草 30 g，茯苓、泽泻各 10 g，当归尾 15 g，鸡血藤 20 g。

【适用病症】　急性脑梗死。

【用药方法】　每天 1 剂，水煎，取药液 200 mL 分 2 次服。14 天为 1 个疗程，2 个疗程间隔 2 天。配合川芎嗪注射液 120 mg 加 5% 葡萄糖注射液 500 mL 中静脉滴注，必要时予脱水降颅压等综合治疗。

【临床疗效】　此方治疗急性脑梗死 48 例，基本治愈（功能缺损评分减少 91% ~100%，病残程度为 0 级）17 例，显著进步（功能缺损评分减少 46% ~90%，病残程度为 1 ~3 级）22 例，进步（功能缺损评分减少 18% ~45% 左右）6 例，无变化（功能评分减少 17% 左右）2 例，恶化（功能缺损评分增多 18% 以上）1 例。总有效率 81. 25%。

【验方来源】　青发基. 加味黄连解毒汤治疗急性脑梗死 48 例临床观察［J］. 安徽中医临床杂志，2001，13（5）：329.

按：急性脑梗死属于中医学中风病范畴。多由于脏腑功能失调，气血亏虚，气虚运血无力，血流不畅，加之饮食不节，脾胃受伤，脾失运化，痰浊内生，郁久化热，浊毒内生，痰热互结，与瘀血壅滞经脉，上蒙清窍而发病，故火热浊毒损伤脑络是其主要病机。治以清热解毒、化痰祛瘀为大法。加味黄连解毒汤中以黄连、黄芩、黄柏、栀子等一派苦寒清热泻火之品，使火去症状缓解；大黄既能解毒，又能通腑导滞，去陈出新；配合益母草、茯苓、泽泻既利水化浊、去除痰浊，又能活血化瘀；当归尾、鸡血藤养血活血通络，寓治风先治血、血行风自灭之意。诸药合用，共奏清热化瘀之功，疗效良好。

加味醒脑散

【药物组成】　赤芍、牛膝各 15 g，当归、地龙各 12 g，石菖蒲 9 g，川芎、没药各 6 g，血竭、胆南星各 3 g。

加减：风痰上扰者，加天麻 9 g，钩藤 15 g，石决明、磁石各 20 g，桑寄生 12 g，并大剂量应用赤芍 30 g；痰瘀阻络者，加络石藤 12 g，法半夏、竹茹各 9 g，枳壳 6 g；痰热腑实者，加全瓜蒌 12 g，黄芩 6 g，黄连 3 g，天竺黄 5 g，大黄 10 g，牡丹皮 9 g，必要时用安宫牛黄丸水煎鼻饲；气虚血瘀者，加炙黄芪、旱莲草各 15 g，枸杞子 12 g，五味子 5 g；痰闭心神者，去川芎、血竭、没药，加人参 10 g，麦冬、熟附子、黄芪各 15 g，五味子 5 g，牡蛎 30 g。

【适用病症】　急性脑梗死。

【用药方法】　每天 1 剂，水煎服。30 天为 1 个疗程。

【临床疗效】　此方加减治疗急性脑梗死 74 例，治愈 12 例，显效 25 例，有效 28 例，无效 7 例，死亡 2 例。总有效率 87. 84%。

【验方来源】　刘庆宪. 痰瘀同治急性脑梗死的临床研究

[J]. 安徽中医临床杂志，2001，13（3）：165.

按：脑梗死属中医学中风病范畴。急性期病机变化有两个环节：一是痰湿内生，遏制气机；二是血瘀，因气滞则血瘀，瘀阻气机其病加重。而痰瘀互结，蕴久化热，生火化风，故火热之邪贯穿于病程始末，此即所谓“土湿生痰，痰郁成热，热极生风”。因此，本病以痰、瘀为纲，风、火、虚为目，本在肝肾阴阳失调，脾失健运，脾虚生湿，湿炼成痰，痰之标为痰浊壅盛，瘀血阻络。治以痰瘀同治为大法。加味醒脑散中以血竭、没药祛脑中瘀滞，醒脑开窍；当归活血养血，地龙清热涤痰、通络止痛，配伍石菖蒲、胆南星通窍除痰、醒神健脑，四药合用，共奏活血散瘀、清热祛痰、通关利窍之效；赤芍活血凉血安神；川芎升提清气，引药直达病所；牛膝引血下行。诸药合用，通、补、散、利四法同用，醒脑之功显著。现代药理研究表明，血竭、没药可抑制血小板聚集，降低血液黏稠度，具扩血管之功；当归降低血清胆固醇，抗动脉粥样硬化；牛膝有扩张中枢、内脏血管，降低颅内压及调节外周血压作用；川芎调节脑循环，扩张脑血管，抗缺氧，改善神经免疫调节机制，维护正常脑功能；石菖蒲具明显镇静安定作用。因此，加味醒脑散用于治疗急性脑梗死有良好的作用。

黄 芎 汤

【药物组成】　黄芪 60 g，川芎 20 g。

【适用病症】　急性脑梗死。

【用药方法】　上药制成口服液，每 1 mL 药液含生药 0.8 g。每天服 1 次，每次 50 mL。14 天为 1 个疗程。

【临床疗效】　此法治疗急性脑梗死 31 例，基本痊愈 6 例，显效 10 例，有效 12 例，无效 3 例。总效率 90.32%。

【验方来源】 张介眉，陈国华. 黄芎汤治疗急性脑梗死临床观察［J］. 中国中医急症，1999，8（1）：13.

按：脑梗死属于中医学中风病范畴，多由于年老体弱，或久病气血亏损，元气耗伤，气虚运血无力，血流不畅，而致脑脉瘀滞不通而成。故气虚血瘀为脑梗死的主要病机，治以补气祛瘀为主。黄芎汤中重用黄芪，取其力专性走，周行全身，以推动川芎之药效，气旺血行，瘀去络通；同时配以川芎活血化瘀，川芎为“血中之气药”，有通达气血之功效，可增强黄芪行气血之力。方虽仅有两药，但组方谨慎，对于改善脑梗死患者的血液黏度改善有一定的功效，从而促进血行通畅，疗效确切。

脑通灵汤

【药物组成】 虻虫 6 g，全蝎 1 g，胆南星、川芎各 10 g，郁金 15 g，地龙、三七、水蛭各 5 g，人参 8 g。

【适用病症】 急性脑梗死。

【用药方法】 每天 1 剂，水煎服。3 周为 1 个疗程，一般治疗 3 个疗程。

【临床疗效】 此方治疗急性脑梗死 40 例，基本治愈（神经系统症状和体征基本消失或完全消失）11 例，显著进步（神经系统评分进步 10 分以上）18 例，进步（神经系统评分在 4～10 分）7 例，无变化（临床症状体征无变化，或神经系统评分不足 4 分）4 例。总有效率 90%。

【验方来源】 程冬云，夏发军. 自拟脑通灵汤剂治疗急性脑梗死 87 例临床观察［J］. 新疆中医药，2001，19（4）：25.

按：急性脑梗死归属于中医学中风病范畴。其病机为本虚标实之证，本虚为年老体弱，或久病气血亏虚；标实为血瘀痰浊互结阻塞脑络所致。治以补虚泻实、活血化瘀、通络开窍为主。脑通灵汤中的人参大补元气，气虚则血瘀，气行则瘀血自去；虻虫、水蛭、全蝎为破血逐瘀之品，且有小毒，其性尤为猛烈，治疗时应注意用量，防止量过大产生腹泻等；三七、川芎、郁金活血化瘀；地龙活络通经；胆南星醒脑开窍。诸药合用，共奏益气活血化瘀、醒脑开窍之效，用于治疗气虚血瘀之中风病疗效显著。

破瘀通络汤

【药物组成】 黄芪 20 g，水蛭 10 g，僵蚕、地龙、当归、桃仁、石菖蒲、赤芍各 15 g，红花、川芎各 5 g。

【适用病症】 急性脑梗死。

【用药方法】 每天 1 剂，水煎分 2 次饭后温服。同时静脉滴注低分子右旋糖酐500 mL，每天 1 次。并根据病情加降压、降糖药等对症治疗，颅内压高时给予 20% 甘露醇静脉滴注及呋塞米、抗生素及激素等治疗。3 周为 1 个疗程。

【临床疗效】 此方治疗急性脑梗死 32 例，基本痊愈（能独立生活，恢复工作，病残程度为 0 级）13 例，显著进步（功能缺损评分减少 21 分以上，且病残程度在 1 ~3 级）11 例，进步（功能缺损评分减少 8 ~20 分）6 例，无效（功能缺损评分减少或增加不足 8 分）2 例。总有效率 93. 8% 。

【验方来源】 赖真，王沙燕，耿小茵，等. 破瘀通络汤对急性脑梗死患者血浆 TNF-α 含量的影响［J］. 广州中医药大学学报，2000，17（3）：222.

按：急性脑梗死属于中医学中风病范畴。气虚血瘀痰凝是其主要病机。由于脏腑功能失调，风痰瘀血阻滞脑络，神明失养所致。治以益气活血、化痰逐瘀、宣通脑络为主。破瘀通络汤中以黄芪大补元气，推动诸药运行之力，使气旺则血行，血行则络自通；地龙、当归、桃仁、赤芍、红花、川芎等活血化瘀，使瘀血去，脑络通畅；水蛭直入血分，破血逐瘀；僵蚕化痰通络；石菖蒲豁痰开窍。诸药合用，共奏益气活血、化痰逐瘀之功，并可减轻局部血管和微血管内皮损伤，改善临床症状。

加味天麻汤

【药物组成】 天麻、钩藤、皂角刺、丹参、川芎各 15 g，白术 20 g。

加减：肝阳暴亢者，加羚羊角末（冲服）0.6 g，夏枯草、生地黄各 15 g，赤芍 20 g，栀子、枳实、牛膝各 10 g，石决明（先煎）30 g；风痰阻络者，加制南星 8 g，法半夏、僵蚕、姜黄、浙贝母各 10 g，地龙、豨莶草各 15 g；痰热腑实者，加大黄、枳实、竹茹、延胡索、僵蚕各 10 g，制南星 8 g，瓜蒌 15 g；气虚血瘀者，加黄芪 20 g，地龙 15 g，当归、赤芍、生地黄、牛膝各 10 g；痰闭心神者，加人参、五味子各 10 g，麦冬 15 g，黄芪 20 g，或用苏合香丸温化鼻饲。

【适用病症】 急性脑梗死。

【用药方法】 每天 1 剂，水煎服。连服 7 天为 1 个疗程，一般治疗 2 ~4 个疗程。

【临床疗效】 此方加减治疗急性脑梗死 63 例，基本治愈 30 例，显效 29 例，有效 3 例，无效 1 例。总有效率 98. 41% 。

【验方来源】 陈顺中. 加味天麻汤治疗急性脑梗死 63 例临床观察［J］. 江苏中医药，2003，24（11）：33.

按：急性脑梗死属中医学中风病范畴，病位在脑，其发病与风、火、痰、气、血、虚六端有关。其本为肝肾失调，脾不健运；其标为痰浊内生，瘀血阻络。加味天麻汤中的天麻、钩藤平肝潜阳，有降血压、抗血栓形成和溶栓作用；白术的有效成分具有明显的抗血凝的作用；丹参、川芎能扩张血管、增加脑血流量，促进纤维蛋白的降解，降低血凝度，能透过血脑屏障，对脑血管病有肯定疗效；皂角刺通过对细胞因子的调节作用，达到抑制病态反应损害的作用，还能降血脂。临证时辨证加减，合理使用，才能祛痰逐瘀，通经活络，消除痰瘀等病理产物。

化栓回春汤

【药物组成】　天麻、当归、郁金、丝瓜络、桃仁各 10 g，川芎、葛根各 20 g，丹参 15 g，鸡血藤 30 g，黄芪 60 g，石菖蒲、桂枝各 6 g。

加减：面色潮红、烦躁者，加夏枯草、钩藤；大便秘结者，加大黄；口眼歪斜重者，加熟附子、僵蚕、全蝎；舌强言謇者，加胆南星、天竺黄。

【适用病症】　急性脑梗死。

【用药方法】　每天 1 剂，水煎，分 2 次温服。配合脉络宁注射液静脉滴注。14 天为 1 个疗程。

【临床疗效】　本方加减治疗急性脑梗死 41 例，基本痊愈 12 例，显效 19 例，有效 7 例，无效 3 例。总有效率 92.68%。

【验方来源】　苏承德. 化栓回春汤配合脉络宁治疗急性脑梗死 41 例［J］. 中国中医急症，2002，11（1）：57.

按：急性脑梗死属于中医学中风病、偏枯等范畴，主要是由于肝风夹痰，横窜经络，痰瘀痹阻，影响经络的气血运行而致。治以息风豁痰、活血化瘀、温经通脉为主。化栓回春汤中的天麻乃息风要药；重用川芎活血息风，取其“上行头目，搜风散瘀”之功；葛根能扩张脑血管，增加脑血容量；丹参、当归、桃仁、鸡血藤活血化瘀通络，药理研究认为丹参具有抑制血小板聚集、抗凝、抗血栓作用，使血液黏度降低，血流加速，改善微循环；

郁金、石菖蒲豁痰开窍；桂枝、丝瓜络温经通脉；重用黄芪益气，使气旺以促血行。诸药合用，共奏平肝息风、益气行血、活血化瘀、温通经脉、豁痰开窍、消除梗塞之功，用于治疗脑梗死获得较满意的疗效。

大剂黄芪补阳还五汤

【药物组成】　黄芪 120 g，川芎、赤芍、桃仁、地龙各 10 g，当归 15 g，红花 5 g。

加减：口眼歪斜者，加全蝎、僵蚕各 10 g；言语謇涩者，加石菖蒲、郁金各 15 g；肢体麻木者，加陈皮、胆南星各 15 g；手足肿甚者，加茯苓、薏苡仁各 15 g；下肢瘫甚者，加桑寄生 15 g；上肢瘫甚者，加桂枝 10 g；小便失禁者，加桂枝、山茱萸各 15 g。

【适用病症】　急性脑梗死。

【用药方法】　每天 1 剂，水煎服或鼻饲。并配合用甘露醇脱水后，以尿激酶静脉溶栓治疗之后静脉滴注低分子右旋糖酐，每天 1 次。治疗 15 天为 1 个疗程。

【临床疗效】　此方加减治疗急性脑梗死 38 例，基本痊愈 25 例，显效 12 例，有效 1 例。总有效率 100%。

【验方来源】　董树生．静脉溶栓配合中药治疗急性脑梗死的疗效观察［J］．天津中医，2001，18（3）：48.

按：早期溶栓治疗急性脑梗死的目的在于早期溶解血栓，使栓塞的血管再通。在此基础上配合活血化瘀中药，能及时改善病灶的缺血缺氧状态，防止脑组织的进一步坏死或软化。大剂黄芪补阳还五汤中重用黄芪补气，桃仁、当归、赤芍、地龙、川芎、红花养血活血通经。诸药合用，共奏大补元气、推动血行、活血祛瘀、通经活络之功，标本兼治，疗效显著。

活血化瘀方

【药物组成】 地龙、桃仁各 15 g，瓜蒌、胆南星、石菖蒲、郁金、钩藤各 10 g，络石藤、天麻各 12 g，水蛭 5 g。

加减：气虚明显者，加黄芪 30 g，当归 10 g；痰热腑实，大便秘结者，加大黄、芒硝各 10 g。

【适用病症】 急性脑梗死。

【用药方法】 每天 1 剂，水煎，分 2 次服。15 天为 1 个疗程。配合低分子右旋糖酐 500 mL 加维脑络通 0.6 g 静脉滴注，每天 1 次。同时可根据病情加用降压、脱水等对症治疗。

【临床疗效】 此方加减治疗急性脑梗死 62 例，基本治愈 32 例，显效 18 例，有效 8 例，无效 4 例。总有效率 93.55%。

【验方来源】 刘成. 中西医结合治疗急性脑梗死 62 例临床观察［J］. 湖南中医杂志，2001，17（4）：12.

按：急性脑梗死是中老年常见的多发病，常因高血压、高脂血症导致脑动脉硬化，在血管病变基础上，血流缓慢，血液黏度增高而形成血管阻塞，导致脑细胞缺血、坏死。本病属于中医学中风病之中经络范畴，为本虚标实之证。本虚为气虚、阴虚，标实则为风、火、痰、瘀。急性期以痰瘀闭阻脑络为主，因此，治疗当以活血化瘀，息风通络为主。活血化瘀方中的桃仁、地龙活血化瘀通络；水蛭、络石藤活血化瘀、舒经通络；瓜蒌、胆南星、石菖蒲、郁金化痰开窍，解郁通络；天麻、钩藤平肝息风通络为佐药。诸药配伍，共奏活血化瘀、息风通络之功。而方中的地龙、桃仁等活血化瘀药可改善血循环，抑制血小板聚集，降低血液黏度；瓜蒌、石菖蒲、郁金等化痰开窍药可保护脑细胞，纠正脑细胞代谢紊乱，使脑细胞的变性、坏死、水肿等得到改善，从而达到比较理想的治疗效果。

活血化痰汤

【药物组成】　黄芪 50 g，地龙 25 g，葛根 30 g，红花、法半夏、胆南星、石菖蒲、竹茹各 10 g，当归 13 g，水蛭 6 g。

加减：头痛眩晕者，加石决明、天麻、钩藤（后下）；头昏眼花者，加红参、菟丝子；肢体麻木者，加鸡血藤、桑枝；手足拘急者，加白芍、木瓜；手足浮肿者，加益母草、海风藤；心烦失眠者，加柏子仁、远志；口眼歪斜者，加熟附子、全蝎；言语不利者，加远志、胆南星；呕吐者，加白豆蔻、砂仁。

【适用病症】　急性脑梗死。

【用药方法】　每天 1 剂，水煎，分 2 次服。并用刺五加注射液 40 mL 加 5% 葡萄糖 250 mL 中静脉滴注，每天 1 次。14 天为 1 个疗程，连用 2 个疗程。治疗期间出现颅内压高者均予 20% 甘露醇、呋塞米脱水治疗。

【临床疗效】　此方加减治疗急性脑梗死 100 例，痊愈（肌力恢复到 5 级，无神经系统体征及症状，生活完全自理）37 例，有效（肌力恢复 3～4 级，神经系统症状、体征大部分消失，可扶拐独立行走，生活部分自理）57 例，无效（治疗前后临床症状无明显改善或加重）6 例。总有效率 94%。

【验方来源】　钟启凤. 活血化痰汤加刺五加注射液治疗急性脑梗死 100 例［J］. 天津中医，1999，16（4）：8.

按：脑梗死属于中医学中风病范畴。本病多因生活起居失宜，情志失调，脏腑功能失调，致气血亏虚或阴亏于下，肝风内动，夹痰、夹火，致痰与瘀滞互结，阻于经络而成。治宜益气养血，补益肝肾，活血通络。活血化痰汤中重用黄芪、当归补气养血，使气旺则血行；水蛭、地龙、红花、葛根活血化瘀通络，并具有扩血管、抗凝的作用；胆南星、法半夏、石菖蒲、竹茹涤痰开窍；配合刺五加平补肝肾，益精壮骨，活血通络。诸药合用，共奏益气养血、补益肝肾、活血通络之功，用于治疗脑梗死疗效显著。

化瘀涤痰醒脑通络方

【药物组成】　水蛭、桃仁、大黄、当归尾、胆南星、石菖蒲。(原方无药量)

【适用病症】　急性期脑梗死。

【用药方法】　每天 1 剂，水煎取药液 500 mL，分早、晚服。不能服药者给予鼻饲。连续治疗 14 天，并配合用 20% 甘露醇、胞磷胆碱及抗感染以及维持水电解质平衡、调整血压等西药治疗。

【临床疗效】　此方治疗急性脑梗死 128 例，治愈（临床症状及体征消失，基本能独立生活）72 例，好转（临床症状及体征好转，能扶杖行动，或基本生活能自理）36 例，无效（临床症状及体征无变化）20 例。总有效率 84.4%。

【验方来源】　岳煜，岳沛平. 自拟化瘀涤痰醒脑通络方治疗急性期脑梗死 128 例临床观察［J］. 江苏中医药，2003，24(12)：12.

按：脑梗死是由于脑动脉硬化和血栓形成，使管腔变狭或闭塞，导致脑供血不足所引起的局部脑组织坏死，临床表现以偏瘫、失语等症状为主，是急性缺血性脑血管病中常见的类型，属于中医学中风病范畴。本病的病机为脏腑功能失调，气血逆乱，瘀痰阻滞脑络，痰热腑实，脑络痹阻而发病。治以化瘀涤痰、醒脑通络为主，兼以通腑泄热。化瘀涤痰醒脑通络方中以水蛭直入血分，破血逐瘀；当归尾、桃仁活血养血；石菖蒲、胆南星豁痰开窍；重用大黄泻下通积，泻火清热，祛瘀活血，而且大黄作用主要为通脑络，防止瘀血积而化热生风，衍生高热、抽搐昏迷等，借其通腑攻下之力泻积热，开上窍，釜底抽薪，使腹压下降，颅内压降低，与西医脱水疗法相当。现代药理研究证明，水蛭、大黄、桃仁等活血化瘀药以及石菖蒲、胆南星等涤痰泄浊药，能有效地减少血液中的脂质成分，降低血液黏度，改善血液流变性，对于防治脑血管疾病有着积极的作用。

芎　蛭　汤

【药物组成】　川芎 25～30 g，水蛭 5～10 g，炮穿山甲（代）（先煎）、地龙、当归尾、桃仁、红花各 10 g，鸡血藤 20 g，甘草 6 g。

加减：痰热腑实者，加酒制大黄、胆南星各 10 g；头痛、眼胀者，加石决明 15 g，钩藤（后下）10 g；伴气虚者，加黄芪 50～100 g，人参 10 g；伴肝肾阴虚者，加山茱萸 10 g，麦冬 12 g；上肢活动障碍甚者，加桑枝 15 g；下肢活动障碍甚者，加川牛膝 10 g，木瓜 15 g。

【适用病症】　急性脑梗死。

【用药方法】　每天 1 剂，水煎服。30 天为 1 个疗程。同时采用支持、对症处理。

【临床疗效】　此方加减治疗急性脑梗死 47 例，基本痊愈 13 例，显著进步 23 例，进步 8 例，无效 3 例。总有效率 93.62%。

【验方来源】　姚策群. 芎蛭汤治疗急性脑梗死 47 例疗效观察［J］. 湖南中医杂志，2002，18（2）：7.

按：急性脑梗死属中医学中风病范畴。本病多见于中老年人，以气血运行不畅，血液痹阻脑络为主要病机。芎蛭汤中以川芎活血化瘀，为血中气药，善治头部瘀血；水蛭活血破瘀，通经脉，破瘀而不伤新；炮穿山甲（代）、地龙为虫类药，其性走窜，能通达经络，搜剔血脉瘀滞及风邪；与当归尾、桃仁、红花、鸡血藤配伍能增强活血祛瘀之功效；甘草调和诸药。现代药理研究证明，川芎有扩张血管、改善微循环及抑制血小板聚集的作用，且能通过血脑屏障；水蛭能降低血液黏稠度。诸药合用，共奏活血化瘀通络之功效，同时具有扩张血管、改善微循环、降低血液黏稠度、促进神经功能的作用。

息风通络方

【药物组成】　天麻（蒸兑）、地龙、僵蚕、杜仲各 10 g，钩藤 12 g（后下），龙骨（布包）、牡蛎（布包）各 30 g，丹参 15～30 g，水蛭（研末兑服）0.5 g，葛根 15 g，全蝎（研末兑服）5 g。

加减：肢体挛急者，加伸筋草、白芍、甘草；偏身麻木者，加桑枝、法半夏；失语者，加郁金、石菖蒲；痴呆者，加石菖蒲、法半夏、远志；夜尿频多，腰膝酸软，肾虚精亏者，加山茱萸、枸杞子；大便秘结者，加桃仁、麻仁或草决明。

【适用病症】　急性脑梗死。

【用药方法】　每天 1 剂，水煎服。配合用丹参注射液（每天 10～20 mL）或复方丹参注射液（每天 10～20 mL）静脉滴注。血压高者，配合钙离子拮抗剂或转换酶抑制剂等西药降压；早期颅内压高、头痛呕吐者，加 20% 甘露醇，每次 125 mL，静脉滴注，次数根据病情酌情决定。

【临床疗效】　此方加减治疗急性脑梗死 126 例，基本痊愈（功能缺损评分减少 91%～100%，病残程度为 0 级）38 例，显著进步（功能缺损评分减少 46%～90%，病残程度为1～3 级）58 例，进步（功能缺损评分减少 18%～45%）27 例，无效（功能缺损评分减少或增加18%以上）3例。总有效率97.62%。

【验方来源】 李佑生，胡学军，伍大华，等. 息风通络法为主治疗急性脑梗死126例总结［J］. 湖南中医杂志，2002，18（3）：2.

按：急性脑梗死当属于中医学中风病范畴。本病的病机与虚、火、风、痰、瘀、气六端有关。急性期多因肝肾阴虚，气血逆乱，肝风内动，夹痰瘀上扰清窍，脑络痹阻而发病。治以息风通络为主。息风通络方中的天麻、钩藤、龙骨、牡蛎平肝息风，镇肝潜阳；丹参、地龙、水蛭、全蝎、僵蚕等破血化瘀，使瘀去则络自通；葛根清热升阳开窍。诸药合用，共奏平肝息风、化瘀通络之功，用于治疗脑梗死急性期肝风内动者疗效尤佳。

秦葛补阳还五汤

【药物组成】 黄芪50 g，当归、地龙、赤芍、秦艽各20 g，葛根30 g，桃仁10 g，红花6 g。

【适用病症】 急性脑梗死。

【用药方法】 每天1剂，水煎服。14天为1个疗程。配合5%葡萄糖500 mL或生理盐水500 mL加灯盏花素20 mg，静脉滴注，每天1次。同时口服肠溶阿司匹林50 mg，每天1次；复合维生素B_2片，每天3次；尼莫地平片每次20 mg，每天3次；合并高血压病或糖尿病均口服降压药或降糖药，合并感染者及时控制感染。

【临床疗效】 此方治疗急性脑梗死38例，基本痊愈（功能缺损评分减少91%～100%，病残程度为0级）10例，显著进步（功能缺损评分减少46%～90%，病残程度为1～3级）17例，进步（功能缺损评分减少18%～45%）8例，无变化（功能缺损评分减少或增加在18%以内）2例，恶化（功能缺损评分增加 18%）1 例。总有效率 92. 11%。

【验方来源】 谭秋红. 中西医结合治疗急性脑梗死 38 例［J］. 湖南中医杂志，2002，18（3）：33.

按：急性脑梗死属于中医学中风病范畴。本病多由于气血亏虚，元气虚弱，无以推动血行，血流不畅，瘀血内停，脑脉痹阻而发病。益气活血、扶正祛邪为其治疗大法。秦葛补阳还五汤中重用黄芪为君药，大补元气，使气旺血行，祛瘀而不伤正，而且黄芪具有兴奋中枢神经作用，能扩张血管，改善微循环，提高脑的耐缺血、缺氧能力，对脑缺血具有保护作用；当归祛瘀并有不伤气血之妙；赤芍、桃仁、红花助当归活血祛瘀；地龙通经活络，秦艽祛风舒筋通络，葛根解肌升阳，均为佐使药。其中葛根的主要成分葛根总黄酮及葛根素对脑缺血损伤有一定的保护作用，可增加大脑血流量，显著降低脑血管阻力，对局部脑微血管血流及微循环障碍有明显的改善作用；地龙具有直接溶解血栓和降低纤维蛋白原含量，降低血液黏度作用。诸药合用，使气旺血行，瘀祛络通。本方用于治疗急性脑梗死可大大降低致残程度，临床疗效满意。

补阳还五汤加味方

【药物组成】 黄芪 30 g，赤芍、地龙各 10 g，当归、川芎、水蛭、甘草各 6 g。

加减：肝阳暴亢者，加天麻、钩藤各 10 g；风痰阻络者，加胆南星、瓜蒌各 10 g；大便秘结者，加大黄 10 g，芒硝（冲服）6 g。

【适用病症】 急性脑梗死。

【用药方法】 每天 1 剂，水煎，分 2 次服。并配合针刺治疗。根据病情选用甘露醇降低颅内压，并可根据患者情况使用降压药、降糖药。4 周为 1 个疗程。

【临床疗效】 此方加减治疗急性脑梗死 80 例，治愈（临床症状及体征消失，能独立行走，生活自理）42 例，好转（临床症状及体征好转，肢体肌力提高 1 级以上或基本生活能自理）33 例，无效（临床症状及体征无变化）5 例。总有效率 93.75%。

【验方来源】 石柳芳，黄智江，刘莉．针药并用治疗急性脑梗死疗效观察［J］．广西中医药，2001，24（3）：27.

按：急性脑梗死属于中医学中风病范畴。本病多因年老体弱，肝肾亏虚，气血运行不畅，加之情志所伤，起居失宜，使机体阴阳平衡失调，致气血亏损，气滞血瘀，血阻经络，脑络痹阻而发病。治以益气活血通络为主。补阳还五汤加味方中以黄芪益气行血，气旺则血行，推动诸药之功效直达病所；赤芍、当归、川芎活血祛瘀；水蛭破血逐瘀以通血脉，地龙通络；甘草调和诸药，缓急止痛。诸药合用，共奏益气活血通脉之功效，具有抗脑缺血损伤、保护脑细胞、促进脑功能恢复的作用。临床上配合针刺治疗，对于调节血脂、促进脑水肿的吸收疗效明显。

天麻钩藤饮加减方

【药物组成】 天麻、钩藤、栀子、黄芩、僵蚕、地龙、水蛭各 12 g，石决明 30 g，牛膝、白芍、生地黄、益母草、丹参各 15 g。

加减：便秘者，加大黄 12 g。

【适用病症】 急性脑梗死。

【用药方法】 每天 1 剂，水煎服。20 天为 1 个疗程。有脑水肿者予以 20% 甘露醇 125 mL，静脉滴注 5 ~7 天。

【临床疗效】 此方加减治疗急性脑梗死 60 例，治愈（临床症状及体征消失，基本能独立生活）42 例，好转（临床症状及体征好转，能扶拐行动或基本生活能自理）14 例，无效（临床症状及体征无变化）4 例。总有效率 93.33%。

【验方来源】 沈敬鸿. 天麻钩藤饮加减治疗急性脑梗死 60 例 [J]. 广西中医药，1999，22（6）：8.

按：急性脑梗死属于中医学中风病范畴。本病多由于年老体衰，肝肾阴虚，阴不制阳，内风动越，夹痰浊瘀血上扰清窍而发病。治疗当以平肝潜阳、化痰通络为主。天麻钩藤饮加减方中的天麻、钩藤平肝息风，对于眩晕等风邪上犯之症缓解迅速；石决明性味咸平，平肝潜阳，清热明目，与天麻、钩藤合用，加强平肝息风之力；牛膝引血下行；栀子、黄芩清热泻火，使肝经之热不致上扰；益母草活血利水；生地黄、白芍滋阴平肝；地龙、僵蚕、水蛭、丹参活血通络。诸药合用，共奏平肝息风、清热活血化瘀、补益肝肾之功，用于治疗急性脑梗死有较好的疗效。

祛瘀通络方

【药物组成】 大黄 10 g，水蛭 6 g，地龙、红花、川芎、当归各 10 g，丹参、葛根、黄芪各 30 g。

【适用病症】 脑梗死急性期。

【用药方法】 每天 1 剂，水煎 2 次，分早、晚服。并配合常规内科治疗，即每天静脉滴注 20% 甘露醇、曲克芦丁、胞磷胆碱，并预防感染，给予治疗应激性溃疡、控制血压、维持水电解质平衡等对症处理。连续治疗 14 天为 1 个疗程。

【临床疗效】 此方配合常规内科治疗脑梗死急性期 56 例，基本治愈（神经功能缺损评分减少 91% ~100%，病残程度 0 级）12 例，显著进步（神经功能缺损评分减少 46% ~90%，病残程度 1 ~3 级）20 例，进步（神经功能缺损评分减少 18% ~

45%）18 例，无变化（神经功能缺损评分减少或增加 <18%）6 例。总有效率 89.29%。

【验方来源】 周益. 祛瘀通络方治疗脑梗死急性期 56 例临床观察［J］. 湖南中医药导报，2003，9（3）：15.

按：脑梗死属于中医学中风病范畴，多因年老体弱，加之情志、饮食、劳逸失调，引起气血逆乱及脏腑功能紊乱，出现脑脉闭阻，属本虚标实之证。急性期以标实为主，标实证又以血瘀为甚，兼夹寒、湿、气、痰等实邪。治以祛瘀通络为主，辅以扶正之品。祛瘀通络方中的水蛭破血通瘀；大黄泻热攻积通瘀；当归、红花、川芎、丹参、地龙行气化瘀，养血活血；黄芪补气；葛根滋阴。诸药合用，祛瘀通络而不伤正。现代药理研究表明，水蛭的主要成分有水蛭素、肝素、抗血栓素等，能阻止凝血酶对纤维蛋白原的作用，阻止血流凝固，有扩张血管、改善微循环、解除毛细血管痉挛的作用；葛根的提取物葛根素能改善高黏血症和高凝血症，改善微循环；黄芪具有抗凝、降低血小板黏附率、保护红细胞变形能力、扩张血管等药理作用；川芎、丹参则有扩张血管、抗血小板聚集、抗血栓形成及改善微循环的作用，并能抗氧化损伤及清除氧自由基。因此，在内科常规治疗基础上加服祛瘀通络方治疗脑梗死急性期，能有效地改善神经功能缺损和血液流变学指标，且无明显毒副作用。

抵 当 汤

【药物组成】 水蛭、虻虫、大黄（后下）各 10 g，桃仁 20 g。

【适用病症】 脑梗死急性期。

【用药方法】 每天 1 剂，水煎服。并配合常规内科治疗。

【临床疗效】 此方加减配合常规内科治疗对脑梗死急性期

有良好疗效。

【病案举例】　许某，男，59岁。患者晨起发现口眼歪斜，言语謇涩，左侧上下肢体无力，步履不稳，遂由家人送入医院。检查：血压24/14千帕斯卡，神清，双瞳孔等大等圆，对光反射灵敏，左上下肢肌力3~4级，左巴宾斯基征阳性。诊见：症状如上述，伴见少腹胀满，舌质暗红边有瘀斑、苔暗黄而厚，脉沉弦。颅脑CT检查提示：右侧基底节腔隙性脑梗死。中医辨证属痰浊稽留，血脉不畅，经络痹阻。治以活血化瘀、泄浊通络为主。予抵当汤加枳实10 g，赤芍、川芎各30 g。服1剂后，大便2次，均泻下胶黑之物，言语较昨日流利，肢体偏瘫及口眼歪斜均有明显改善；上方去枳实，大黄量减至5 g，加川牛膝10 g，并用中药脉络宁注射液、西药脱水剂治疗，25天后症状消失。

【验方来源】　李琳. 经方治疗缺血性中风之管见［J］. 南京中医药大学学报，1998，14（1）：42.

按： 脑梗死急性期的主要病机为脑络血脉。其口眼歪斜、言语謇涩、肢体不遂等均由血栓阻塞脉络所致。治应重在活血化瘀，畅通经脉，抗凝溶栓，佐以平肝息风、豁痰通下。抵当汤中的水蛭、桃仁活血通络祛瘀，虻虫通利血脉及九窍，其中水蛭含有水蛭素、肝素等，除了有抗凝、抗血栓的作用外，还能直接扩张脑动脉。而大黄具有类似西药脱水剂的作用，通过导下通腑，活血化瘀，可使血栓发生处的脑水肿及颅内高压得以纠正，对改善意识状态和恢复肢体功能也很有裨益。

泻下逐瘀汤

【药物组成】　大黄（后下）、猪苓、茯苓、泽泻、枳实、丹参、川芎、赤芍、桃仁、泽兰、牛膝各15 g，甘遂末（冲服）

0.5～1 g，水蛭末（冲服）3 g。

加减：大便秘结者，加芒硝；气虚者，加黄芪；头痛、呕吐重者，加大甘遂末用量，但每天不超过1.5 g。

【适用病症】　脑梗死急性期脑水肿（中经络）。临床上多出现颅内高压症状及脑梗死症状，如头痛、头晕、项强、偏瘫、失语等。

【用药方法】　每天1剂，水煎，分3次温服。病重者给予鼻饲，用量及次数同口服。10天为1个疗程。治疗期间适当补液及给予支持疗法，保持水及电解质平衡，预防感染及并发症。

【临床疗效】　此方加减治疗脑梗死急性期36例，痊愈18例，显著进步9例，有效6例，无效3例。总有效率91.67%。

【验方来源】　张国亭，赵青春．泻下逐瘀汤降低脑梗死急性期脑水肿临床观察［J］．中国中医急症，2001，10（4）：237.

按：脑梗死急性期属中医学中风病（中经络）范畴。多由于脏腑功能失调，中焦气机紊乱，痰热互结，消灼津液，腑气不通，气血运行不畅，瘀血内停，痰瘀交阻于脑络，浊邪上犯，蒙蔽清窍而发为中风。治疗应及时泻下逐瘀，腑气通畅则气血得以敷布，有利于病症的好转。泻下逐瘀汤用大黄、甘遂、猪苓、茯苓、泽泻、枳实泻下逐水；丹参、川芎、赤芍、桃仁、泽兰、牛膝、水蛭活血通络，一则解决颅内高压症状，二则解决脑梗死症状。诸药合用，共奏泻下活血、开窍通络、荡腑泻实、荡涤胃肠之功，使体内大量水液从大、小便排出，从而改善颅内高压症状及脑梗死的症状。

加减半夏白术天麻汤

【药物组成】　天麻、鸡血藤各30 g，法半夏、当归尾、红花各 12 g，胆南星 9 g，丹参 20 g。

【适用病症】　脑梗死急性期，中医辨证属风痰瘀血痹阻脉络型。

【用药方法】　每天 1 剂，水煎服。配合服用百路达、脑脉Ⅰ号以及静脉滴注灯盏花注射液。另外，配合使用多功能神经-肌肉治疗仪及低强度氦氖（He-Ne）激光多功能血管内照射仪及康复锻炼综合治疗。共治疗 3 周。

【临床疗效】　此方治疗脑梗死急性期证属风痰瘀血痹阻脉络型 53 例，总有效率 94.34%。

【验方来源】　肖书平，黄培新，雒晓东．脑梗死急性期中医综合治疗对比研究［J］．中国中医急症，2002，11（3）：160.

按：脑梗死急性期的病机以肝风内动，痰瘀阻络为主。加减半夏白术天麻汤中的天麻上行脑络，祛风而不燥；法半夏、胆南星化痰通络；丹参、当归尾、红花、鸡血藤活血化瘀。诸药合用，共奏平肝祛风、化痰祛瘀之功。中药配合西药、康复疗法等综合治疗脑梗死急性期，可提高临床疗效。

化痰祛瘀方

【药物组成】　天竺黄、石菖蒲、制半夏、红花、大黄各 10 g，葛根、丹参各 30 g，益母草 20 g。

【适用病症】　脑梗死急性期。

【用药方法】　每天 1 剂，水煎服。配合西药对症处理。1 个月为 1 个疗程。

【临床疗效】　此方治疗脑梗死急性期 60 例，基本痊愈 13 例，显效 23 例，有效 18 例，无效 6 例。总有效率 90%。

【验方来源】　钱荣江．化痰祛瘀法治疗脑梗死急性期 60

例疗效观察［J］. 中国中医急症，2002，11（4）：248.

按：脑梗死急性期以标实为主，痰瘀是造成脑脉闭阻的根本原因。治宜化痰祛瘀法。化痰祛瘀方中以天竺黄、石菖蒲、制半夏化痰通络，其中石菖蒲能改善因缺氧而致的脑功能减退；葛根、红花、丹参、益母草、大黄活血化瘀，其中红花对脑梗死脑组织有保护作用，葛根能改善脑循环、扩张脑血管，从而减轻脑组织缺血缺氧现象。在化痰祛瘀法治疗的基础上配合西药常规疗法治疗脑梗死急性期疗效显著。

醒　脑　散

【药物组成】　川芎、当归、胆南星。

【适用病症】　脑梗死急性期。

【用药方法】　上药按2∶1∶1比例研末制成胶囊，每粒胶囊含生药0.3 g。每次0.9 g，每天服3次，连服4周。配合西药脑活素10 mL加入生理盐水500 mL中静脉滴注，每天1次，连用14天；颅内压增高或有脑水肿时，适当加用甘露醇静脉滴注。

【临床疗效】　此方治疗脑梗死急性期104例，显效（治疗后病情改善率，即用药后总评分与用药前总评分之比下降80%以上）52例，好转（治疗后病情改善率下降20%～80%）36例，无效（治疗后病情改善率下降20%以下）12例，恶化（治疗后病情改善率呈现出负百分比甚至死亡）4例。总有效率84.6%。

【验方来源】　刘庆宪，倪晓东. 醒脑散对脑梗死疗效及血液流变学的影响［J］. 辽宁中医杂志，2000，27（9）：398.

按：醒脑散在抗血小板聚集、降低血液黏度、溶栓、扩张血管、维护正常心脑功能方面，各具有不同的作用机制。临床实验室检查发现，脑梗死患者的血脂、血液流变学的主要指标均有异常，提示血液呈高凝、高黏状态，这是脑梗死发生、发展的主要因素。而经醒脑散治疗后，患者血脂、血浆黏度、全血液黏度及全血还原黏度等指标均降低，与本方活血通络的功效密切相关。因此，醒脑散胶囊是疗效良好、毒副作用轻的中药制剂。

大黄单方

【药物组成】 大黄末（冲服）1 g。

【适用病症】 急性脑梗死。

【用药方法】 每次 1 g，每天服 3 次。配合西医治疗，选用降纤酶、葛根素、胞磷胆碱等静脉滴注，阿司匹林口服。

【临床疗效】 此方治疗急性脑梗死 25 例，基本痊愈 10 例，显著进步 11 例，进步 2 例，无变化 2 例。总有效率 92%。

【验方来源】 杨劲松，罗治华. 大黄粉配合降纤酶治疗急性脑梗死 25 例临床观察［J］. 新中医，2003，35（11）：38.

按：中医学认为，脑梗死在急性期多表现为肝阳上亢，肝火上炎，痰热腑实，血瘀内阻，病机属风火痰瘀，以邪气实为主，故用大黄一味通腑泄热、活血化瘀。降纤酶是国产蛇毒制剂，可激活纤溶系统，降解纤维蛋白原，生成可溶性纤维蛋白，从而溶解血栓，防止血栓再生成或扩大；另一方面可降低血液黏度，抑制血小板聚集，改善微循环，增加脑血流量。大黄活血止血之性还可防止降纤酶引起的出血倾向，二者联合应用既可防止出血的副作用，又可提高疗效。

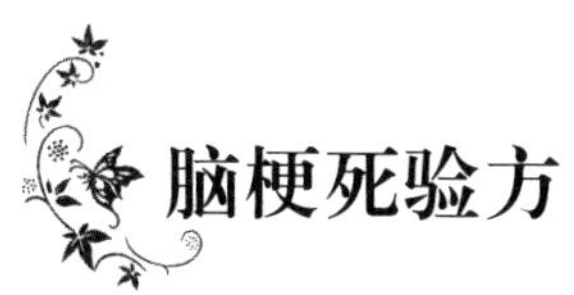

脑梗死验方

涤痰化瘀汤

【药物组成】 清半夏、郁金各 12 g，橘红、竹茹、当归、川芎、桃仁、地龙各 10 g，竹沥 30 mL，天竺黄 6 g，赤芍 15 g。

加减：大便秘结、腑气不通者，加瓜蒌、枳实、大黄；阳盛风动者，加羚羊角粉、天麻、钩藤、菊花；急性重症、神志改变者，加石菖蒲、胆南星、远志。

【适用病症】 脑梗死，中医辨证属痰瘀阻滞型。临床表现为半身不遂，或麻木不仁，或伴舌强语謇，头晕头沉，面色晦暗，脘闷不适，唇舌紫暗，舌质暗红或紫暗、苔厚腻，脉弦滑或涩。

【用药方法】 每天 1 剂，水煎 2 次，分早、晚服。并用疏血通（牡丹江友博药业有限公司生产），每次 4 mL，胞磷胆碱每次 0.5 g，分别加入生理盐水或葡萄糖液体中静脉滴注，每天 1 次。有脑水肿者给予脱水剂，高血压者适当降压。14 天为 1 个疗程，轻度患者治疗 1 个疗程，中、重度患者治疗 2 个疗程。

【临床疗效】 此方加减治疗脑梗死中医辨证属痰瘀阻滞型 86 例，基本痊愈 49 例，显著进步 25 例，进步 9 例，无变化 3 例。总有效率 96.51%。

【验方来源】 赵世河，董桂英，李春红. 涤痰化瘀汤治疗脑梗死 86 例［J］. 山东中医杂志，2003，22（8）：463.

按：脑梗死属中医学中风病范畴，年老体衰、正气虚弱是中风病的发病基础，而痰瘀交阻、互结为病是中风病的病机核心。痰浊与瘀血是人体津血的病理产物，又是重要的致病因素。津聚为痰，血滞为瘀。痰与瘀在病理上相互依存，相互转化，共同消长，既可单独致病，又可相兼为患。痰浊性质黏滞，无处不到，如痰浊滞经，可使血运不畅，气血不行，瘀血内生，瘀血阻络，可使津血难行，聚为痰浊。在肾水不足、肝阴亏损、肝阳无制、痰瘀并存的情况下，痰瘀互为因果，闭塞经隧，瘀阻脑络，致使气血不通，九窍失灵，则发为中风。因此，治疗本病当以涤痰化瘀、痰瘀并治为基本治则。涤痰化瘀汤中的清半夏、橘红、竹茹、竹沥涤痰清脑开窍，当归、赤芍、桃仁、红花、川芎活血化瘀通络，地龙息风通络。诸药合用，荡涤体内凝痰败瘀，可使痰化血行，血行痰清，气血和畅，脑脉通灵，效果显著。

芩连温胆汤

【药物组成】　法半夏、大黄各 10 g，茯苓、丹参各 12 g，陈皮、远志各 6 g，黄连、黄芩各 3 g，甘草 5 g。

加减：躁动不安者，加茯神、石菖蒲；喉中痰鸣者，加胆南星、鲜竹沥；呃逆者，加丁香、柿蒂。

【适用病症】　脑梗死，中医辨证属痰热互结型。临床表现为偏瘫，言语不利，口干、口苦、口臭，纳差，睡眠欠安，大便秘结，舌红，边有瘀点、苔黄腻，脉弦滑。

【用药方法】　每天 1 剂，水煎服。并配合西医常规治疗：护脑、营养神经、改善循环，适当予 20% 甘露醇脱水。4 周为 1 个疗程。

【临床疗效】　此方加减治疗脑梗死证属痰热互结型 50 例，基本痊愈（功能缺损评分减少 91% ~100%，病残程度为 0 级）

32 例，显著进步（功能缺损评分减少 46% ~90%，病残程度为 1~3 级）7 例，进步（功能缺损评分减少 18% ~45%）6 例，无效（功能缺损评分减少 17%左右）5 例。总有效率 90%。

【验方来源】 董扬州，李向荣，毛以林. 中西医结合治疗脑梗死 50 例［J］. 湖南中医杂志，2002，18（3）：34.

按：脑梗死属于中医学中风病范畴。本病的病机以痰热瘀互结，壅滞经络为多见。治以清热化痰、活血通络为主。芩连温胆汤中以法半夏、陈皮、茯苓、竹茹等除湿化痰，行气健脾；黄芩、黄连清热祛湿；大黄通腑泄热；远志开窍醒神；丹参活血化瘀；甘草调和诸药。诸药合用，共奏涤痰清热化瘀之功。而且芩连温胆汤通过改善血液流变状态，促进脑血流增加、抗自由基、抗钙内流等改善脑血管的病理改变，改善脑血供，改善神经功能。丹参能明显降低和清除脑梗死时的血清过氧化脂质，能降低全血液黏度、血浆黏度和血小板聚集等。故用本方治疗痰热互结型脑梗死，疗效确切。

加减芪芎五虫汤

【药物组成】 黄芪 60 g，川芎 20 g，水蛭、全蝎各 10 g，地龙、乌梢蛇各 30 g，蜈蚣 3 条。

加减：便秘者，加决明子、瓜蒌皮、瓜蒌仁；头痛甚者，加白芷、防风；失眠者，加珍珠母、磁石；语涩、口角流涎者，加远志、石菖蒲、郁金；口眼歪斜甚者，加熟附子、僵蚕；气虚偏重者，加太子参；手足肿胀者，加茯苓、泽泻、防己；肢体麻木、屈伸不利者，加桑枝、伸筋草；下肢无力者，加续断、桑寄生、川牛膝；肢体不温者，加桂枝。

【适用病症】 脑梗死（中风）证属中经络之气虚血瘀型。临床表现为头痛头晕，语言謇涩，口眼歪斜，肢体麻木，上下肢运动功能障碍。

【用药方法】　每天 1 剂，加水 500 mL，煎取药液 150 mL，顿服。15 天为 1 个疗程。服药期间停用其他扩张血管、改善脑部血液循环的药物。

【临床疗效】　此方加减治疗脑梗死 48 例，治愈（症状及体征消失，基本能独立生活）19 例，好转（症状及体征好转，能扶拐行动或基本生活能自理）25 例，未愈（症状及体征无变化）4 例。

【验方来源】　黄飞平. 加减芪芎五虫汤治疗脑梗死 48 例[J]. 吉林中医药，2003，23（3）：10.

按：脑梗死属中医学卒中、中风范畴。多因气血亏虚、血运不畅等导致气血瘀滞、脉络受阻、清窍被蒙而成，为本虚标实，气虚为本。治以益气活血，通补兼施。加减芪芎五虫汤中重用黄芪以大行补气之功，即“气行则血行”；川芎活血化瘀；地龙、蜈蚣、乌梢蛇、全蝎通经活络；水蛭活血化瘀通络，其有效成分水蛭素有抗凝作用。诸药合用，共奏活血化瘀通窍、补气行血之功，使气行则血行，用于治疗脑梗死而取效显著。

石菖蒲远志补阳还五汤

【药物组成】　黄芪 30 g，赤芍、石菖蒲各 15 g，川芎、当归、桃仁、远志各 12 g，红花、地龙各 10 g。

加减：上肢偏瘫者，加桑枝；下肢偏瘫者，加牛膝、续断；偏瘫日久者，加水蛭；口眼歪斜者，加僵蚕、熟附子。

【适用病症】　脑梗死，中医辨证属气虚血瘀型。临床表现为肢体麻木或偏瘫，神疲乏力，少气懒言，舌质紫暗有瘀点瘀斑，脉虚无力。

【用药方法】　每天 1 剂，水煎服。配合西药尼莫地平注射液治疗。7~14 天为 1 个疗程。

【临床疗效】 此方加减治疗脑梗死 40 例，治愈（偏瘫、失语等神经系统症状和体征消失，生活自理，独立行走）7 例，显效（瘫痪肢体肌力恢复至 4 级，痛觉减退或完全恢复，生活能自理，语言障碍完全消失或留有轻度口吃）18 例，有效（神志清楚，肌力提高至 1~3 级，其他神经系统症状有好转，但生活仍不能自理）13 例，无效（治疗后临床症状及体征无改善）2 例。总有效率 95%。

【验方来源】 苏元玲. 尼莫地平注射液配合补阳还五汤治疗脑梗死 40 例［J］. 安徽中医临床杂志，1999，11（6）：375.

按：脑梗死属于中医学中风病范畴，又可称为“偏枯”。中风病的发生，多因平素气血亏虚，五脏阴阳失调，复加忧思恼怒，或饮食、外邪等诱因下，致气血运行受阻，气行则血行，气滞则血瘀，瘀血内停，加之气虚内停，导致肌肤筋脉失于濡养，内扰清窍而发病。而气血亏虚为本病的内在因素。治以补气活血，通经舒络。石菖蒲远志补阳还五汤以补阳还五汤为基本方，重用黄芪大补元气为主药，其力专效著，可推动诸药运行，使气旺血行，祛瘀而不伤正；辅以当归、川芎、赤芍、桃仁、红花等活血化瘀；地龙通经活络；配合石菖蒲、远志祛痰开窍。诸药合用，使气血通畅，瘀去络通窍开。据现代药理研究认为，黄芪具有清除自由基以及提高超氧化物歧化酶和过氧化物酶活力的作用，有利于减轻脑缺血性损害；丹参、川芎、赤芍、地龙等有扩张血管、改善微循环、增加血流量及溶栓抗凝作用。故石菖蒲远志补阳还五汤用于治疗脑梗死疗效较好。

化痰逐瘀醒脑汤

【药物组成】 天麻、葛根、姜半夏、厚朴、陈胆南星、天竺黄、郁金、石菖蒲、水蛭、地龙、炮穿山甲（代）各 10 g，姜竹沥 9 g，三七、黄连各 6 g，丹参 20 g。

【适用病症】　脑梗死。临床表现为半身不遂、口舌歪斜、偏身麻木、舌强语謇等。

【用药方法】　每天 1 剂，水煎 2 次，分早、晚服。在发病初期配合降颅内压、控制血压、改善脑代谢及脑循环等药物治疗。1 个月为 1 个疗程。

【临床疗效】　此方治疗脑梗死 46 例，基本治愈 13 例，显效 16 例，有效 11 例，无效 6 例。总有效率 87%。

【验方来源】　段立峰，洪庆祥. 自拟化痰逐瘀醒脑汤治疗脑梗死 46 例［J］. 上海中医药杂志，2003，37（3）：21.

按：脑梗死属于中医学中风病范畴。本病的发生与心、肝、肾三脏阴阳失调密切相关，加之脾失健运，聚湿生痰，痰郁不化，郁而化热，阻滞经脉，闭阻心窍。而脑为元神之府，是人体精神活动的主宰，赖五脏精血的奉养，若痰浊上蒙清窍或痰热内闭心窍，则五脏阴阳失调，乃致气血逆乱，瘀血内阻，瘀则血行不畅，脉道不通，若瘀血闭阻经脉，则肌肤经脉失于濡养，而致肢体不遂。治以豁痰开窍、破血逐瘀为主，以顿挫病势。化痰逐瘀醒脑汤中的法半夏、天麻、厚朴、竹沥、陈胆南星、天竺黄、黄连豁痰清热、息风开窍；佐以郁金、石菖蒲通络醒脑开窍；水蛭、地龙、炮穿山甲（代）为虫类搜剔之品，而且水蛭能化瘀血而不伤新血；三七、葛根、丹参破血逐瘀，通畅血脉，而且三七具有祛瘀生新之功。诸药合用，共奏豁痰清热、活血祛瘀、醒脑开窍之功效。现代药理研究表明，本方中大多药物具有不同程度地抑制血小板聚集、降低血浆黏度、扩张血管及改善微循环等作用，故用于痰、瘀所引起的中风疗效明显，尤其对半身不遂、口舌歪斜、舌强语謇等均有较好的改善作用。

芎归桃仁红花汤

【药物组成】　当归、川芎各15 g，桃仁、红花、地龙、羌活、牛膝、石菖蒲、熟附子各10 g。

【适用病症】　大脑梗死。临床表现为偏瘫或偏身麻木，口眼歪斜，语言不利，舌质暗淡、苔白腻或黄，脉弦细或弦滑。可经头部CT或MRI检查确诊。

【用药方法】　每天1剂，水煎服。并配合高压氧治疗，每次吸氧60分钟，压力2～2.5 ATA，每天1次，10次为1个疗程，2个疗程中间休息5天。并给予脱水、脑细胞营养剂、抗血小板聚集药等支持及对症治疗。15天为1个疗程，治疗2个疗程。

【临床疗效】　此方加减配合高压氧及西药对症治疗脑梗死42例，基本痊愈（神志、语言、运动功能的恢复程度等积分值>24分）20例，显效（神志、语言、运动功能的恢复程度等积分值增加≥10分）11例，有效（神志、语言、运动功能的恢复程度等积分值增加≥4分但<10分）9例，无效（病情加重，神志、语言、运动功能的恢复程度等积分值减少）2例。

【验方来源】　向荣．中西医结合辅以高压氧治疗脑梗死42例［J］．湖北中医杂志，2003，25（7）：29.

按：脑梗死在脑血管病中发病率及致残率均较高。本病属中医学中风范畴。其病机是痰瘀阻滞，脑络受损，治以祛瘀为主。芎归桃仁红花汤中的当归、川芎养血行血；桃仁、红花活血化瘀；地龙可增强活血通络之功；牛膝、羌活、石菖蒲、熟附子祛风通络、化痰开窍。诸药合用，共奏活血祛瘀、化痰通络之功。药理研究证实，活血化瘀药有抑制血小板聚集、抗氧化和抗氧自由基作用；祛风化痰药有扩张血管、降低血液黏度、改善血液循环的作用。高压氧可提高血氧含量和张力，能增加血氧弥散半径和范围，使脑组织和脑脊液氧含量增加，从而改善脑缺血、缺氧，促进意识状态和肢体功能的恢复。但应注意高压氧治疗时患者的血压应控制在21/13千帕斯卡以下。因此，芎归桃仁红花汤辅助高压氧治疗脑梗死，可通过扩张血管、降低血液黏度，增加脑血流量，纠正脑组织缺血、缺氧，促进神经组织的修复以及功能的恢复，从而提高疗效，减少后遗症。

小续命汤加减方

【药物组成】　麻黄、杏仁、防己、黄芩、桂枝、白芍、川芎、熟附子、生姜各10 g，党参15 g，甘草5 g。

加减：畏寒肢凉，大便稀溏，苔白腻，脉沉细者，去防己、黄芩、防风，加当归、大枣、地龙、蜈蚣；身微热，口干，面赤潮红，大便干，舌苔腻或薄黄，脉滑数者，去熟附子、生姜、防己，加石膏、黄芪、地龙、全蝎、大黄（酒制）；血压高者，加桑寄生、钩藤、杜仲、刺蒺藜；痰多苔腻者，加胆南星、法半夏、石菖蒲、瓜蒌、薤白；阴虚者，加生地黄、炙龟板、炙鳖甲。

【适用病症】　脑梗死。临床表现有口眼歪斜，语言不利，半身不遂等，经头部CT检查确诊。

【用药方法】　每天1剂，水煎服。10天为1个疗程，治疗2个疗程。

【临床疗效】　此方加减治疗脑梗死30例，基本痊愈20例，显效6例，有效4例。

【验方来源】　余小平．小续命汤加减治疗脑梗死30例[J]．湖南中医杂志，1996（11）：21．

按：脑梗死属中医学中风病范畴。其病因病机为肝阳化风，气血并逆，直冲犯脑。若因忧思静卧、少动，外邪侵袭，致气血运行受阻，肌肤筋脉失于濡养，则易形成脑梗死。小续命汤中的麻黄利水消肿解表；桂枝温经络祛瘀；防风祛风胜湿止痉；防己祛风止痛；党参补中益气；黄芩清热；白芍缓急止痛；川芎活血祛瘀，祛风止痛；杏仁化瘀通便；熟附子温中补火；甘草调和诸药。诸药合用，共奏祛风祛邪、温经通络之功效。小续命汤加减方治疗脑梗死提示不能局限于益气活血，还应重视祛风疏表通络。

羚角丹参汤

【药物组成】 羚羊角骨（先煎）、丹参各 30 g，生地黄、钩藤、白芍各 20 g，全蝎、僵蚕各 10 g，赤芍、地龙各 15 g，甘草 5 g。

加减：高血压者，加石决明；合并脑出血者，加桃仁；无热象者，减生地黄、赤芍。

【适用病症】 脑梗死。临床表现为头晕或头痛，半身不遂，口眼歪斜，言语不清甚或失语，肢体肌力减弱。并经脑部 CT 或 MRI 检查确诊。

【用药方法】 每天 1 剂，水煎服。

【临床疗效】 此方加减治疗脑梗死 46 例，显效（临床症状基本消失，肌力明显好转）25 例，有效（临床症状好转，肌力有所改善）14 例，无效（临床症状和体征无明显变化）7 例。总有效率 84.78%。

【病案举例】 梁某，男，65 岁。患者自 20 天前起自觉头晕，检查血压 24/12 千帕斯卡，用复方降压素等治疗未见好转，1 周前头晕加重并出现左侧偏瘫。检查：血压 25/12 千帕斯卡，神清，左侧鼻唇沟变浅，口角右歪，伸舌左偏，左侧上下肢肌力

Ⅰ级，霍纳征（+），巴宾斯基征（+），舌红、苔薄微黄，脉弦。MRI 检查提示：右侧脑梗死。中医诊断为中风（中经络）。方用羚角丹参汤治疗 1 周，言语完全清晰；继续以原方加减治疗，并嘱其加强患肢功能锻炼。1 个月后已可行走。

【验方来源】 刘辉明. 羚角丹参汤治疗脑梗死 46 例［J］. 新中医，1997，29（11）：49.

按：脑梗死属中医学中风病范畴，多因肝肾阴虚，肝阳偏亢引动内风，风痰上扰，血脉瘀阻而成。治以滋阴潜阳，平肝息风，祛风除痰，活血化瘀通络。羚角丹参汤中的羚羊角骨、白芍、钩藤等镇肝息风；辅之以僵蚕、全蝎、地龙祛风化痰；生地黄、赤芍清热凉血；丹参活血化瘀；甘草调和诸药。应用羚角丹参汤治疗脑梗死，能解除大脑梗死区的血栓状态，增加病变部位的血流灌注，改善微循环，从而使中枢神经的损伤得以恢复。

华佗中风方

【药物组成】 独活、桂枝、防风、当归、赤芍、姜半夏、川芎、水蛭各 12 g，葛根 30 g，炙甘草、熟附子各 10 g，黄芪 20 g。

【适用病症】 脑梗死。临床表现为度过急性期、神志已恢复正常。

【用药方法】 每天 1 剂，水煎 2 次，分早、晚服。配合针刺治疗：主穴取双侧极泉、内关、三阴交、合谷、曲池、足三里、丰隆。肝阳上扰型加双侧太冲、风池；风痰瘀阻型加双侧阳陵泉；气虚血瘀型加双侧血海；阴虚风动型加双侧太溪、复溜。留针 30 分钟，每天 1 次。治疗 10 天为 1 个疗程，治疗 3 个疗程。

【临床疗效】 此方配合针刺治疗脑梗死 42 例，基本痊愈 1 例，显效 14 例，有效 22 例，无效 5 例。总有效率 88.1%。

【验方来源】 袁凌松，朱忠春，余明哲．针药结合治疗不同部位脑梗死的临床观察［J］．安徽中医学院学报，2000（10）：26.

按：中医学认为，脑梗死主要由于肝肾亏虚，气滞血瘀，痰浊阻滞经脉，窍闭不通所致。华佗中风方中的当归、赤芍、黄芪、川芎补血活血通络；独活、防风、葛根可加强熟附子、桂枝温阳通经之效；姜半夏、水蛭化痰活血；炙甘草解痉止痛。诸药合用，共奏温阳通经化瘀祛痰之效。配合醒脑开窍针刺法，其中极泉穴属手少阴心经，心主血脉；内关穴属手厥阴心包经，心包为心之外卫，两穴合用具有活血祛瘀之效，有利于心脑血管系统功能的改善。脾主运化，故取三阴交配合多气多血之足阳明胃经合穴足三里、络穴丰隆以健脾化痰。大肠为传导糟粕之腑，配大肠经曲池、合谷以运化传导。另外，三阴交为足三阴经之交会穴，具有补益肝肾、生髓益脑之功。诸穴合用，痰消瘀化，经络通畅。针药合用治疗脑梗死，可获得较好的疗效。

益气通络胶囊

【药物组成】 黄芪 30 g，川芎、地龙各 20 g，桂枝、水蛭各 10 g。

【适用病症】 脑梗死。临床表现为头晕耳鸣，走路不稳，半身麻木或活动障碍，口角歪斜，语言謇涩，饮水呛咳，吞咽困难，反应迟钝。

【用药方法】 将上药粉碎过 100 目筛装入 0 号胶囊（每粒含生药 0.45 g）备用。每次服 2 粒，每天 2 次。4 周为 1 个疗程。

【临床疗效】 此方治疗脑梗死 32 例，基本痊愈（运动功能障碍和日常生活能力恢复到接近发病前的水平，其他症状消失或明显好转）18 例，好转（运动功能障碍和日常生活能力较治疗前改善，其他症状好转）11 例，无效（治疗前后临床症状及体征无变化）3 例。总有效率 90.6%。

【病案举例】　陈某，男，58 岁。患者素有原发性高血压病史 10 余年，间断服用复方降压胶囊、绞股蓝总苷、肠溶阿司匹林等药物治疗。1 年半前因“脑梗死”住院治疗 2 周后病情好转出院。现病情复发。诊见：右侧肢体麻木，软弱无力，口眼轻度歪斜，语言謇涩，舌质淡胖、苔薄白滑，脉弦滑无力。检查：患者形体略胖，扶拐行走，右侧鼻唇沟变浅，伸舌右偏，右半身感觉轻度减退，右上肢肌力 3 级，右下肢肌力 4 级，左侧肢体感觉及运动正常。头颅 CT 检查示：多发性脑梗死。中医诊断为中风。证属气虚失运，瘀血阻络。以益气通络胶囊服用 2 周后，症状明显好转，肌力恢复满意，可弃拐行走。效不更方，再用 4 周，病愈。随访至今病情无复发。

【验方来源】　赵希锋. 益气通络胶囊治疗脑梗死 32 例报道［J］. 甘肃中医，2003，16（7）：12.

按：脑梗死在中医学辨证中以气虚血瘀证型居多，故益气活血通络是治疗大法。益气通络胶囊中的黄芪为补气要药，可升提胸中大气，令气足以帅血行；川芎为血中气药，可活血化瘀，通血之滞涩；桂枝温阳通脉；水蛭、地龙为虫类善行之品，破血清瘀以通络。诸药合用，共奏益气活血通络之功，可有效地预防脑梗死再次发生。但有出血倾向性疾病或合并症时应谨慎使用，高血压患者宜配合西药降压治疗。

脑偏复原汤

【药物组成】　黄芪 30 g，当归、红花各 15 g，地龙 12 g，僵蚕 10 g，桃仁 9 g。

加减：形寒肢冷者，加熟附子、巴戟天各 9 g；头胀痛、头晕者，加天麻、钩藤各 12 g；瘫痪重者，加牛膝 15 g，细辛 5 g。

【适用病症】 脑梗死。临床表现为头晕头胀痛，偏身麻木，瘫痪，语言不流利或失语。

【用药方法】 每天 1 剂，水煎服。2 周为 1 个疗程，共治疗 2 周。配合肠溶阿司匹林 50 mg，每天 1 次；葡萄糖 250 mL 加曲克芦丁 0.6 g 静脉滴注，每天 1 次；葡萄糖氯化钠 250 mL 加胞磷胆碱 0.75 g 静脉滴注，每天 1 次。急性期可用 20% 甘露醇 250 mL 静脉滴注，每天 1 次，应用 5 天。另加用葡萄糖氯化钠溶液 250 mL 加川芎嗪注射液 200 mg，10% 葡萄糖加清开灵注射液 40 mL，静脉滴注，每天 1 次。

【临床疗效】 此方加减治疗脑梗死 102 例，临床治愈（临床症状、体征消失，肌力恢复正常）28 例，显效（临床症状减轻，肌力较前提高 2 级）60 例，无效（临床症状及体征无变化）14 例。总有效率 86.27%。

【验方来源】 胡世贵. 川芎嗪、清开灵注射液加自拟脑偏复原汤加减配合西药治疗脑梗死 102 例 [J]. 安徽中医临床杂志，2000，12（2）：66.

按：脑梗死属于中医学中风病范畴，以气虚血滞、阻塞血脉为基本病机。本病缘于年老体弱，元气必虚，气虚则运血无力，不能推动血行，而致血行瘀滞，闭阻脑络，上扰清窍而致。治病当先治本，以补虚为主，化瘀为辅，佐以通经络。脑偏复原汤以黄芪、地龙益气活血，辅以当归、红花、桃仁增加活血化瘀之作用，僵蚕以活血通络。现代医学研究认为，黄芪为补气之要药，有健脾益气、补气通阳之功，且可扩张血管、增强毛细血管作用，与活血化瘀通经药配伍，行气活血之力更强；地龙、僵蚕化痰活血通络，地龙可降低血小板聚集率，改善血液流变性，增加组织器官供血。诸药合用，共奏补气化瘀通络之功，用于治疗脑梗死疗效显著。

补阳还五汤合五虫汤

【药物组成】　黄芪 80 g，当归、赤芍各 15 g，桃仁、红花、川芎、水蛭、土鳖虫、全蝎、虻虫各 10 g，地龙 12 g，蜈蚣 2 条。

加减：意识障碍者，加石菖蒲、远志、麝香；头晕者，加天麻、石决明、菊花；痰盛者，加胆南星、竹沥、法半夏、天竺黄；口眼歪斜者，加熟附子、僵蚕；便秘者，加火麻仁、瓜蒌仁；头痛者，加白芷、白蒺藜；肌肉无力者，加桑寄生、千年健。

【适用病症】　脑梗死。临床表现均有肢体瘫痪，伴有头痛或头晕，或失语，或肢体麻木。经 CT 检查均为中、轻型脑梗死。

【用药方法】　每天 1 剂，水煎 2 次，分早、晚服。配合适当的肢体功能锻炼。1 个月为 1 个疗程。

【临床疗效】　此方加减治疗中、轻型脑梗死 60 例，痊愈（意识清楚，血压平稳，肢体及言语功能恢复正常，生活完全自理）39 例，好转（意识清楚，血压平稳或时有波动，肢体及言语功能明显改善，生活基本能自理）17 例，无效（治疗 1 个疗程后，症状无改善，甚或加重）4 例。总有效率 93.3%。

【病案举例】　张某，男，63 岁。主诉：左侧肢体活动障碍 2 天。患者有 12 年高血压病史，行走时突然头晕，左侧肢体麻木。诊见：形体消瘦，面色潮红，神疲嗜睡，舌强语謇，口角流涎，左侧肢体麻木不遂，腰膝酸软，舌暗红、苔薄，脉细弦。检查：体温 37.1 ℃，心率 78 次/分，血压 12/11 千帕斯卡。神志清楚，双瞳孔等大，左鼻唇沟变浅，伸舌向右歪斜，颈软；左上肢不能抬举，肌力 2 级，左下肢肌力 3 级，肌张力正常。颅脑 CT 检查示：右侧内囊见一低密度病灶，边缘欠清。西医诊断：右侧脑梗死。中医诊断：中风（中经络）。证属气滞血瘀，瘀阻经络。治以补气活血、搜剔经络。口服补阳还五汤合五虫汤 1 个月后，症状消失，肢体功能基本恢复，生活自理。

【验方来源】 朱益超. 补阳还五汤合五虫汤治疗脑梗死 60 例［J］. 江西中医药，2003，34（7）：18.

按：脑梗死多因年老体虚，阴阳失调，加之痰浊内盛，忧思恼怒，恣酒饱食，外邪侵袭等，导致瘀血内停，阻滞经络。本病为本虚标实之证，血瘀是关键。治以补阳还五汤合五虫汤补气活血逐瘀，搜剔经络之邪。方中以水蛭、虻虫、桃仁、土鳖虫攻逐瘀血，活血通络，并能增加纤溶蛋白的溶解，降低毛细血管通透性，减少渗出而减轻脑水肿，促进血块吸收，改善细胞缺氧以恢复其功能；地龙、蜈蚣、全蝎以搜剔经络之邪；重用黄芪配当归、川芎、红花、赤芍补气活血，气行则血行。诸药合用，共奏益气活血、化瘀通络之效，用于治疗中、轻型脑梗死疗效满意。

豁痰开窍汤

【药物组成】 陈皮、法半夏、胆南星、天竺黄、紫苏子、白芥子、莱菔子、石菖蒲、郁金各 10 g，茯苓 25 g，丹参、葛根各 15 g，水蛭 5 g。

【适用病症】 脑梗死。临床表现为神志淡漠，时清时昧，或嗜睡，喉中痰鸣或呛水咳嗽，舌强语謇或不语，半身不遂，舌质暗淡、苔白腻或水滑，脉弦滑。

【用药方法】 每天 1 剂，水煎服。30 天为 1 个疗程，治疗 2 个疗程。伴有高血压病和糖尿病分别予以西药降压、降血糖等对症处理。

【临床疗效】 此方治疗脑梗死 38 例，显效 5 例，有效 29 例，无效 4 例。总有效率 89.47%。

【验方来源】 叶人，单泽松. 豁痰开窍法治疗大片脑梗死的临床观察［J］. 浙江中医学院学报，2002，26（2）：39.

按： 脑梗死属于中医学中风病范畴。本病多由于年老体弱，且饮食不节，损伤脾胃，脾失健运，无以运化水谷精微，津液无以敷布全身，积聚而成痰浊，痰浊内生，蒙蔽清窍，脑脉痹阻而发病。治疗大法应为豁痰开窍为主。豁痰开窍汤中以陈皮、法半夏燥湿化痰，茯苓健脾利湿，紫苏子、莱菔子合白芥子以化痰降气，白芥子还有祛隔膜之痰畅达气机之功；配以石菖蒲、远志、郁金化痰开窍；方中葛根是取其气轻浮，具有升阳作用，能鼓舞上升而宣通清窍之脉络，现代药理研究有扩张血管、改善脑血循环作用；丹参补血和血，活血化瘀，有扩张血管之功效；水蛭善破瘀血而不伤新血，并有溶栓作用。诸药合用，共奏豁痰开窍、行气活血之功，用于治疗痰涎壅盛、气滞瘀阻型的脑梗死疗效较为理想。

天麻钩藤温胆汤

【药物组成】 天麻、钩藤、茯苓、丹参、桑寄生各 15 g，石决明 20 g，陈皮、法半夏、枳实、竹茹、川芎、地龙、僵蚕、黄芩、怀牛膝各 10 g，水蛭 6 g，甘草 3 g。

加减：大便秘结者，加大黄（后下）；咳嗽咯痰者，加橘络；糖尿病者，去甘草。

【适用病症】 脑梗死。临床表现为半身不遂，偏身麻木，口眼歪斜，言语謇涩，但均无意识障碍，多伴有眩晕头痛耳鸣，口干口苦，烦躁易怒，痰多白黏或黄黏，大便干燥或秘结，舌质红夹青或夹瘀、苔白腻或黄腻，脉弦滑或细弦滑。

【用药方法】 每天1剂，水煎服。10～14天为1个疗程，一般治疗2～3个疗程，每个疗程间可间隔3～5天。配合脉络宁注射液10～20 mL加5%葡萄糖注射液250 mL（糖尿病患者用0.9%氯化钠注射液250 mL）中静脉滴注。

【临床疗效】 此方加减治疗脑梗死32例，治愈（临床症状和体征消失，基本能生活自理）8例，显效（临床症状和体征大部分消失，言语、上肢或下肢活动仅1项恢复不全，生活可部分自理）10例，好转（临床症状和体征部分消失，言语、上肢或下肢功能仅1项恢复正常）12例，无效（临床症状和体征无变化）2例。总有效率93.75%。

【验方来源】 张李红．天麻钩藤温胆汤配合静脉滴注脉络宁治疗老年脑梗死［J］．云南中医中药杂志，1999，20（2）：13.

按：脑梗死属于中医学中风病范畴，多由于年老体衰，肝肾阴虚，阴血亏损，血虚痰瘀互结；或素体肝旺，暴怒伤肝，肝阳上亢，与痰瘀相交，痹阻脑脉，脑络不通，蒙蔽清窍发为中风，其中以肝阳、痰瘀、肾虚为主要病机。治以平肝补肾、化痰活血为主。天麻钩藤温胆汤是由天麻钩藤汤和温胆汤加减而成。方中的天麻、钩藤、石决明平肝潜阳；陈皮、法半夏、茯苓、枳实、竹茹等均为化痰开窍之品；配以黄芩以清热化痰，降逆和胃，同时又杜绝生痰之源；地龙、僵蚕息风通络化痰；川芎、丹参、水蛭活血通络；桑寄生、怀牛膝补肝肾引药下行；甘草调和诸药，缓急止痛。现代药理研究证明，天麻、钩藤、石决明、黄芩、桑寄生、牛膝等均有一定的降压作用，且副作用小，对于血压偏高的脑梗死疗效更佳；丹参、川芎有扩张血管、改善脑部血液循环、抗脑缺氧的作用；水蛭有明显的降血脂、降血液黏度、改善微循环的作用；地龙有一定的溶栓功效。诸药合用，共奏平肝补肾、化痰活血之功效，用于治疗脑梗死有一定的疗效。

通脉复遂汤

【药物组成】　桑枝 30 g，钩藤 20 g，茯苓 15 g，橘红 12 g，法半夏、地龙、赤芍、白芍、石菖蒲各 10 g，炮穿山甲（代）6 g。

加减：肝阳上亢而面赤头胀晕痛者，加天麻、夏枯草各 10 g，石决明（先煎）30 g；痰涎壅盛者，加天竺黄 10 g，鲜竹沥 40 mL（分 2 次兑服）；腑实便秘者，加炒枳实、厚朴各 10 g，大黄 6 g；痰浊阻络、舌强语謇者，加全蝎 9 g，僵蚕、郁金各 10 g；喜怒无常、健忘流涎者，加黄连、砂仁各 6 g，连翘 10 g；气短、乏力、倦怠者，加黄芪 15 g，当归、怀牛膝各 10 g。

【适用病症】　脑梗死。

【用药方法】　每天 1 剂，水煎服。

【临床疗效】　此方加减治疗脑梗死 24 例，痊愈（神经功能缺损评分减少 91% ~100%）6 例，显效（神经功能缺损评分减少 46% ~90%）14 例，进步（神经功能缺损评分减少 18% ~45%）2 例，无变化（神经功能缺损评分减少或增加 17% 左右）2 例。

【验方来源】　陶庆文，阎小萍．通脉复遂汤治疗脑梗死的临床观察［J］．北京中医药大学学报，2002，25（5）：60.

按：脑梗死属于中医学中风病范畴。多因年老体衰，气血虚损，元气耗伤；或素禀水亏木旺之体，加之五志过极，化火生风；或过食肥甘，伤及脾胃，健运失司，聚湿生痰，痰郁化热，致使阴阳失调，气血逆乱，产生风动、火盛、痰壅、瘀滞，直冲犯脑，痹阻脑脉，瘀滞经络，元神失聪，发为中风。痰与瘀在中风发病及病程演变过程中有着极为关键的作用。治疗应以涤痰祛风、化瘀通脉、活络为主。通脉复遂汤中以桑枝苦平入肝经，因其主四肢拘挛，利关节，清热祛风为主；法半夏、茯苓健脾燥湿化痰；橘红理气化痰，使气顺痰降，气化痰消；赤芍、地龙活血祛瘀，通经活络；白芍柔肝养筋；钩藤为手足厥阴之药，平肝息风，清热解痉；石菖蒲芳香开窍，舒心气，畅心神，益心志，治健忘；配以炮穿山甲（代）散瘀通经引药直达病所。诸药合用，化痰逐瘀，使痰瘀祛络自通，用于治疗脑梗死疗效满意。

梗塞通系列方

【药物组成】　梗塞通Ⅰ号方：水蛭、三棱、莪术、土鳖虫、丹参、当归、桃仁、红花、川芎、赤芍、地龙、桔梗、甘草。

梗塞通Ⅱ号方：即Ⅰ号方去三棱、莪术、桔梗，加黄芪、川牛膝。(原方无药量)

【适用病症】　脑梗死。

【用药方法】　每天1剂，水煎取药液口服或鼻饲。急性期服用梗塞通Ⅰ号方，恢复期服用梗塞通Ⅱ号方，病情严重者合用香丹注射液静脉滴注。

【临床疗效】　此系列方治疗脑梗死56例，基本痊愈21例，显著进步19例，进步10例，无变化6例。总有效率89.29%。

【验方来源】　段天荀. 梗塞通系列方治疗脑梗死56例[J]. 中国中医急症，2002，11（6）：470.

按：中医学认为，血瘀为脑梗死发病之标，故急性期应以理气活血化瘀为主；气虚为血瘀之本，故恢复期应以补气为主。梗塞通Ⅰ号方中的水蛭、三棱、莪术、土鳖虫破血逐瘀，丹参、当归、桃仁、红花、赤芍、地龙活血化瘀，川芎理气，桔梗引药上行，甘草调和诸药，体现了理气活血化瘀的治法。其中水蛭味咸，专入血分，《神农本草经》谓“主逐恶血、瘀血，破血瘕积聚”；《医学衷中参西录》谓其“但破瘀血，不伤新血”。水蛭的主要成分水蛭素能抑制血栓形成，并可促进血肿吸收，减轻病灶周围脑组织炎症及水肿。梗塞通Ⅱ号方则在Ⅰ号方基础上，重用黄芪补气行血，随着急性期病情的逐渐稳定，黄芪的用量逐渐增加，并减去Ⅰ号方中的破血逐瘀药，加川牛膝引药下行，有利于脑梗死患者神经功能缺损的恢复。对脑梗死患者根据病情的不同阶段运用梗塞通系列方治疗，可获得较好的疗效。

益气活血化瘀汤

【药物组成】　黄芪 60 g，刺五加、地龙各 20 g，丹参 30 g，当归、水蛭末（冲服）、赤芍、白芍各 15 g，桃仁 12 g，石菖蒲、桂枝各 6 g。

【适用病症】　脑梗死。

【用药方法】　每天 1 剂，水煎服。25 天为 1 个疗程，连续治疗 3 个疗程。

【临床疗效】　此方治疗脑梗死 52 例，痊愈（神志恢复正常，语言无障碍，上下肢能自主活动，生活能自理，并能参加一些轻体力劳动，CT 复查未见脑梗死病灶）28 例，好转（神志基本恢复，但说话仍口齿不清，上下肢只能作轻度活动，生活能简单自理，但仍不能参加劳动，CT 复查脑梗死病灶仍存在）17 例，无效（神志有一定程度恢复，但上下肢仍不能活动，不能说话，生活亦不能自理，CT 复查脑梗死病灶仍然存在）7 例。总有效率 86.5%。

【病案举例】　林某，男，63 岁。患高血压病 10 余年。突然昏倒，不省人事，急送医院抢救。检查：神识昏迷，呼吸气粗，鼻鼾，二便失禁，脉弦滑有力，血压 30.6/16.0 千帕斯卡。西医诊断为高血压、脑出血。中医诊断为中风（中脏腑）。经抢救治疗半个月脱险，但左半身不能活动，语言謇涩，口眼歪斜。CT 检查示：脑梗死。方用益气活血化瘀汤治疗，连服 25 剂后，患者神志转清，并能说一些短语，左上下肢能做轻微活动；续服 50 余剂，患者神志已清，语言基本恢复，并能拄杖下地行走，生活能简单自理；出院后又进服 90 余剂，其神志、语言、运动皆已恢复正常，并能做一些家务劳动，CT 复查未见脑梗死病灶。随访 2 年无复发。

【验方来源】　沈桂桓. 自拟益气活血化瘀汤治疗脑梗死 52 例［J］. 安徽中医临床杂志，1998，10（2）：65.

按：脑梗死属于中医学中风病范畴。多因年老体弱之人，其气血皆衰，血对气的运载调节功能降低，血流滞缓或血凝成瘀。故气虚、血瘀为发病的主要病因，因此，治疗当以益气活血化瘀为治疗大法。益气活血化瘀汤中的黄芪为君药，用量较大，并辅以刺五加增强补气之功；当归养血活血；丹参、桃仁、赤芍、地龙均为活血化瘀之主药；水蛭破瘀血，具有良好的抗凝、溶栓作用；白芍敛阴和阳，调节人体阴阳平衡；石菖蒲芳香开窍，走窜经络；桂枝温经通阳。诸药合用，以补气为主，补气与活血化瘀并用，补中有破，攻补兼施。补气与活血化瘀同用，对消除血栓有较好的疗效。

通　络　方

【药物组成】　黄芪 45 g，党参 20 g，何首乌、石菖蒲各 15 g，丹参、鸡血藤各 30 g，旱莲草 24 g，枸杞子、葛根、当归、胆南星各 12 g，水蛭（研末另装）10 g。

加减：言语謇涩者，加远志、僵蚕各 10 g；肢体麻木者，加络石藤 18 g，威灵仙 15 g；上肢活动不利者，加羌活 15 g，桑枝 12 g；下肢活动不利者，加独活 15 g，牛膝 10 g；痛久者，加炮穿山甲（代）10 g；便秘者，加麻子仁 10 g；肢体肿胀者，加益母草 24 g，茯苓 15 g。

【适用病症】 脑梗死。

【用药方法】 每天 1 剂，水煎，分早、晚服。水蛭碾末后装入胶囊，每天 10 g，分 2 次随汤剂冲服。15 天为 1 个疗程，一般治疗 3 个疗程。颅内压高者用 20% 甘露醇 250 mL 快速静脉滴注（30 分钟内滴完），每天 3 ~ 4 次。

【临床疗效】 此方加减治疗脑梗死 63 例，基本治愈（功能缺损评分减少 91% ~ 100%，病残程度为 0 级）15 例，显著进步（功能缺损评分减少 46% ~ 90%，病残程度 1 ~ 3 级）24 例，进步（功能缺损评分减少 18% ~ 45%）17 例，无变化（功能缺损评分减少在 17% 以下或积分增加）7 例。总有效率 88.9%。

【验方来源】 马全庆. 自拟通络方加减治疗脑梗死 63 例疗效观察［J］. 安徽中医临床杂志，2000，12（5）：382.

按：脑梗死属于中医学中风病范畴。多由年老体弱，脏腑功能失调，肾中精气不足，元气日渐虚弱，或肾阴亏损，不能荣养五脏之阴，致虚火内炽，营阴固涩，血流不畅；或肾阳虚衰，肾气不足，血行无力，而致气血逆乱于上，脉络瘀阻，发为本病。治以益气养阴、补肾活血化痰为主。通络方中选用黄芪大补元气，配党参助其益气之功，推动诸药运行，使气旺血行；何首乌、枸杞子、旱莲草、葛根滋肾柔肝，养阴生津，滋阴养精，以益髓海，寓“阴中求阳，阳中求阴”，又能平肝息风；丹参、当归、鸡血藤、水蛭均为活血化瘀之药，共用以畅利血脉，使瘀去络通；配胆南星、石菖蒲化痰散结，醒窍开闭，解脉络之瘀滞，使精气上达于脑。现代医学证明，黄芪、党参、丹参、当归等均有不同程度的抑制血小板聚集、抗血栓形成、促进纤溶、扩张血管、降低血压、改善微循环、提高机体的抗缺氧能力等作用；何首乌、枸杞子具有提高超氧化物活性、消除自由基作用；水蛭可促进脑部血肿的吸收，减轻脑组织炎症反应和水肿，降低颅内压，有利于神经功能的恢复；葛根可改善脑梗死时红细胞的变形性，降低血液黏滞性，防止脑组织慢性缺氧；石菖蒲、胆南星等化痰之品可抑制体外血栓，延长血小板、血栓形成和纤维蛋白形成时间，清除自由基。诸药合用，共奏益气养阴、滋补肝肾、活血通络、化痰散结、畅利血脉之功，不仅有利于肢体功能的恢复，也有利于脑髓的培补。

补阳还五化瘀汤

【药物组成】 黄芪 30 ~ 150 g，川芎 30 g，当归 15 g，桃仁、红花各 12 g，赤芍、地龙、全蝎各 10 g，三七 5 g，水蛭 6 g。

【适用病症】 脑梗死。

【用药方法】 每天 1 剂，水煎 3 次，每次用文火煎沸15 ~ 20 分钟，共取药液约 500 mL，分早、中、晚服。连续治疗 15 ~ 20 天为 1 个疗程。

【临床疗效】 此方治疗脑梗死 30 例，痊愈（运动障碍和日常生活能力恢复到接近发病以前水平）17 例，好转（运动功能障碍和日常生活活动能力较治疗前有改善）11 例，无效（治疗前后临床症状无明显改善）2 例。总有效率 93. 3% 。

【验方来源】 亓玉奎. 加味补阳还五汤治疗脑梗死 30 例 [J]. 河南中医，2003，23（3）：54.

按：补阳还五化瘀汤中的黄芪善补脾肺之气，为补气要药；三七、当归、川芎、赤芍、桃仁、红花活血通脉；全蝎、地龙、水蛭为破血化瘀之要药，并能息风通络解痉，具有抑制血小板、抗凝及抑制血栓形成等作用。诸药合用，共奏益气破血、化瘀通络之功效，可使血栓溶解，并扩张血管而促进血循环，还具有降低血液黏稠度的作用，能改善微循环。因此，加味补阳还五汤不仅可以治疗脑梗死，而且对预防脑梗死的发生有着积极的意义。

脑　梗　汤

【药物组成】　黄芪 30 g，党参、益母草各 15 g，川芎、赤芍、胆南星、石菖蒲各 10 g，水蛭（研末吞服）3 g。

【适用病症】　脑梗死。

【用药方法】　每天 1 剂，水煎，分早、晚服。同时用血塞通（云南植物制药厂生产）200 mg 加入 5% 葡萄糖注射液 250 mL 中静脉滴注。15 天为 1 个疗程，酌情治疗 2 ~3 个疗程。

【临床疗效】　此方治疗脑梗死 46 例，基本治愈（偏瘫完全恢复或肌力提高 3 级以上，言语謇涩、口眼歪斜、病理反射阳性等神经系统症状、体征基本消失，生活可以自理）6 例，明显好转（偏瘫明显恢复，能持杖步行，肌力提高 2 级以上）21 例，好转（偏瘫有改善，肌力提高 1 级以上，神经系统有好转，但仍不能步行）15 例，无效（偏瘫及神经系统症状无变化或恶化）4 例。总有效率 91. 3% 。

【验方来源】　韩莉. 活血化瘀法治疗脑梗死 46 例疗效观察［J］. 河南中医，2003，23（6）：23.

按：脑梗死相当于中医学中风病的范畴。脑梗汤中的黄芪、党参培补正气，气行则血行；川芎、赤芍、水蛭、益母草通脉活络，活血化瘀；胆南星、石菖蒲祛风化痰降浊。诸药合用，共奏益气活血、祛风通络之功。而血塞通是从五加科人参属植物三七中提取的有效成分，主要含三七总皂苷，可活血止血，使瘀血去，新血生，祛瘀而不伤正。脑梗汤口服加用血塞通静脉滴注治疗脑梗死，有显著的活血化瘀作用，故疗效显著。

芪棱汤

【药物组成】　黄芪，桑椹，天花粉，三棱，水蛭。（原方无药量）

加减：阴虚风动型，加生地黄、女贞子各 20 g，白芍、枸杞子各 15 g；气虚血瘀型，加大益气活血药用量；风痰阻络型，加胆南星、竹沥、法半夏各 10 g；肝阳暴亢型，加天麻 10 g，钩藤 15 g，石决明 30 g，生牡蛎 20 g；兼腑实者，加大黄（后下）、枳实各 10 g；口眼歪斜甚者，加熟附子、胆南星各 10 g，僵蚕 6 g；语言不利或失语者，加石菖蒲 10 g，远志 6 g，木蝴蝶 8 g；兼手足浮肿者，加茯苓 15 g，泽泻 10 g，薏苡仁 30 g。

【适用病症】　脑梗死。

【用药方法】　每天 1 剂，水煎 2 次，分早、晚服。伴感染者根据病情给予抗生素治疗；伴高血压、冠心病或糖尿病者维持原用药或给予相应对症治疗；伴脑水肿颅内高压者给予甘露醇脱水治疗；发病在 3 天以内者均予速避凝抗凝治疗。21 天为 1 个疗程。

【临床疗效】　此方加减治疗脑梗死 34 例，基本恢复 16 例，显著进步 8 例，进步 5 例，稍进步 4 例，无变化 1 例。总有效率 97.1%。

【验方来源】　蒋红玉，张思为，陈欣童，等. 芪棱汤治疗脑梗死 34 例疗效观察 [J]. 新中医，2002，34（12）：35.

按：脑梗死属于中医学中风范畴。中医学认为，肝肾阴虚所致上实下虚是中风的根本。阴精不足，脉道涸涩，水枯舟停，最终导致脉络瘀阻，产生瘀血，闭阻脑络。芪棱汤是在运用益气活血法之基础上，重用滋阴生津之品。方中的黄芪益气行血，三棱活血化瘀，水蛭破血通络，桑椹、天花粉滋阴生津。诸药合用，共奏益气养阴、活血通痹、疏通脑络之功效，并根据中医辨证分型加减。本方对血液流变学指标也有明显的改善作用，具有改善脑血流，促进血液循环，对中风的治疗有较好的疗效。

涤痰活血汤

【药物组成】　胆南星、橘红、枳实各 6 g，制半夏、红花、鸡血藤各 10 g，全瓜蒌 30 g，大黄 3 g，茯苓、丹参各 15 g。

加减：若肝阳上亢，血压偏高者，加天麻、草决明、豨莶草；腑实便秘者，大黄用量可增至 6 ~ 10 g，不效加风化硝（后下）6 g；肝肾阴虚者，加桑寄生、茺蔚子、女贞子；兼气虚者，加黄芪、党参。

【适用病症】　脑梗死。

【用药方法】　每天 1 剂，水煎服或鼻饲。同时配合脉络宁注射液 20 mL 加入 5% 葡萄糖 500 mL 静脉滴注，每天 1 次。辅以常规使用 20% 甘露醇静脉滴注降低颅内压，并对高血压、合并感染等给予西药对症治疗。20 天为 1 个疗程，一般治疗 1 ~ 2 个疗程。

【临床疗效】　此方加减治疗脑梗死 42 例，临床治愈（半身不遂、语言謇涩基本消除，患肢肌力 5 级，能自由活动）24 例，好转（语言转清，肌力达 3 级以上，能扶杖行动）16 例，无效（治疗 2 个疗程后症状未改善）2 例。总有效率 95.2%。

【验方来源】　黄文柱. 中西医结合治疗脑梗死 42 例［J］. 辽宁中医杂志，1995，22（10）：466.

按：脑梗死属中医学中风病范畴。急性期临床辨证多为中经、中腑证。病机为水不涵木，肝阳偏亢，内风时起，风阳上潜，痰火阻窍，致气机逆乱，“血之与气，并走于上”，瘀血痰浊阻滞脑络所致。涤痰活血汤中的橘红、制半夏、茯苓、胆南星行气燥湿化痰；胆南星尤能祛经络风痰，息风定痉；瓜蒌、枳实、大黄涤痰降气，通腑泄热，大黄并能活血化瘀，引瘀血和郁热下行；红花、丹参、鸡血藤活血行瘀通络。诸药合用，共奏涤痰活血、痰瘀同治之功，可使痰热消而风阳潜、瘀血去而新血生，则脑络气血循行流畅，诸症状消除。脉络宁功擅活血化瘀，尤妙在静脉用药，可使药力直达病所。

益气通络汤

【药物组成】　黄芪、丹参各 30 g，赤芍、地龙、川芎、女贞子、枸杞子各 15 g，桃仁、红花、淫羊藿各 10 g，川牛膝 12 g，甘草 3 g。

加减：痰湿阻滞型，加制半夏、远志、炒酸枣仁；阴虚阳亢型，加夏枯草、菊花、大黄；气虚血瘀型，加菊花、炒酸枣仁；头痛者，加夏枯草、菊花各 15 g；大便秘结者，加大黄 10 g；心烦易怒者，加栀子 10 g；夜寐差者，加远志 10 g，炒酸枣仁 15 g。

【适用病症】　脑梗死。

【用药方法】　每天 1 剂，水煎 2 次，分早、中、晚服。如意识障碍不能口服者，经胃管给药。10～15 天为 1 个疗程，休息 3～5 天行第 2 个疗程治疗。同时配合西药，静脉滴注低分子右旋糖酐 500 mL，每天 1 次；口服阿司匹林 50 mg，每天 1 次。并辅以降压药及胞磷胆碱、甘露醇等对症处理。

【临床疗效】　此方加减配合西药治疗脑梗死 88 例，临床基本治愈（意识清楚，瘫痪肢体肌力恢复达 5 级，无病残）75 例，显效（瘫痪肢体肌力恢复达 2 级以上，生活基本自理或部分需人照料）6 例，有效（患侧肢体肌力恢复达 1 级以上，能坐起或自行站立，搀扶步行困难）3 例，无效（卧床或意识障碍，肌力不到 1 级或病情继续恶化）4 例。总有效率 95. 5% 。

【验方来源】 杜蓉，姚尊杰. 益气通络汤治疗脑梗死 88 例 [J]. 陕西中医，2000，21（2）：49.

按：脑梗死的发生多由脑动脉粥样硬化及小动脉硬化、脑血管痉挛等多种因素引起。本病属于中医学中风病范畴。其形成原因乃肝肾阴虚，肝阳上亢，风痰上扰及年老久病，精血不足，肾元不固，气虚血瘀，痰阻脉络而成。经络为气血运行的通道，脉络瘀阻，则气血运行受阻，血脉失养。治疗应从活血化瘀着手。益气通络汤中的黄芪、丹参具有补气养血、活血化瘀之功；赤芍、川芎、桃仁、红花具有行气化瘀通络之效；地龙有清热息风通络之能；淫羊藿、女贞子、枸杞子、川牛膝可补肝肾、强筋骨，促进患肢功能恢复；甘草调和诸药。诸药合用，共奏益气化瘀、养血强筋、息风通络之效，使瘀去痰化，经脉畅达，气血流通。现代药理研究证明，活血化瘀类药有改善血液流变学异常的作用，可使血流速度增加，使已聚集的红细胞解聚、减少和消除微血栓。

化痰通瘀方

【药物组成】 桂枝、川芎各 9 g，赤芍、白芍各 12 g，当归、茯苓、生地黄、地龙各 15 g，甘草 6 g。

加减：痰浊壅盛者，加黄芩、天竺黄；气阴两亏者，加麦冬、党参；气血不足者，加黄芪、太子参；湿热蕴结者，加栀子、白术；肝阳上亢者，加石决明、天麻。

【适用病症】 脑梗死。

【用药方法】 每天 1 剂，水煎 2 次，分早、晚服。同时配合用低分子右旋糖酐 500 mL加丹参注射液 20 mL 静脉滴注，每天 1 次。20 天为 1 个疗程。

【临床疗效】 此方配合西药治疗脑梗死 30 例，基本痊愈 6 例，显著进步 10 例，进步 8 例，无变化 6 例。总有效率 80%。

【验方来源】 陈咸川，杨宏杰，田华，等. 化痰通瘀方对脑梗死患者血浆 D-二聚体及超氧化物歧化酶的影响 [J]. 陕西中医，2000，21 (2)：62.

按：脑梗死属中医学中风病范畴。其病机是气血逆乱，瘀血阻脉，气血运行不畅则成瘀，瘀塞经络致营津不行，外渗于经络，为痰为饮，使津液亏乏，不能上承充养脑髓；或邪气上逆，致络破血溢，为痰为瘀，压迫脑髓，致神明不用。化痰通瘀方化痰除饮，活血通瘀，使经络得以荣养，气血得以调畅，并能提高清除机体内自由基的能力，从而改善脑梗死患者的生活质量。

生　脉　散

【药物组成】 人参 10 g，五味子、麦冬各 30 g。

【适用病症】 脑梗死。

【用药方法】 每天 1 剂，水煎 2 次，分早、晚服。若不能口服者给予鼻饲。另用蝮蛇抗栓酸酶 0.75 U，加入 706 代血浆 500 mL 中静脉滴注，每天 1 次。14 天为 1 个疗程。

【临床疗效】 此方配合蝮蛇抗栓酶治疗脑梗死 30 例，基本痊愈（临床症状和体征基本消失）18 例，显效（瘫痪肢体肌力提高 2 级以上，或语言、吞咽障碍等症状明显改善）8 例，有效（瘫痪肢体肌力提高 1 级以上，或语言、吞咽困难等症状改善）2 例，无效（临床症状、体征无改善）2 例。

【验方来源】 高瑞红，刘经森. 蝮蛇抗栓酶合用生脉散治疗脑梗死 30 例 [J]. 陕西中医，2000，21 (2)：80.

按：生脉散具有益气养阴固脱之功效。现代药理研究认为，生脉散能提高机体抗缺氧能力和抗氧自由基及脂质过氧化作用，从而保护受损害器官的细胞，显著对抗毛细血管通过性的提高，因而能够保护处于缺血状态下的神经细胞。而蝮蛇抗栓酶具有降低纤维蛋白原、溶解纤维蛋白、降低血小板聚集、降低血液黏稠度、解除血管痉挛、改善微循环等功能，促使梗塞区血管再通，恢复缺血区血流灌注。因此，生脉散合用蝮蛇抗栓酶用于治疗脑梗死，有较好的疗效。

中风Ⅱ号冲剂

【药物组成】　黄芪、丹参各 15 g，三七、川芎、桃仁各 5 g，赤芍、白芍、黄精各 6 g，红花 3 g，水蛭 2 g。

【适用病症】　脑梗死。

【用药方法】　将上药制成冲剂，每次服 1 包，每天 3 次。并配合清开灵注射液 40 mL 加 0.9% 氯化钠注射液 250 mL 静脉滴注，每天 1 次；低分子右旋糖酐 500 mL 静脉滴注，每天 1 次。合并脑水肿或脑疝者用甘露醇脱水，严重感染者用抗生素，血糖升高者用降糖药。治疗 4 周为 1 个疗程。

【临床疗效】　此方配合西药静脉滴注治疗脑梗死 30 例，基本治愈 4 例，显效 11 例，有效 13 例，无效 2 例。总有效率 93.33%。

【验方来源】　顾卫，谭峰，吴海科，等. 清开灵注射液合中风Ⅱ号冲剂治疗脑梗死及其对 t-PA、PAI、GMP-140 活性影响的研究 [J]. 中国中医急症，2002，11（5）：335.

按：脑梗死属中医学中风病范畴。其发病多因年老体弱、气虚血行无力或阴虚风动、夹痰夹瘀上扰清窍，致瘀血阻滞，痰热蕴结，脑脉痹阻而成。本病以元气虚损、阴精不足为本，血瘀、痰热为标。急性期治疗应以益气活血、清热化痰通络为主，采用中风Ⅱ号冲剂与清开灵注射液、低分子右旋糖酐等联合治疗。中风Ⅱ号冲剂中的黄芪补中益气，使气旺而血行；配以丹参、三七、川芎、赤芍、桃仁、红花、水蛭活血祛瘀，通利血脉；白芍、黄精滋肾柔肝养血。清开灵注射液具有泄热醒神、化痰通络、息风开窍等功效。中风Ⅱ号冲剂与清开灵注射液合用，共奏益气活血、化痰通络、泄热醒脑之功。

地黄饮子加减方

【药物组成】　山茱萸、石斛、五味子、巴戟天、石菖蒲、远志、僵蚕各 10 ~ 15 g，熟地黄、肉苁蓉各 15 ~ 30 g，麦冬、茯苓各 15 ~ 20 g，熟附子、肉桂各 6 ~ 10 g。

加减：兼气虚者，加黄芪、党参；痰湿盛者，去麦冬、石斛，加制胆南星、清半夏；兼血瘀者，加红花、川芎、丹参；血压偏高者，去熟附子、巴戟天，加白芍、钩藤。

【适用病症】　脑梗死。

【用药方法】　每天 1 剂，水煎 2 次，分早、中、晚服。意识障碍或有吞咽困难者，给予鼻饲。一般于发病第 7 天开始加用本方，并予降颅内压、减轻脑水肿、改善脑部血循环、营养脑神经等综合治疗，并配合调整血压、抗感染、纠正水电解质紊乱等常规治疗。治疗 2 周为 1 个疗程。

【临床疗效】　此方加减配合常规西药治疗脑梗死 26 例，基本治愈 6 例，显效 12 例，有效 6 例，无效 2 例。总有效率 92.31%。

【验方来源】　盖成安，张立明，刘军华. 地黄饮子治疗进展性脑梗死 26 例 [J]. 中国中医急症，2002，11（5）：405.

按：脑梗死属中医学中风病范畴。病因多有素体羸弱，或年老体衰，或久病体虚等。临床表现为肢体瘫痪逐渐加重，舌淡、苔白滑，脉沉细等。病机为肾精亏损，下元虚衰，虚阳上浮，痰浊上泛而成。因此在常规处理的同时，选用地黄饮子加减方，不仅能有效控制逐渐加重的临床症状，还能促进肢体功能不同程度的恢复。方中的熟地黄、山茱萸、麦冬、石斛、五味子滋阴助阳以补肾，其中山茱萸、五味子可固肾敛脱，使肾气摄纳有权；肉苁蓉、熟附子、肉桂、巴戟天扶阳益火以补肾，其中肉桂能引火归元，使浮阳返纳肾中；石菖蒲、远志、茯苓、僵蚕涤痰开窍通络。诸药合用，共奏补肾摄阳、化痰通络之功，用于治疗进展性脑梗死，有较好的疗效。

小活络丹加味方

【药物组成】　制川乌、制草乌、地龙、乳香、没药、胆南星、天麻、蜈蚣、川芎、当归、黄芪、红花、桃仁。（原方无药量）

加减：失语者，加远志、石菖蒲；伴头晕头痛者，加钩藤、菊花、白芍；意识丧失者，加益智仁、郁金；口眼歪斜者，加熟附子、白芷；肾虚者，加肉苁蓉；痰涎多者，加竹沥、法半夏、天竺黄。

【适用病症】　脑梗死。

【用药方法】　每天 1 剂，水煎 2 次，分早、晚服。14 天为 1 个疗程。辅以维生素 B_1、阿司匹林等西药口服，并用曲克芦丁静脉滴注。

【临床疗效】　此方加减治疗脑梗死 42 例，痊愈（临床症状及体征基本消失，日常生活完全自理）18 例，显效（临床症状及体征明显好转，肌力增加 2 级以上，生活部分自理）12 例，好转（临床症状及体征好转，肌力增加 1 级以上）10 例，无效

（临床症状及体征无明显改善）2 例。总有效率 95.2%。

【验方来源】 侯艾青．中西医结合治疗脑梗死 42 例［J］．湖南中医杂志，2000，16（5）：28.

按：脑梗死属中医学中风病范畴。病机为风痰瘀热互结，阻滞经络。治以活血祛瘀、清热化痰、祛风通络为主。小活络丹加味方中的制川乌、制草乌、蜈蚣、地龙、天麻祛风通络；乳香、没药、当归、川芎、红花、桃仁活血祛瘀；胆南星清热化痰；黄芪益气行血。诸药合用，标本兼治，故疗效满意。

补阳还五汤基本方

【药物组成】 黄芪 80～120 g，当归尾 15～20 g，赤芍、川芎、桃仁、红花各 15 g，地龙 12 g。

【适用病症】 脑梗死。

【用药方法】 每天 1 剂，水煎 2 次。第一煎 30 分钟，第二煎 20 分钟，共取药液 400～500 mL，分 2 次服或鼻饲。一般用药 14～23 剂。

【临床疗效】 此方治疗脑梗死 60 例，基本治愈 7 例，显效 20 例，有效 26 例，无效 7 例。总有效率 88.3%。

【验方来源】 吴玉生，张道杰，王占奎．补阳还五汤治疗早期脑梗死 60 例疗效评估［J］．辽宁中医杂志，1996，23（11）：494.

按：补阳还五汤基本方具有清除自由基、降低脂质过氧化反应的能力。方中的黄芪富含硒，是机体抗氧化酶谷胱甘肽过氧化酶的重要组成部分，还有清除自由基的功能。纵观全方，在活血消栓的同时，参与抑制了自由基反应，从而在自由基损伤角度上起到了积极治疗作用。

补阳还五汤加水蛭方

【药物组成】　黄芪 30～60 g，当归、赤芍、地龙各 15 g，川芎、桃仁、红花各 10 g，水蛭 6 g。

加减：肢体麻木者，加鸡血藤 30 g，丹参 15 g，白蒺藜 10 g；口眼歪斜者，加僵蚕 10 g，蜈蚣 2 条；语言謇涩者，加石菖蒲、郁金各 10 g；头晕头痛者，加天麻、钩藤、菊花各 10 g，珍珠母 15 g；便秘者，加肉苁蓉、火麻仁各 15 g。

【适用病症】　脑梗死。

【用药方法】　每天 1 剂，水煎服。并配合西药曲克芦丁 800 mg 加 5% 葡萄糖注射液 500 mL，静脉滴注，每天 1 次。脑梗死急性期适当应用脱水剂、抗感染药物等。合并高血压、冠心病、糖尿病者选用相应的西药治疗。3 周为 1 个疗程。

【临床疗效】　此方加减配合西药治疗脑梗死 46 例，基本治愈 11 例，显著进步 18 例，进步 13 例，无效 4 例。总有效率 91.3%。

【验方来源】　马济滨. 中西医结合治疗脑梗死［J］. 中医药研究，2001，17（2）：27.

按：脑梗死多因脏腑功能失调，气血亏虚，脉络瘀阻所致。由于气虚则不能推动血液正常运行而致血瘀，故气虚血瘀是本病的主要病机。治宜益气活血、化瘀通络为主。补阳还五汤加水蛭化方中重用黄芪大补元气，使气旺血行；当归养血补血活血；赤芍、川芎、桃仁、红花行气活血，化瘀通络；地龙、水蛭破血逐瘀。诸药合用，使瘀血祛，脉络通，血行畅，从而达到气行则血行的目的。

蠲瘀通络汤

【药物组成】 黄芪 30 g，当归、赤芍、熟地黄、地龙各 15 g，川芎、乳香、没药、鳖甲（盐炒）各 10 g，胆南星、升麻、柴胡各 8 g，桂枝 6 g。

加减：气虚血瘀型，加党参 20 g，熟附子 6 g；痰湿阻络型，加法半夏、石菖蒲各 10 g；肝阳上亢型，加天麻、炙龟板各 10 g。

【适用病症】 脑梗死。

【用药方法】 每天 1 剂，水煎服。同时酌情应用西药尼莫地平、藻酸双酯钠、曲克芦丁、阿司匹林、维生素 C、维生素 E 等。15 天为 1 个疗程，一般治疗 2 个疗程。

【临床疗效】 此方加减配合西药治疗脑梗死 28 例，治愈（经治疗后上下肢肌力均达 5 级，能自行行走）8 例，显效（经治疗后肌力提高 2 ~4 级，稍借助外力可行走）12 例，有效（经治疗后肌力提高 1 ~2 级）6 例，无效（临床症状、体征无改善）2 例。总有效率 92.9%。

【验方来源】 李学军. 中西医结合治疗脑梗死 28 例［J］. 安徽中医学院学报，2000，19（5）：18.

按：脑梗死形成的主要原因有血管壁粥样硬化斑形成、管腔变窄、血管弹性差、血流缓慢、血液黏度增加等。中医学认为，本病病机多为气血亏虚、肝肾阴阳失调，脾失健运，气血失和，风、痰、瘀血痹阻，加上内伤虚损、饮食不节、情志失调等诱发因素，致瘀血内停，痹阻脑络而发病。蠲瘀通络汤中的黄芪、当归补气行血；升麻、柴胡、桂枝升阳温通，助脉通畅；胆南星化痰散结；由于风、痰、瘀多兼燥热，燥热伤阴耗精，血脉失却濡养，故加熟地黄、鳖甲育阴息风、软化血管；而血脉瘀阻、经络不通，故用乳香、没药、川芎、地龙、赤芍入血入络，搜剔瘀血，活血通脉。诸药合用，共奏补气行血、升阳活血、祛瘀通络之功效，并与西药联用，有扩张血管、降低血管阻力的作用，增强通经络利血脉之力，并可改善微循环，增加脑血流量，促进神经功能恢复，有益于肢体、语言功能康复，减少、减轻后遗症。

侯氏黑散加味方

【药物组成】　菊花 80 g，白矾（研细末冲服）、防风各 6 g，白术、党参、黄芩、川芎各 10 g，当归 12 g，茯苓 15 g，牡蛎 24 g，桂枝、桔梗各 9 g，细辛 4 g，干姜 5 g。

加减：属肝阳暴亢者，证见面红目赤，舌红或绛，脉弦有力，加龙骨 24 g，钩藤 15 g，白蒺藜 18 g；属风痰阻络者，证见头晕，语謇，肢麻，舌苔腻，脉弦滑，加胆南星、天竺黄、远志各 9 g，石菖蒲 6 g；属痰热腑实者，证见便秘，午后潮热面红，舌红、苔黄腻，脉弦滑大，加厚朴、枳实、大黄各 10 g，芒硝 6 g；属气虚血瘀者，证见心悸，气短，自汗，舌质暗、苔薄，脉细缓或细涩，加黄芪 18 g，水蛭 9 g；属阴虚风动者，证见眩晕耳鸣，手足瘛疭，舌红苔少，脉细，加枸杞子 15 g，生地黄、鳖甲胶各 10 g，牡丹皮 9 g。

【适用病症】　脑梗死。

【用药方法】　每天 1 剂，水煎 2 次，每次取药液 200 mL，和入白矾末 3 g，分早、晚温服。14 天为 1 个疗程，可治疗 1 ~ 5 个疗程。

【临床疗效】　此方加减治疗脑梗死 57 例，显效（临床症状及体征消失，基本能独立生活）10 例，有效（临床症状及体征好转，能扶杖行走，或基本生活能自理）41 例，无效（症状及体征无变化）6 例。总有效率 89.47%。

【验方来源】 吴于，孟庆珍．侯氏黑散加味治疗脑梗死 57 例［J］．安徽中医学院学报，1999，18（2）：10.

按：中医学认为，脑梗死的形成与风、火、痰、瘀有密切关系。侯氏黑散加味方的菊花、黄芩清头胸之热、肝经之火，配合潜降虚阳的牡蛎，共奏清肝潜阳之功效；白矾燥湿祛痰涤痰，配合桔梗有升有降，祛经络之痰；防风、桂枝、细辛搜散阴寒，祛风通络，温阳通脉；茯苓、白术、干姜温中健脾胜湿；人参、当归、川芎活血祛瘀通络。诸药合用，既有治寒、治热、治虚、治实之功效，又可治风、治痰、治血、治痹、治火。临证时辨证加味治疗脑梗死，疗效满意。

补阳还五汤基础方

【药物组成】 黄芪 30 g，当归、赤芍、川芎、桃仁、红花、地龙各 10 g。

加减：大便秘结者，加番泻叶 15 g，泡水代茶饮；痰多、胃脘胀闷者，加胆南星、厚朴各 10 g；面色潮红、烦躁者，加钩藤 12 g，夏枯草 15 g；肢体偏瘫者，加水蛭 10 g，蜈蚣 2 条。

【适用病症】 脑梗死。

【用药方法】 每天 1 剂，水煎服。配合复方丹参注射液 20 mL，静脉滴注，每天 1 次。30 天为 1 个疗程。

【临床疗效】 此方加减治疗脑梗死 35 例，痊愈（恢复工作或能操持家务，生活完全自理）16 例，显效（基本能独立生活，小部分需人帮助，肌力较治疗前提高 2～4 级）13 例，有效（部分生活可自理，大部分需人帮助，肌力较治疗前提高 1 级）4 例，无效（治疗前后无变化）2 例。总有效率 94.3%。

【病案举例】 吴某，男，58 岁。发病 2 小时就诊。诊见：晨起突然言语不清，口眼歪斜，右侧半身瘫痪，不能行走。察其舌质紫暗、苔白中根厚腻，脉弦细。检查：血压 21.4/12.4 千帕斯卡。西医诊断为脑梗死（CT 检查提示左侧基底核区有水肿灶）。中医辨证属中气不足，瘀血阻于清窍脉络，神明失养所致。方用补阳还五汤基础方加减。处方：黄芪 30 g，当归、赤芍、川芎、桃仁、白术、远志各 10 g，地龙、山药各 15 g，红花 6 g。并配合复方丹参注射液 20 mL，静脉滴注，每天 1 次。加减用药 30 天，临床症状明显改善，语言清晰，患肢活动灵活，能从事轻度体力活动，基本痊愈。

【验方来源】　闵冬宜. 补阳还五汤合复方丹参注射液治疗脑梗死 35 例［J］. 安徽中医学院学报，2001，20（2）：21.

按：脑梗死属于中医学中风病范畴。多因气血亏损，元气耗伤，气虚则运血无力，血流不畅，而致脑脉瘀滞不通；加之阴血亏虚而阴不制阳，内风动越，夹瘀血上扰清窍，经隧不通，肢体失养而发病。因此，益气行血、化瘀通络是治疗大法。补阳还五汤基础方用大剂量补气药与少量活血药相配，使气旺血行，活血而不伤正，共奏补气活血通络之功。其中大剂量的黄芪不但可大补元气，且可推动诸药运行全身。同时配以当归、川芎、赤芍活血和营，桃仁、红花、地龙化瘀通络。并配合丹参注射液活血化瘀、养血行血。现代药理研究认为，丹参具有增加红细胞膜表面电荷，防止红细胞、血小板凝聚，降低血液黏滞度的作用；同时解除血管痉挛，提高微循环灌注量，促进血液循环，对脑梗死有较好的治疗作用。

溶栓通塞汤

【药物组成】　黄芪 100 g，泽泻、石菖蒲、川芎各 15 g，川牛膝、赤芍、丹参各 18 g，郁金、地龙各 12 g，桂枝 10 g，红花 6 g。

【适用病症】 脑梗死。

【用药方法】 每天1剂，水煎取药液300 mL，分3次服。并根据脑水肿情况辅以甘露醇治疗。20天为1个疗程。

【临床疗效】 此方治疗脑梗死34例，治愈28例，有效4例，无效2例。总有效率94.1%。

【验方来源】 张正凡. 自拟溶栓通塞汤治疗脑梗死34例观察[J]. 安徽中医临床杂志，2002，14（1）：6.

按：脑梗死属于中医学中风病范畴。其发病机制不外乎风、火、痰、瘀诸端，加之气血阴阳亏虚，导致脏腑功能失调，气血逆乱于脑所致，多见于中老年气阴两虚、肾阳不足、心血瘀阻之人。采取积极有效地治疗措施，可降低脑梗死的死亡率，故溶栓通塞汤方中重用黄芪达100 g，取其力专性走，周行全身，可推动诸药之力，使气旺血行，瘀去络通。黄芪配桂枝以温阳通络，而桂枝有温经通阳之力；并与当归、川芎、红花、丹参、牛膝、赤芍等活血行血化瘀药同用，共奏通络之功；石菖蒲、泽泻具有开窍醒脑的功效，能改善微循环和脑代谢，恢复脑意识。诸药合用，共奏补气行血、化瘀通络之功，用于治疗脑梗死疗效显著。

补阳还五汤

【药物组成】 黄芪60 g，当归尾、地龙、赤芍各12 g，川芎、桃仁、红花各4 g。

【适用病症】 脑梗死。

【用药方法】 每天1剂，水煎服。并配合5%葡萄糖注射液500 mL（糖尿病患者用0.9%氯化钠注射液250～500 mL）加灯盏花注射液40 mL静脉滴注，每天1次。15天为1个疗程。病情较重者1个疗程后休息5天再开始第2个疗程，但一般不超过3个疗程。注意维持水电解质平衡，控制继发感染。如存在脑水肿，可适当应用20%甘露醇以脱水。

【临床疗效】　此方治疗脑梗死81例，基本治愈（患侧肢体肌力恢复3级以上，生活能自理，能独立行走）57例，显效（患侧肢体肌力恢复超过2级，生活部分自理）12例，有效（偏瘫、语言不清等症状有改善，但生活不能自理）9例，无效（临床症状、体征无改善）3例。总有效率96.3%。

【验方来源】　方无杰．补阳还五汤加灯盏花注射液治疗脑梗死81例［J］．安徽中医临床杂志，2000，12（5）：384.

按：脑梗死属于中医学中风病范畴，气虚血瘀是其主要发病机制。由于年老体弱，气血亏损，气虚血行无力致血流不畅，瘀滞脉络，脑脉清窍失养形成本病。治以补气活血、祛瘀通络为主。补阳还五汤中重用黄芪，大补脾胃之元气，补气活血，祛瘀通络，令气旺血行，瘀去络通；当归尾长于活血，有化瘀而不伤血之妙；川芎、赤芍、桃仁、红花活血祛瘀；地龙通经活络。本方以大量补气药与少量活血药相配，使气旺血行，活血而不伤正，共奏补气活血通络之功。并与灯盏花注射液合用，具有协同作用，用于治疗脑梗死，可明显提高疗效。

养阴活血口服液

【药物组成】　当归、生地黄、玄参、麦冬、水蛭、牛膝、地龙等比例按3：3：3：3：1：1.5：1。

【适用病症】　脑梗死。

【用药方法】　将上药制成口服液。每次30 mL，每天服3次，20天为1个疗程。同时保持营养水电解质平衡；高颅压者用20%甘露醇，用低分子右旋糖酐500 mL加曲克芦丁0.5 g、胞磷胆碱0.75 g，静脉滴注，每天1次。

【临床疗效】 此方治疗脑梗死 111 例，治愈 24 例，显效 40 例，有效 37 例，无效 10 例。总有效率 90.99%。

【验方来源】 王运金，郭志松. 养阴活血口服液治疗脑梗死 111 例疗效观察［J］. 安徽中医临床杂志，2001，13（5）：328.

按： 脑梗死多表现为中医学中风病的中经络证，严重者表现为中脏腑证。本病多见于中老年人，正气亏虚，肝肾不足，阴血亏虚则阴不制阳，内风动越，夹痰浊、瘀血上扰清窍而致。养阴活血口服液中的当归、生地黄、玄参、麦冬均为养阴之主药，可补充人体多种营养物质，使机体阴液精血等生化有源，亏损得以补充，以达气血畅通。现代医学研究证明，玄参、生地黄、麦冬有明显的抑制体外血栓形成的作用，并能改善凝血及血液流变学指标的异常变化。并选用水蛭、牛膝、地龙等通络活络。尤其水蛭味咸平，主逐恶血、破血瘀积聚，所含水蛭素有较强的抗凝、改善血液流变学及溶栓作用。诸药合用，共奏养阴活血、化瘀通络之功，用于治疗脑梗死有一定疗效。

偏瘫康复液

【药物组成】 黄芪 30～120 g，当归、川芎、赤芍、桃仁、红花、地龙各 10 g，丹参 20 g，炮穿山甲（代）15 g，鸡血藤、山楂各 30 g。

【适用病症】 脑梗死。

【用药方法】 每天 1 剂，制成口服液，分 3 次口服。配合静脉滴注低分子右旋糖酐和丹参注射液，并配合针灸治疗。

【临床疗效】 此方治疗脑梗死 210 例，基本治愈 138 例，显著进步 50 例，进步 16 例，无变化 6 例。总有效率 97.14%。

【验方来源】 蒋元模，李正一. 针刺与药物结合治疗脑梗死观察［J］．中国中医急症，2002，11（2）：138.

按：脑梗死的发生除与血管壁病变有关外，还与血液流变学异常因素（血液浓、黏、凝、聚）导致血栓形成和脑供血不足相关。偏瘫康复液中重用黄芪补脾胃之气，使气旺以行血祛瘀；当归活血祛瘀，川芎、赤芍、桃仁、红花、丹参、山楂助当归活血祛瘀；炮穿山甲（代）、地龙、鸡血藤活血通络，共奏补气活血通络之功。本方可改善局部血液循环，保护脑组织免遭损害，有利于神经功能的恢复，其中丹参、山楂、鸡血藤均可降低胆固醇，用于治疗高血压、动脉硬化症等有较好的疗效。低分子右旋糖酐和丹参注射液有减轻血液黏稠度、抑制血小板聚集、改善脑循环、促进缺氧脑组织功能恢复作用。所以中西药配合针灸治疗脑梗死是较理想的方法。

加味补阳还五汤

【药物组成】　黄芪 50 g，当归尾、丹参各 15 g，赤芍、桃仁、红花、地龙、川芎各 10 g。

【适用病症】　脑梗死。

【用药方法】　每天 1 剂，水煎 2 次，分 3 次服。15 天为 1 个疗程。配合血塞通注射液 200 mg 加 5% 葡萄糖 500 mL中静脉滴注，每天 1 次。

【临床疗效】　此方治疗脑梗死 30 例，基本痊愈（意识恢复正常，肌力 4 ~ 5 级，生活自理）20 例，显效（自觉症状好转，瘫痪或失语基本恢复，能独立行走，肌力提高 2 级以上）7 例，有效（瘫痪及失语改善，肌力提高 1 级）2 例，无效（临床症状、体征与治疗前比较无改变）1 例。总有效率 96.7% 。

【验方来源】　占亚雄．血塞通注射液合加味补阳还五汤治疗脑梗死 30 例［J］．安徽中医临床杂志，1998，10（2）：66.

按：脑梗死属于中医学中风病范畴。本病多因久病气血亏损，致气虚运血无力，血流不畅，脑脉瘀滞不通，故气虚血瘀是其主要病机。治以活血化瘀、补气通络为主。加味补阳还五汤中的黄芪大补元气，气旺则血行；当归尾活血，有祛瘀而不伤血之妙；赤芍、桃仁、红花、川芎助当归尾活血化瘀；地龙通经活络；丹参以加强活血化瘀之力。诸药合用，共奏活血化瘀、益气通络之功，对脑梗死有标本兼治的作用。

犀角地黄汤

【药物组成】　犀角（水牛角代）50 g，生地黄 30 g，赤芍 12 g，牡丹皮 9 g。

【适用病症】　脑梗死。

【用药方法】　每天 1 剂，水煎 2 次，分早、晚温服。同时配合用脑活素 10 mL加生理盐水 250 mL中静脉滴注，每天 1 次。14 天为 1 个疗程。

【临床疗效】　此方配合脑活素治疗脑梗死 34 例，治愈 14 例，显效 18 例，无效 2 例。总有效率 94. 1% 。

【病案举例】　徐某，女，56 岁。因晚餐后突感左侧肢体麻木无力，继而瘫痪、口眼歪斜、言语謇涩不利收入院。检查：血压 25/16 千帕斯卡，神清，患侧腱反射亢进，肌张力降低。诊见：舌质红有瘀点、苔薄黄，脉细弦数。给予犀角地黄汤合脑活素连续治疗 14 天后，病情显著好转，上下肢可抬举；治疗 3 周后，肢体功能基本正常，神经系统症状消失，一般生活能自理，基本治愈出院。随访半年后情况良好，已恢复工作。

【验方来源】　罗中秋. 脑活素合犀角地黄汤治疗脑梗死 34 例［J］. 新中医，1996，28（4）：39.

按：犀角地黄汤有降低全血黏度、抗凝及溶栓作用，并能扩张血管及改善组织器官的血氧供应，用于治疗脑梗死可改善脑缺血缺氧，增加脑血流量和提高细胞耗氧量，改善脑代谢，促进肢体功能恢复的作用，具有出血者止、缺血者活、瘀血者散之特点。而脑活素可增强氨基酸代谢，改善脑功能，并能通过血脑屏障直接进入脑神经细胞中，作用于蛋白质合成，还能增加脑细胞内葡萄糖和氧的利用，有利于脑代谢的恢复。犀角地黄汤联合脑活素治疗脑梗死，对于改善症状、提高治愈率及缩短疗程均具有良好的协同作用。

活血溶栓汤

【药物组成】 黄芪、水蛭、地龙各 30 g，当归 15 g，桃仁、红花各 10 g。

【适用病症】 脑梗死。

【用药方法】 每天 1 剂，水煎服。并配合静脉滴注低分子右旋糖酐 500 mL，每天 1 次。30 天为 1 个疗程。

【临床疗效】 此方配合低分子右旋糖酐治疗脑梗死 50 例，基本痊愈 10 例，显效 30 例，有效 6 例，无效 4 例。总有效率 92%。

【验方来源】 王晓卫，周明剑，屈晓光. 活血溶栓汤配合低分子右旋糖酐治疗脑梗死 50 例临床观察［J］. 河南中医，1998，18（6）：359.

按：活血溶栓汤中的黄芪健脾升阳，补益元气为君药；当归养血活血，桃仁、红花行血化瘀为臣药；水蛭破血、地龙通络共同为佐使之药。诸药合用，共奏补气养血、活血通经溶栓之功。而低分子右旋糖酐可降低全血黏度，与活血溶栓汤配合可明显改善神经缺损症状，明显改善头痛、眩晕等症状。因此，联用治疗脑梗死具有良好的临床疗效。

益气活血方

【药物组成】　黄芪 30～60 g，丹参 30 g，川芎、水蛭（后下）各 10 g，赤芍 20 g。

加减：气虚血瘀型，加桃仁、红花、鸡血藤、香附、地龙；痰浊阻络型，加制胆南星、枳实、竹茹、竹沥水、天麻、陈皮、法半夏、络石藤；肝阳上亢型，加钩藤、菊花、石决明、牛膝；阴虚血瘀型，加生地黄、白芍、麦冬、五味子、桑寄生。

【适用病症】　脑梗死。

【用药方法】　每天 1 剂，水煎服。并配合西药治疗，选用血塞通 400 mg、低分子右旋糖酐 500 mL、蝮蛇抗栓酶Ⅲ号 1 U 等 3 种药物中的 1～2 种，静脉滴注，每天 1 次，2～3 周为 1 疗程，休息 5 天，进行下一个疗程。如伴脑水肿、高血压、冠心病、肺内感染等，选用适当西药对症治疗。

【临床疗效】　此方加减治疗脑梗死 82 例，基本治愈 18 例，显效 33 例，有效 27 例，无效 4 例。总有效率 95.12%。

【验方来源】　宗慧敏. 中西医结合治疗脑梗死 82 例［J］. 天津中医，1999，16（3）：14.

按：脑梗死属于中医学中风病范畴。本病病之本为肝肾阴阳失调，脾不健运；病之标为风痰、瘀血。发病多与内伤虚损、饮食不节、情志失调等因素有关。但病位在脑，基本病机为瘀血内停，瘀阻脑络，神明失养，而瘀血是贯穿于疾病始终的病理产物。治以活血化瘀、补气行血为基本治则。益气活血方中的黄芪益气，以助血行，且量大力专以图峻补，使气旺血行，瘀去络通；丹参、川芎、赤芍、水蛭活血化瘀，以祛瘀血通经络，使血行得畅，经脉得通，与现代药理研究能扩张血管、降低血液黏度及血小板聚集、溶解血栓功能相吻合。诸药合用，并随症加减，对于脑梗死的半身不遂、偏身麻木、语言謇涩等症状均有不同程度的治疗作用。

加减大黄䗪虫丸

【药物组成】 熟大黄、地龙各 15 g，赤芍、桃仁、红花各 12 g，水蛭末（冲服）3 g。

加减：水湿内停者，加商陆、车前子、猪苓；气滞者，加柴胡、香附、郁金。

【适用病症】 脑梗死。

【用药方法】 每天 1 剂，水煎，分 2 次口服或鼻饲。并配合醒脑净注射液静脉滴注及常规西医治疗。

【临床疗效】 此方加减配合常规西医治疗对大面积脑梗死有良好的疗效。

【病案举例】 袁某，女，77 岁。患者在无明显诱因下出现左侧上下肢体突然偏瘫，右侧肢体抽动，口角歪斜，失语，意识蒙眬，遂由家人送入急诊。检查：血压22/12 千帕斯卡，神志不清，双瞳孔等大等圆，对光反射迟钝，左上下肢肌力 0 级。诊见：舌质紫暗少津、苔根部黄燥，脉弦滑结代。颅脑 CT 检查提示：右侧颞、顶叶大面积脑梗死。中医诊断为中风（中脏腑之阳闭证）。证属痰瘀互结，上蒙脑窍。急以醒脑净注射液 30 mL 加生理盐水静脉滴注，并用甘露醇静脉滴注脱水。治疗 2 天后病情无明显好转，患者 5 天未大便。故用加减大黄䗪虫丸合大承气汤加减。处方：大黄（后下）、桃仁、芒硝、赤芍各 12 g，土鳖虫（䗪虫）、地龙各 15 g，红花、厚朴各 9 g。服 1 剂后，大便量多且臭秽不堪；服 2 剂后神志转清；1 周后病情趋平稳；上方去厚朴、芒硝，大黄改为熟大黄 12 g，加水蛭末（冲服）3 g，续服 7 剂后，症状明显改善；后以养阴息风、活血通络善后调理。复查：左上肢肌力恢复为2级，左下肢肌力恢复为3级，言语尚清晰。

【验方来源】 原金隆. 中医辨治大面积脑梗死的初探[J]. 上海中医药大学学报，1999，13（4）：27.

按：大面积脑梗死发病急骤，病情变化迅速。本病的病因多为阴虚风动或肝阳暴亢化风，符合“风善行而数变”的特点。同时，由于本病的病理特征为梗塞致瘀，血瘀既是病理产物，又是致病因素，可产生一系列病理反应，如气滞水积、瘀毒痰浊上扰清窍而出现神志症状。治疗应以祛瘀通脉为主。由于病灶范围广泛，一般活血化瘀药往往病重药轻，应选用破瘀、逐瘀之品如大黄䗪虫丸等大队虫类药及通下药直祛瘀阻，同时适当配伍理气药及利水药增强综合疗效。并配合醒脑开窍的醒脑净注射液治疗，可获得较好的疗效。因此，在祛瘀解毒的基础上灵活变通才能奏效。

黄连解毒汤合血府逐瘀汤

【药物组成】 黄芩、栀子、赤芍、桃仁、牛膝各12 g，川芎、红花各9 g，生地黄30 g，当归15 g，黄连（后下）6 g。

加减：腑气不通而大便秘结者，加大黄、芒硝、厚朴；痰浊壅盛者，加礞石、法半夏、竹沥、胆南星。

【适用病症】 脑梗死。

【用药方法】 每天1剂，水煎分2次口服。并配合清开灵注射液静脉滴注。

【临床疗效】 此方加减治疗大面积脑梗死，取得良好疗效。

【病案举例】 熊某，男，47岁。患者于晚上起床小便时突然感到左侧肢体乏力，不能行走，伴言语含糊，小便失禁。检查：血压20/12千帕斯卡。神清，双瞳孔等大等圆，口角歪斜，伸舌左偏，左侧肢体肌力0级，左侧巴宾斯基征阳性。颅脑CT检查提示：右侧额、颞叶大面积脑梗死。诊见：口舌歪斜，言语不利，半身不遂，自觉痰多黏稠，舌质红、苔黄腻，脉弦滑。西医诊断为脑梗死。证属痰热相搏，瘀阻脑络。急以醒脑净40 mL加生理盐水中静脉滴注，另予黄连解毒汤合血府逐瘀汤去川芎，加法半夏12 g，胆南星9 g，黄连（后下）6 g。连服10剂后，病情趋平稳；再以健脾化浊、活血通络法治疗，左上肢肌力恢复为3级，左下肢肌力恢复为4级。

【验方来源】 原金隆. 中医辨治大面积脑梗死的初探[J]. 上海中医药大学学报，1999，13（4）：27.

按：大面积脑梗死发病急骤，梗塞病灶内常发生出血，不论是出血致瘀还是梗塞致瘀，其病机均为瘀血内阻。治以祛瘀通脉为主，方选血府逐瘀汤活血祛瘀。但由于本病急性期多为邪毒壅盛的实证、热证，毒邪为病，治疗又当佐以解毒法，以阻断瘀阻毒化的病理过程，控制脑梗死的病程进展，并通过抑制毒邪、清除毒素、促使体内有毒物质排出，使邪有出路，可选用清热解毒力最强的黄连解毒汤，配合血府逐瘀汤治疗大面积脑梗死常能取得良好疗效。

补阳还五汤加味方

【药物组成】 黄芪30～120 g，川芎、红花、桃仁、地龙各10 g，当归、赤芍各12 g，鸡血藤、丹参各30 g，川牛膝15 g，水蛭20 g。

【适用病症】 脑梗死。

【用药方法】 每天1剂，水煎，取药液400 mL，每次200 mL，分早、晚温服或鼻饲。并配合静脉滴注脉络宁注射液

20 mL，每天 1 次。治疗 15 天为 1 个疗程，1 个疗程结束后停药 3 天后进行下 1 个疗程，共治疗 3 个疗程。

【临床疗效】 此方治疗脑梗死 35 例，痊愈 18 例，进步 15 例，无效 2 例。总有效率 94.3%。

【验方来源】 刘璇，赵丽平，马向阳. 补阳还五汤加味配合脉络宁治疗脑梗死 35 例分析［J］. 吉林中医药，2001，21（4）：7.

按： 脑梗死多见于老年人，因年老气血亏虚，致气滞血瘀而成，属本虚标实之证。脑脉瘀阻是其主要机制，因而益气活血化瘀是其主要治法。丹参牛膝补阳还五汤中的黄芪补益元气，小剂量可升压，大剂量可扩张血管、降血压，故血压偏低时用 30～60 g，血压偏高时用 60～120 g；川芎、当归、赤芍、丹参均能养血活血；桃仁、红花、鸡血藤祛瘀生新；水蛭、地龙为走窜之虫类药，可搜风活络，祛瘀通经；川牛膝引血下行。诸药合用，共奏益气养血、活血通络、祛瘀消肿之功，能改善脑组织的微循环，增加脑血流量与脑灌注压，纠正因缺血缺氧造成脑水肿的病理状态。脉络宁注射液主要成分为玄参、牛膝、红花、石斛等，对改善脑动脉硬化，缩小梗死面积有积极的治疗作用。因此，丹参牛膝补阳还五汤配合脉络宁治疗脑梗死，疗效可靠。

复元活血汤

【药物组成】 柴胡、桃仁、炮穿山甲（代）（先煎）、大黄各 10 g，当归、瓜蒌根、天花粉各 15 g，红花 5 g。

【适用病症】 脑梗死。

【用药方法】 每天 1 剂，水煎，取药液 100 mL，分早、晚服，每次 50 mL。15 天为 1 个疗程。

【临床疗效】 此方治疗脑梗死 20 例，基本痊愈 4 例，显效 12 例，有效 4 例。总有效率 100%。

【验方来源】 黄郁. 加用复元活血汤治疗脑梗死的临床研究［J］. 广西中医药，2002，25（6）：12.

按： 脑梗死属于中医学中风病范畴。本病的主要病因在于气血亏虚，肝、心、肾三脏阴阳失调，加之饮食、调养失宜，致气血运行受阻而成。病位在于脑络，涉及肝、心、肾，病标为瘀。复元活血汤中的桃仁、红花活血为君药；大黄、炮穿山甲（代）、当归为臣药，增加君药活血之功；天花粉为佐药，以清瘀血之热；柴胡为使药，用以开肝经郁滞，统领诸药循肝经通达巅顶，直入病所；甘草助柴胡理气益气之功。诸药合用，以活血化瘀为主，兼以理气活血，使瘀祛新生，气行经通。

瘫复康胶囊

【药物组成】 黄芪 40 g，赤芍、川芎、当归、水蛭、丹参、陈皮、炒白术各 20 g，地龙、桃仁、红花、全蝎、天麻、制半夏各 15 g，蜈蚣、白花蛇各 2 条。

【适用病症】 脑梗死。

【用药方法】 上药按比例粉碎后，过 120 目筛装入 1 号胶囊（每粒含生药 0.5 g）。每次服 6 粒，每天 3 次。对于吞咽有困难者，将药物溶化后经鼻饲管送下。梗死面积大、脑水肿严重者，适当应用脱水剂、抗感染药物等。有水电解质紊乱者，予以补液及支持疗法，血压高者予以降压药物。

【临床疗效】 此方治疗脑梗死 120 例，基本治愈 64 例，显著进步 29 例，进步 15 例，无效 12 例。总有效率 90%。

【验方来源】 王延欣，郭蕾. 瘫复康胶囊治疗脑梗死 120 例临床观察［J］. 安徽中医临床杂志，2000，12（4）：266.

按： 脑梗死属于中医学中风病范畴。多因脏腑功能失调，气血素虚，加之劳倦内伤、忧思恼怒、饮酒饱食、用力过度等诱因，致气血逆乱，产生风、火、痰、瘀，导致脑脉痹阻或血溢脑脉之外，引起中风。治以益气活血化瘀、祛风通络为主。瘫复康胶囊以大剂量的黄芪补中益气，升阳开窍；配以赤芍、川芎、当归、桃仁、红花、丹参等药活血化瘀；天麻、陈皮、白术、制半夏以祛风化痰通络；再加全蝎、地龙、蜈蚣、白花蛇、水蛭等虫类药以活血通络，使瘀去络通。本方以虫类药治疗脑梗死，是取其有抗凝作用，能解聚细胞，降低血液黏度。而赤芍、丹参等活血化瘀药可调整血脂，抑制血管平滑肌细胞增殖，影响血小板聚集，保护动脉壁内皮细胞损伤及抗氧化等作用，从而改善脑梗死患者血液黏度，降低血液阻力。诸药合用，有活血化瘀通络、益气化痰之功，有改善脑缺血缺氧、促进脑梗死患者肢体功能恢复的作用。

通心络胶囊

【药物组成】　人参、水蛭、土鳖虫、全蝎、蝉蜕、蜈蚣。(原方无药量)

【适用病症】　脑梗死。

【用药方法】　将上药制成胶囊，每粒 0.38 g，每次服 4 粒，每天 3 次，饭后口服。28 天为 1 个疗程。配合使用维生素 B 族、抗生素。

【临床疗效】　此方治疗脑梗死 43 例，显著进步 8 例，进步 30 例，无效 5 例。总有效率 88.4%。

【验方来源】　毛晓刚. 通心络胶囊治疗脑梗死 43 例疗效观察［J］. 安徽中医临床杂志，2000，12（5）：381.

按：脑梗死属于中医学中风病范畴。多由于中老年人肾脏渐亏，气血亏损，元气耗伤，气虚则运血无力，血流不畅，而致脑脉瘀滞不通，清窍蒙蔽而发病。故治以益气活血化瘀为主。通心络胶囊用人参大补元气，配合水蛭、土鳖虫、全蝎、蝉蜕及蜈蚣等活血化瘀之品以活血通络，使瘀去络通。本胶囊祛瘀而不伤正，且对肝肾功能、出凝血时间无明显影响，并可降血脂，疗效确定。

溶栓通络胶囊

【药物组成】　黄芪 100 g，川芎 15 g，赤芍、丹参、鸡血藤、王不留行各 30 g，桂枝、葛根、银杏叶各 20 g，当归、地龙、石菖蒲、桃仁、红花、土鳖虫、泽泻、伸筋草、郁金各 10 g，大黄、水蛭、炮穿山甲（代）、三七各 6 g，冰片、麝香各 1 g，制马钱子 3 g。

【适用病症】　脑梗死。

【用药方法】　上药共研为细末，过 120 目筛，装入胶囊，每粒重 0.5 g。每次服 4 ~6 粒，每天 3 次，空腹温开水送服。2 ~3 周为 1 个疗程，治疗 1 ~2 个疗程。治疗期间停用其他抗血小板凝集药物和血管扩张药物。

【临床疗效】　此方治疗脑梗死 20 例，治愈（临床症状消失，肢体肌力达 5 级，生活自理）18 例，好转（临床症状及体征无明显好转，肢体肌力达 3 ~4 级，生活部分自理）2 例。治愈率 90%，总有效率 100%。

【病案举例】　邓某，男，70 岁。因右侧肢体乏力 8 小时收入院。诊见：右侧肢体乏力，右手不能握物，右足不能步履，站立不稳。神清，无恶心呕吐，无抽搐，无口眼歪斜，语言流利，食欲如常，睡眠尚好，小便正常，大便稍溏，舌质淡暗，舌尖红、苔黄厚而干，脉弦滑。检查：血压 25/15 千帕斯卡，形体肥胖，双瞳孔等大等圆、直径约 2.5 mm、对光反射存在，额纹对称，右鼻唇沟变浅，伸舌居中，咽反射正常，颈软无抵抗；双肺呼吸音清，未闻啰音，心界向左下扩大，心率76次/分、律齐，心音低钝，各瓣膜听诊区未闻病理性杂音；右侧肢体肌力4级，肌张力减弱，右膝反射减弱，未引出病理征。头颅CT检查提示：右额叶脑梗死，左顶叶腔隙性脑梗死。中医诊断：中风、中经络。病机为气机壅塞，痰瘀阻络。服溶栓通络胶囊4~6粒，每天3次，连用15天，右侧肢体有力，步履稳健，用筷子灵活。复查：肌力5级，肌张力正常，腱反射恢复，痊愈出院。

【验方来源】　杨月英. 溶栓通络胶囊治疗脑梗死20例[J]. 吉林中医药，2000，20（5）：17.

按：脑梗死属于中医学中风病范畴。本病多为脏腑功能失调，气虚血瘀，风痰阻络所致。瘀血风痰阻络闭窍是其基本病机，治以益气活血通络、祛风化痰开窍为主。溶栓通络胶囊以黄芪大补元气，使气旺则血行；水蛭、炮穿山甲（代）、三七、丹参、土鳖虫、赤芍、红花、地龙等破血逐瘀，通脉活络；制马钱子搜风通络化痰；石菖蒲、麝香安神益智、开通心窍；冰片香窜善行，无处不至，通诸窍，更能清心醒脑；鸡血藤、王不留行、伸筋草、银杏叶舒经通络，养血活血；桂枝温经通络止痛；大黄、泽泻清热破血逐瘀。诸药合用，共奏补气破血祛瘀、搜风通络之效，用于脑梗死疗效良好。

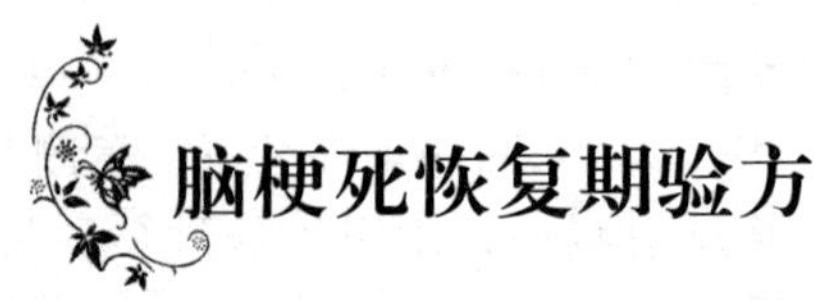

脑梗死恢复期验方

活血通络汤

【药物组成】　地龙、全蝎、炮穿山甲（代）、乌梢蛇、蜈蚣各 6 g，黄芪 30 g，姜黄 15 g，水蛭 9 g。

【适用病症】　脑梗死恢复期。临床表现为偏瘫或肢体活动障碍，语言障碍，头痛有定处，舌质紫暗或有瘀点。

【用药方法】　每天 1 剂，水煎，分 3 次服。15 天为 1 个疗程。配合功能锻炼及根据病情调整血压、血脂、血糖等。

【临床疗效】　此方治疗脑梗死恢复期 58 例，基本治愈（神经功能缺损评分减少 90% ~100%，生活能力达 0 ~1 级）15 例，显著进步（神经功能缺损评分减少 46% ~90%，生活能力达 1 ~3 级）20 例，进步（神经功能缺损评分减少 18% ~45%）19 例，无效（神经功能缺损评分减少 1% ~17%）4 例。总有效率 93.1%。

【验方来源】　韦月梅. 自拟活血通络汤治疗脑梗死恢复期 58 例［J］. 广西中医药，2000，23（5）：13.

按：脑梗死恢复期是在发病后 2 周或 1 个月到半年内，这段时期是脑梗死患者康复最重要的时期。本病归属于中医中风病范畴。瘀血痹阻脑络为其主要病机。因此，“瘀血不去，新血不生”，瘀血不消除，患者的思维、语言能力及肢体活动功能即难以恢复。活血通络汤中的水蛭、炮穿山甲（代）、姜黄均有活血化瘀功能。其中水蛭味咸专入血分，“但破瘀血，不伤新血”；

炮穿山甲（代）化瘀，为通经络达病所之要药，“其走窜之性，无微不至，故能宣通脏腑，贯彻经络，透达关窍，凡血凝血聚为病，皆能开之”。地龙、乌梢蛇、蜈蚣、全蝎皆有通脉络之功，但此类药皆有毒性，在临床使用中须密切观察，若出现毒副作用须立即停药。黄芪大补元气，气血相辅相成，瘀血多与正气虚衰，帅血无力，血行不畅，瘀阻脉络有关。因此，活血必行补气。诸药合用，共奏活血通络之功，使患者正气旺盛，血行瘀去，络脉通畅而病愈。

活血通脉汤

【药物组成】　黄芪 30 ~ 60 g，当归 20 g，丹参 30 g，葛根 15 g，地龙 12 g，赤芍、川芎、石菖蒲各 10 g。

加减：高血压者，加夏枯草、钩藤、石决明；口眼歪斜、语言障碍者，加僵蚕、熟附子；偏瘫下肢重者，加牛膝；偏瘫上肢重者，加桂枝。

【适用病症】　脑梗死恢复期。

【用药方法】　每天 1 剂，水煎 2 次，分早、晚服。30 天为 1 个疗程。并配合西药曲克芦丁加 5% 葡萄糖盐水静脉滴注，每天 1 次，12 天为 1 个疗程，间隔 3 ~ 5 天后开始下 1 个疗程。

【临床疗效】　此方加减治疗脑梗死恢复期 82 例，治愈 37 例，明显进步 22 例，进步 15 例，无效 8 例。总有效率 90. 24%。

【验方来源】　李兆秋，崔永芬，王德明．中西医结合治疗脑梗死恢复期 82 例［J］．辽宁中医杂志，1996，23（2）：75.

按：脑梗死属中医学中风病范畴。由于脏腑阴阳失调，气血运行受阻，肌肤筋脉失于濡养，或蒙蔽清窍而形成本虚标实、阴阳互不维系的危重证候。经过急性期治疗后转入恢复期，治疗重点在于益气活血通络，尽快改善梗死的血液循环，增加脑血流量，促进神经细胞的功能恢复。活血通脉汤中的黄芪益气为主，对血小板有解聚作用，消除血脉瘀阻；活血化瘀类药物的当归、川芎、赤芍可降低全血黏度；丹参可降低细胞的聚集力，有抗凝血作用；葛根、地龙扩张血管，增加脑血流量；石菖蒲改善微循环。与西药联合应用，具有协同作用，使瘀血得活，血栓得消，加快神经功能的恢复，可缩短疗程，提高疗效。

参蛭通络汤

【药物组成】　黄芪 30 g，地龙、丹参各 15 g，川芎 12 g，红参 10 g，水蛭末（冲服）8 g，全蝎 4 g，蜈蚣（研末分冲）2 条，冰片 0.3 g（装胶囊分服），炙甘草 5 g。

加减：兼阳亢者，加天麻 12 g、胆南星 10 g，以清肝泻火，息风通络；兼风痰（湿）者，加苍术、胆南星各 12 g，以祛风化痰、除湿通络；兼阴虚风动者，加生地黄 15 g、牡蛎 30 g，以育阴潜阳。

【适用病症】　脑梗死恢复期。

【用药方法】　每天 1 剂，水煎，分 2 次服。4 周为 1 个疗程。配合针灸按摩治疗。若伴有高血压、冠心病、糖尿病等合并症者，选用适当药物予以对症治疗。

【临床疗效】　此方加减治疗脑梗死恢复期 78 例，基本痊愈 12 例，显效 38 例，有效 22 例，无效 6 例。总有效率 92.31%。

【验方来源】　傅玉成，刘胜利．参蛭通络汤治疗脑梗死恢复期 78 例临床观察［J］．湖南中医杂志，2001，17（6）：6.

按：脑梗死属于中医学中风病范畴。本病多由于平素气血亏虚，肝肾阴阳失调，加之风、火、痰、瘀等因素的影响，导致气血逆乱、脑脉痹阻而发病。参蛭通络汤以人参、黄芪大补元气，使气旺则血行；配水蛭、地龙、全蝎、蜈蚣等多种虫类药并用，共同起到搜络化痰、攻剔痼结瘀滞的作用；川芎、丹参活血化瘀、疏通脉络为佐；冰片芳香通窍，引诸药入络通窍为使药。诸药在红参、黄芪的推动下，共同起到推陈致新的作用，使气旺瘀祛脉通血行。而且红参、黄芪具有扩张血管、改善微循环、提高脑的耐缺血缺氧能力，对脑缺血具有保护作用；水蛭中的水蛭素是凝血酶的特效抑制剂，能与凝血酶结合使血小板解离，从而产生极强的抗凝、扩血管、降低血液黏度、消除血栓的作用，同时还能明显升高高密度脂蛋白；地龙具有直接溶解血栓和降低纤维蛋白原含量，降低血液黏度作用；全蝎、蜈蚣通过抑制血管中枢，扩张血管，降低血液黏度，从而抑制血栓形成；川芎、丹参均能显著降低血压和脑血管阻力，增加脑血流量，同时能减轻神经和微血管内皮细胞损伤，促进脑功能恢复，并通过脂质代谢，降低血清胆固醇，改善和保护血管内皮细胞，实现其抗动脉硬化的作用，并可降低血黏度和抑制血小板聚集的功能。因此，参蛭通络汤具有扩张血管、降低血液黏度和血脂、消除血栓、增强脑组织耐缺血、缺氧等作用，对防治脑梗死有明显的疗效。

脉 复 通 汤

【药物组成】 黄芪 60 g，熟地黄、牛大力各 20 g，鸡血藤、杜仲、续断、当归、赤芍各 15 g。

【适用病症】 脑梗死恢复期。临床表现为半身不遂，偏身麻木，手足肿胀，口舌歪斜，舌强言謇或不语，眩晕耳鸣，气短乏力，舌质暗淡或暗红、苔薄白或少苔，脉沉细或弦细。

【用药方法】 每天 1 剂，水煎服。1 个月为 1 个疗程，每疗程间隔 5 天，共治疗 2 个疗程。

【临床疗效】 此方治疗脑梗死恢复期 46 例，基本痊愈

（瘫痪肢体肌力恢复至 5 级以上，病残程度为 0 级）7 例，显著进步（瘫痪肢体肌力恢复至 3 级以上，生活基本自理，病残程度 1 ~ 3 级）13 例，进步（瘫痪肢体肌力恢复达 2 级以上，生活需人照料，能坐起，可扶行，病残程度 4 ~ 5 级）21 例，无效（瘫痪肢体肌力恢复不到 1 级，卧床，且生活完全需人照料，病残程度 6 级）5 例。总有效率 89.13%。

【验方来源】 黄坚红，林宏．脉复通汤治疗脑梗死恢复期 46 例总结［J］．湖南中医杂志，2002，18（2）：8.

按：脑梗死属于中医学中风病范畴，为本虚标实之证。其发病是在气血阴阳亏虚的基础上，由于风、火、痰、瘀共同作用，导致脏腑功能失调，气血逆乱，脑脉痹阻或血溢于脑络之外而发病。急性期以标实为主，恢复期则以虚证成为病之本，其病机应以肾虚气弱、瘀血阻络为根本。肾藏精，主骨生髓，脑为髓之海，肾气亏虚，髓海不足，则脑络不畅，神机失灵，肢体筋络、五脏六腑之功能失调，必致肢体瘫痪难以恢复。肾精不足，元气衰败，鼓动血脉无力，气虚血滞，必致血瘀，瘀血阻于脉络、脑窍，使肢体失于濡养而出现一系列痴呆、半身不遂等症状。脉复通汤中的熟地黄、黄芪益肾补气；鸡血藤、续断、杜仲、牛大力补肝肾，强筋骨；当归、赤芍逐瘀活血通络。诸药合用，共奏补肾益气、活血通络之功。而且当归、赤芍等活血化瘀药可改善脑水肿病灶周围的血液循环，解除血管痉挛，加强患者自身脑循环机制的调节作用，从而改善梗死灶周围缺血半暗带的低灌流状态，以利于神经功能的恢复。熟地黄、黄芪对免疫及内分泌功能又有一定的影响。因此，脉复通汤是促进瘫痪肢体恢复的有效方剂。

补阳还五汤Ⅰ、Ⅱ、Ⅲ号方

【药物组成】　当归 6 g，赤芍 4.5 g，地龙、川芎、桃仁、红花各 3 g。

加减：Ⅰ号方加黄芪 120 g，Ⅱ号方加黄芪 60 g，Ⅲ号方加黄芪 30 g。

【适用病症】　脑梗死恢复期。

【用药方法】　每天 1 剂，水煎服。并配合静脉滴注复方丹参注射液 16 mL，每天 1 次，连用 2 周。血压过高者对症用药。

【临床疗效】　此方治疗脑梗死恢复期 109 例，其中用Ⅰ号方 32 例，基本治愈 6 例，显效 19 例，有效 4 例，无效 3 例；用Ⅱ号方 34 例，基本治愈 6 例，显效 13 例，有效 10 例，无效 5 例；用Ⅲ号方 43 例，显效 4 例，有效 13 例，无效 26 例。

【验方来源】　张鹤年. 补阳还五汤用不同剂量治疗脑梗死恢复期 109 例［J］. 上海中医药杂志，1997（7）：10.

按：脑梗死恢复期是本虚标实的病症，选用补阳还五汤Ⅰ方、Ⅱ方、Ⅲ号方分别治疗，对血液流变学的改变有所差别。其中Ⅰ号方含高剂量黄芪对血小板聚解率改善得最明显，Ⅱ号方黄芪剂量次之，而Ⅲ号方最不明显。说明保持补阳还五汤原方中高剂量黄芪，符合中医学关于气行则血行的理论，也有利于脑梗死病损的改善。因此，足量黄芪是补阳还五汤治疗中风病取得疗效的重要保证。

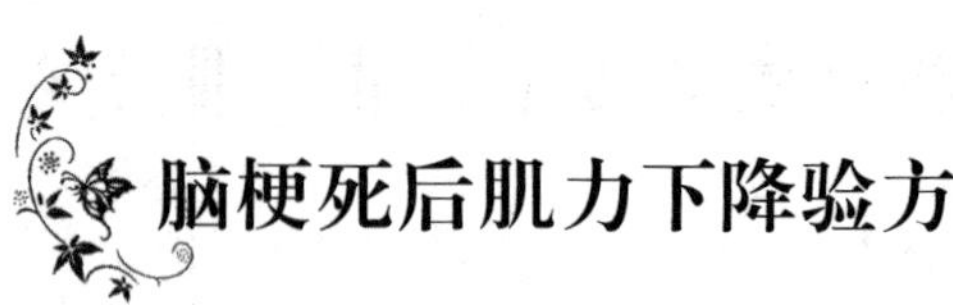

脑梗死后肌力下降验方

强筋活血汤

【药物组成】 黄芪 20 g，桑寄生、杜仲、牛膝、桃仁、红花、赤芍、地龙、当归、川芎各 10 g，甘草 6 g。

加减：气虚重者，加白术、茯苓各 10 g；血虚重者，加阿胶、熟地黄各 10 g。

【适用病症】 脑梗死后肌力下降。

【用药方法】 每天 1 剂，水煎服。10 天为 1 个疗程，共治疗 2～3 个疗程。并配合使用肝素钙（山东正大福瑞达制药厂生产）500 U，皮下注射，每天 1 次，应用时间为 10～14 天，治疗中注意复查血小板及凝血酶原时间。

【临床疗效】 此方加减治疗脑梗死后肌力下降 42 例，基本痊愈 24 例，进步 14 例，无变化或恶化 4 例。总有效率 90.48%。

【验方来源】 陈延华，陈延香，刘汉波. 强筋活血汤合肝素钙治疗脑梗死后肌下降 42 例［J］. 黑龙江中医药，2003（2）：14.

按：脑梗死患者由于气虚不能运血，气不能行，血不能荣，致气血瘀滞，脉络痹阻，证见半身不遂，肢软无力，口眼歪斜，语言不利。强筋活血汤意在补气活血，强筋健骨，通经活络。方中重用黄芪补气以行血，同时应用活血化瘀中药，达到活血通经络的目的。肝素钙应用意在改善血流变学效应，消除血栓，并改善微循环，从而使梗死区周围的侧支循环功能加强，以利于脑功能的修复。两者合用能起到较好的联合作用。

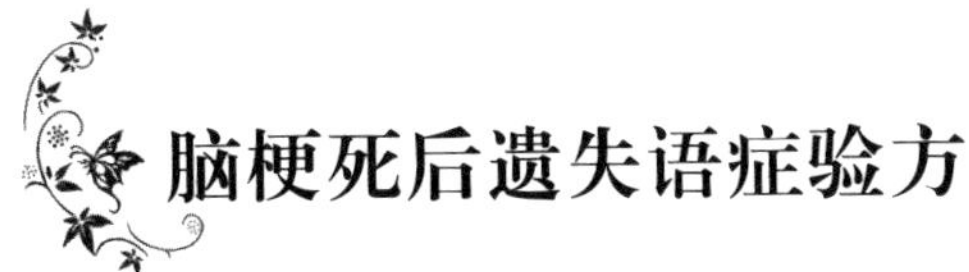

脑梗死后遗失语症验方

开 语 汤

【药物组成】 熟附子、石菖蒲、远志、全蝎、天麻、赤芍、当归、胆南星、黄精、熟地黄各 10 g，黄芪、水蛭各 15 g。

【适用病症】 脑梗死后遗失语症。

【用药方法】 每天 1 剂，水煎，共取药液 200 mL，分 2 次温服。并配合语言锻炼三步法（刺激促通法、交流训练法、日常训练法）。

【临床疗效】 此方配合语言锻炼三步法治疗脑梗死后遗失语症 36 例，痊愈 8 例，显效 14 例，有效 10 例，无效 4 例。总有效率 88.89%。

【验方来源】 杜玉玲，张运克. 开语汤结合语言锻炼三步法治疗脑梗死后失语 36 例［J］. 江苏中医，2000，21（6）：18.

按：语言障碍是脑梗死的常见并发症之一，有轻重之分。轻者仅表现为言语困难，重者则表现为失语。其病机多为肾虚精亏，瘀血浊毒阻痹脑窍、舌络所致。治以补益肝肾、活血化瘀、豁痰开窍为主。开语汤中的熟附子、全蝎、天麻、石菖蒲、远志、胆南星祛风通络、化痰开窍；赤芍、当归、水蛭活血化瘀；黄芪、黄精、熟地黄补益肝肾，调补气血。诸药合用，可使脑窍开，气血和，肝肾足，则语言功能得到康复。结合语言锻炼三步法，通过对患者听觉、视觉及其他感觉系统进行刺激，激发脑部语言中枢形成反馈，强化记忆，然后再给予新的刺激，通过刺激反应刺激的反馈回路，加速语言能力康复。

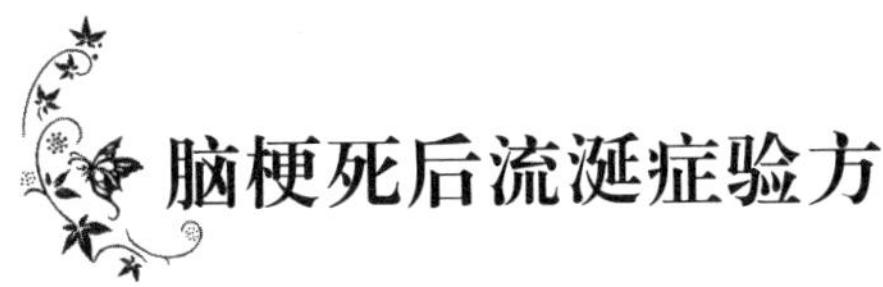

脑梗死后流涎症验方

小青龙汤加减方

【药物组成】 桂枝、炒白芍各 15 g，法半夏、干姜、炒白术、土鳖虫、五味子、淫羊藿各 10 g，细辛、佛手各 6 g，麻黄、沉香末（冲服）各 3 g。

【适用病症】 脑梗死后流涎症。

【用药方法】 每天 1 剂，水煎服。

【临床疗效】 此法加减治疗脑梗死后流涎症 10 例，均获效。

【病案举例】 患者，男，65 岁。患者因腔隙性脑梗死，经住院治疗 1 月余，生命体征平稳，肢体功能基本恢复，自己能举杖步行，但说话仍吐字不清，口角流涎。诊见：形体稍胖，张口则涎沫溢出，吐字不清，脘腹胀满不适，舌质淡、苔白润，脉细滑。此为寒饮内停，脉络瘀滞。治宜健脾温散，化饮通络。方用小青龙汤加减方，服 7 剂后见效；上方去麻黄，加全蝎 3 g，继续服 15 剂后，脘腹不适、口角流涎症状消失。继以补肾益气通络以善其后。

【验方来源】 汪家健. 小青龙汤加减治疗脑梗死后流涎症的体会［J］. 浙江中医学院学报，2001，25（2）：27.

按：脑梗死属于中医学中风病范畴。经积极的抢救和治疗后，急性期症状得到控制，但有些患者会留下后遗症，如口角流涎等。本病多见于中老年患者，是因先天之肾渐衰，脾气渐薄，气血内虚或内伤积损的基础上，遇有内伤外邪诱因，引起脏腑气血阴阳失调，风、寒、瘀、痰互结为患，尤其寒邪多与痰、饮、湿、瘀、水、食等有形之邪互结，直犯脑脉，脑脉痹阻，损伤脑络而发病。兼之脾气亏虚，脾之液为涎，脾气不足无以摄养涎液，而致口角流涎。治以宣解外邪、蠲化内饮为主。小青龙汤加减方中以桂枝、麻黄宣散外邪；桂枝、白芍相伍，调和营卫而散表寒，辅以干姜、细辛、法半夏、佛手散寒降逆，温化水饮，凡寒与痰、饮、湿、食、瘀、水等有形之邪相结，必以细辛散寒，寒去则有形之邪才能化解；因法半夏、细辛、干姜之味皆辛温、辛热、辛燥之品，易伤阴，为防温化寒饮而伤阴，故加五味子以固阴；加沉香以制五味子酸收之中略带流走之性，无留邪之弊；炒白术以健脾益气，使脾气生而流涎自解；淫羊藿以温阳补肾，温化寒邪；土鳖虫以祛瘀通络；炙甘草调和诸药，与白芍酸甘化阴，缓麻黄、桂枝、干姜、细辛等药之辛散太过。诸药合用，对于脑梗死后流涎症有一定的疗效。但治疗过程中要注意患者的血压，如遇有高血压，应慎用麻黄、甘草，以免产生副作用。

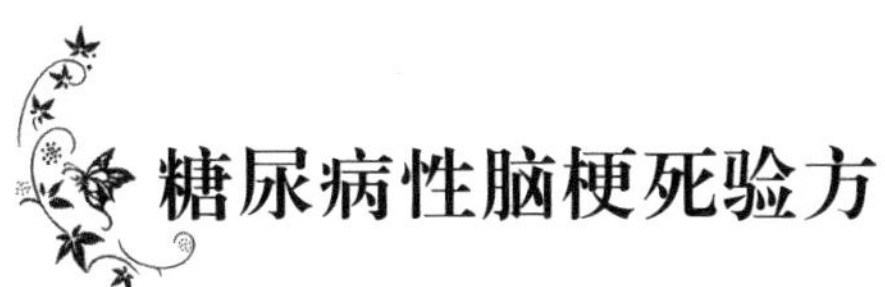

糖尿病性脑梗死验方

葛黄胶囊

【药物组成】 葛根、黄芪、炒苍术、丹参、菟丝子、枸杞子、石菖蒲各 2 份，水蛭、桃仁、红花、川芎、酒制大黄各 1 份。

【适用病症】 糖尿病性脑梗死。临床表现有明显的糖尿病症状（多饮、多尿、多食、体重减轻），并有意识障碍，视力、视野障碍，轻瘫，或偏瘫，或两侧瘫痪，言语障碍，吞咽困难，运动失调。

【用药方法】 上药按比例制备成颗粒制剂，装入胶囊，每粒 0.5 g。伴有颅内压高者短期脱水治疗，伴高血压者加用扩张血管和降压药物，伴冠心病者加用抗心律失常药物。2 周为 1 个疗程。

【临床疗效】 此方加减治疗糖尿病性脑梗死 42 例，基本治愈 15 例，显效 14 例，有效 12 例，无效 1 例。总有效率 97.62%。

【验方来源】 申宝山. 自制葛黄胶囊治疗糖尿病性脑梗死疗效观察［J］. 安徽中医临床杂志，2002，14（4）：157.

按：糖尿病性脑梗死病情复杂，发病急骤，恢复缓慢，预后较差。本病常见于中老年人，多因肝肾阴亏，日久不愈，燥热内生，营阴暗耗，耗气而致气虚，气虚则无以推动血行，血行不畅，瘀滞脉络；阴虚又可生内热，煎熬营血，血液黏稠，气不化阴，痰浊内生，聚集胶结，血行缓慢，瘀滞不通；同时肝肾亏虚，肝阳暴亢，阳化风动，气血夹痰夹瘀上逆，内扰清窍而发病。本病与气虚血瘀阴伤有关，虚多实少。因此，治疗以活血化瘀的同时应注重补气药的应用。葛黄胶囊以葛根、黄芪为主药，黄芪性甘微温，能益气补虚损，止渴而利阴气，以其助活血之品，使气旺血行，祛痰而不伤正，助诸药而行全身，使血行回末，瘀通荣至，诸症状得解；配以生津清热之葛根，既可降血糖，又能改善血流量，对脑动脉、冠状动脉及周围血管均有扩张作用。川芎、桃仁、红花、丹参、酒制大黄均为活血化瘀通络之专药，能抑制血小板积聚，提高红细胞变形能力，改善微循环，减轻脑水肿；水蛭含肝素样物质，改善微循环和组织缺血、缺氧，从而使神经功能得到改善。更以补肝肾、健脾化痰、降血糖为主的枸杞子、炒苍术、菟丝子等，维持机体良好的糖代谢，缓解神经细胞内高血糖状态；更有石菖蒲以增智开窍。诸药合用，共奏益气活血、通络开窍、滋阴补肾之功，使瘀血消散，气血得养，津液得以生化，通中寓补，化瘀不忘扶正，用于治疗糖尿病性脑梗死疗效满意。

益气活血化痰方

【药物组成】　黄芪、丹参、桑枝、瓜蒌、鲜竹沥各 30 g，山楂 20 g，地龙 15 g，石菖蒲 12 g，枸杞子、麦冬、苍术各 10 g，炮穿山甲（代）6 g，水蛭 5 g。

加减：上肢不遂明显者，加姜黄 10 g，桂枝 5 g；言语不利者，加远志 6 g，全蝎 10 g；血压高、头晕者，加天麻 10 g，钩藤 20 g，石决明 30 g；血脂高者，加何首乌 20 g；下肢不遂明显者，加续断、怀牛膝各 15 g。

【适用病症】　糖尿病脑梗死。临床表现有糖尿病症状，同时伴有偏身麻木、口眼歪斜、半身不遂、舌强语謇或不语等中风证候。

【用药方法】 每天1剂，水煎2次。共取药液400 mL，分早、晚服，每次200 mL。饮食治疗及原有降糖药物剂量和剂型不变。梗死范围大、脑水肿头痛严重者，适当应用脱水剂。30天为1个疗程，连续治疗3个疗程。

【临床疗效】 此方加减治疗糖尿病脑梗死70例，显效（多饮、多尿、多食症状基本消失，其他并发症状、体征明显改善，病残程度为0级或功能缺损评分减少21分以上，且病残程度在1～3级，尿糖阴性，空腹血糖6.7mmol/L，血脂、血液流变性指标基本恢复正常）41例，有效［多饮、多尿、多食症状明显改善，其他并发症状、体征有所改善，功能缺损评分减少8～20分，尿糖（－）或（＋～＋＋），空腹血糖7.8～8.3mmol/L，血脂、血液流变性指标有所改善］24例，无效（多饮、多尿、多食症状及并发症状、体征改善不明显，功能缺损评分减少不足8分或评分增多，空腹血糖8.3mmol/L以上，血脂、血液流变性指标无改变）5例。总有效率92.9%。

【验方来源】 郭清华，翟丽丽．益气养阴、活血化瘀法拟方治疗糖尿病脑梗死70例［J］．安徽中医临床杂志，2002，14(6)：453.

按：糖尿病脑梗死属于中医学中风病、消渴病范畴。中风病是在消渴病的基础上发展而成，而且病程较长，病邪日久不退，精微大量流失，久病及肾，导致肝肾阴精不足，气无所化，气阴两亏，无以推动血行，阴虚则血液黏滞；加之阴液亏损，津液无以运化全身，而致痰浊内停，与瘀血相结，阻于脑府与脑络导致中风病。因此，气阴两虚、气虚血瘀、痰浊瘀阻为其主要病机。治宜益气养阴、活血通脉、化痰开窍之法。益气活血化痰方中的黄芪大补元气，能止渴而利阴气，以其助活血之品，使气旺血行，祛痰而不伤正，助诸药而行全身；水蛭、炮穿山甲（代）、地龙破血逐瘀，通脉活络；枸杞子、麦冬补肾养阴，滋养阴液；瓜蒌、鲜竹沥、石菖蒲化痰开窍；桑枝、丹参通利四肢关节，活血化瘀；苍术、山楂健脾化积，降脂活血。诸药合用，具有降糖、降脂及抗栓、抗凝、扩张血管、防治动脉硬化、改善血液流变性及微循环的功效，用于治疗糖尿病脑梗死有较好的疗效。

养阴活血方

【药物组成】 生地黄 30 g，石斛、麦冬、玄参、葛根、丹参各 15 g，地龙 10 g，水蛭 5 g。

加减：兼气虚者，加黄芪 20 g，党参 15 g；兼痰湿者，加法半夏 10 g，瓜蒌 15 g；兼肝阳上亢者，加天麻、钩藤各 10 g。

【适用病症】 糖尿病性脑梗死。

【用药方法】 每天 1 剂，水煎 2 次，共取药液 300 mL，分早、晚服，每次 150 mL。并给予脑卒中的一般治疗、支持疗法和西药降糖治疗。若颅内压增高、有意识障碍者，可鼻饲给药，并酌用脱水剂，但不用抗凝及扩张血管药。4 周为 1 个疗程。

【临床疗效】 此方加减治疗糖尿病性脑梗死 30 例，基本治愈 5 例，显著进步 10 例，进步 11 例，无效 4 例。总有效率 86.67%。

【验方来源】 李红卫，汪栋材. 养阴活血方治疗糖尿病性脑梗死 30 例疗效观察［J］. 新中医，2002，34（8）：29.

按：糖尿病性脑梗死属消渴病中风范畴。消渴病的病因病机以阴虚为本，中风病的病因病机虽然比较复杂，涉及虚、火、风、痰、气、血等方面，但以肝肾阴虚为本。糖尿病性脑梗死因其原发病糖尿病病程较长，久病多虚，又合并有脑梗死，所以肝肾阴虚是本病的致病之本。糖尿病以阴虚为本，燥热为标；脑梗死则为本虚标实之证。因为肝肾阴虚则津亏液乏，不能充盈脉络，以致血行不畅，瘀血内生；阴虚燥热，津枯血燥，血行涩滞，导致瘀阻脉络，加之久病多瘀，所以瘀血是导致糖尿病性脑梗死的主要标实病因。因此，本病的病机特点为阴虚血瘀，即因虚致实，虚实夹杂，属本虚标实之证，以肝肾阴虚为主，瘀血阻络为辅。治疗应以养阴活血为法，滋养肝肾，化瘀通络。养阴活血方中的生地黄、石斛、麦冬、玄参滋养肝肾；丹参、葛根、地龙、水蛭活血通络。诸药合用，共奏滋养肝肾、活血通络之功。养阴与活血药同用，既可减轻养阴药物的滋腻性质，又可避免活血化瘀药物易致伤络出血之弊。因此，养阴活血方具有改善血流动力学、血液流变学、改善微循环障碍及抗血栓形成的作用，并能降低血脂，改善动脉硬化，用于治疗糖尿病性脑梗死有较好的疗效。

补肾活血汤

【药物组成】　生地黄、熟地黄、黄精、枸杞子、葛根各30 g，山茱萸、牡丹皮、麦冬、当归、桃仁、川芎各10 g，山药、赤芍各15 g，牛膝、地龙各20 g。

加减：兼肾阳虚者，加淫羊藿、熟附子；有痰浊者，加瓜蒌、胆南星、制半夏；气虚明显者，加西洋参、黄芪。

【适用病症】　糖尿病性脑梗死。

【用药方法】　每天1剂，水煎服。另用丹参注射液20 mL、尼可林0.5 g加入生理盐水500 mL，静脉滴注，每天1次。28天为1个疗程。并给予胰岛素控制血糖；凡有脑水肿者，均配合使用脱水剂。

【临床疗效】　此方加减配合西药治疗糖尿病性脑梗死70例，基本治愈28例，显效21例，有效18例，无效3例。总有效率95.7%。

【验方来源】　赵世珂，郭立华，李春红．补肾活血法治疗糖尿病性脑梗死70例［J］．江苏中医药，2002，23（5）：17.

按：糖尿病性脑梗死是中老年糖尿病患者的严重并发症之一。其病机既不同于单纯的糖尿病，又有别于单纯的脑梗死。本病的发病与肾虚密切相关，本虚标实是其病理特点。由于中老年糖尿病患者年老体衰，肾精不足，精血日趋亏少，以致血脉不充，血行迟缓，脉道不利而致血瘀。病久阴损及阳，肾元亏虚，五脏之气化不足，必致气虚无力行血而成瘀。瘀血阻于脑络、经隧，血液循行受阻，以致气不得通，血不能濡。脑髓、肢体失去濡养而致肢体偏废，半身不遂，肌肤麻木不仁。治以补肾活血通络为主。补肾活血汤中重用黄精、熟地黄、山茱萸、山药、枸杞子以补肾；生地黄、麦冬、葛根、牡丹皮以清热生津；配当归、赤芍、桃仁、川芎、地龙、牛膝以活血通络，使肾精得以补充、瘀血得以祛除。现代研究证明：黄精、山药、枸杞子等具有不同程度的降血糖作用，当归、赤芍、川芎等具有调节脂质代谢、降低血脂、抗动脉硬化的作用。因此，补肾活血汤可有效地改善患者的神经功能，促进肢体功能的恢复，减少病残率，还可有效地降低血脂，改善血液流变性，故疗效满意。

通脉降糖饮

【药物组成】　天花粉、葛根20 g，枸杞子、生地黄、地龙各12 g，石菖蒲、丹参、鸡血藤各15 g，炙僵蚕、山茱萸、川芎各10 g。

【适用病症】　糖尿病性脑梗死。

【用药方法】　每天1剂，水煎，分早、晚服。15天为1个疗程，一般治疗4个疗程。

【临床疗效】 此方治疗糖尿病性脑梗死 32 例，临床治愈（治疗后功能缺损评分减少 91% ~100%，病残程度为 0 级，脑血流图、血糖及生化指标恢复正常）5 例，显效（治疗后功能缺损评分减少 46% ~90%，病残程度 1 ~3 级，脑血流图明显改善，生化指标及血糖基本恢复正常）18 例，有效（治疗后功能缺损评分减少 18% ~45%，血糖降至 8.3mmol/L 以下，脑血流图及生化指标均有改善）6 例，无效（治疗后功能缺损评分减少 17% 左右或无变化，或增加 8% 以上，血糖、生化指标、脑血流图均无变化）3 例。总有效率 90.63%。

【病案举例】 王某，男，58 岁。无明显诱因出现左上肢麻木不适 5 天，加重 1 天入院。原有 2 型糖尿病病史 10 年。诊见：左上肢麻木不适，活动欠利，言语尚清，口干多饮，耳鸣，舌暗红、苔黄腻，脉弦。检查：体温 36.5 ℃，脉搏 72 次/分，血压 18/11 千帕斯卡；神志清，精神差；双侧瞳孔等大等圆、对光反射存在，两侧额纹对称，左侧鼻唇沟变浅，口角向右偏斜，伸舌左偏，左上肢肌力 2 级，病理反射阴性。实验室检查：空腹血糖 13.8mmol/L，餐后血糖 18.4 mmol/L，尿糖（+++）；头颅 CT 检查示：右侧基底节区脑梗死。西医诊断：2 型糖尿病合并脑梗死。中医诊断：中风（中经络）。证属阴虚血瘀型。在常规对症治疗的基础上，治以养阴活血、化痰通络为主。方用通脉降糖饮，20 剂。服药后，左上肢麻木、口干、耳鸣等症状基本消失，舌淡红、苔薄白，脉弦。复查血糖 7.2mmol/L，尿糖阴性。为巩固疗效，续服 10 剂后，痊愈出院。

【验方来源】 腾士超. 通脉降糖饮治疗糖尿病性脑梗死 32 例临床观察［J］. 江苏中医药，2003，24（12）：17.

按：2 型糖尿病易并发脑血管病，尤以脑梗死多见。糖尿病属中医学消渴病范畴，其病机为阴虚燥热；脑梗死属中医学中风病范畴，其病机多为肝肾阴虚，肝阳上亢，痰浊瘀血阻滞经络。

中风之发病不外乎虚、火、痰、风、气、血六端，其中肝肾阴虚为本，而消渴病之病机特点亦为阴虚燥热，二者发病均与阴虚血燥不能滋养脏腑经络有关。由于阴虚燥热，灼津生痰，病程日久，致气阴两虚，气虚无力行血致血瘀不畅，痰瘀互结引动肝风，风痰相夹，阻滞经络，蒙蔽清窍，发为中风。治以养阴润燥为本，化痰息风、活血通络为标。通脉降糖饮中的山茱萸、枸杞子、生地黄补肾养阴治本；天花粉、葛根清热生津润燥；石菖蒲、炙僵蚕、地龙息风化痰通络；丹参、川芎、鸡血藤养血活血、祛瘀通络。诸药合用，标本兼治，共奏养阴润燥、化痰活血通络之功。现代药理研究表明，丹参、川芎、葛根有降低血黏度、改善脑血循环、抗血栓的作用，川芎还有抗氧化和清除自由基、保护细胞的作用，葛根、天花粉具有一定的降糖作用。

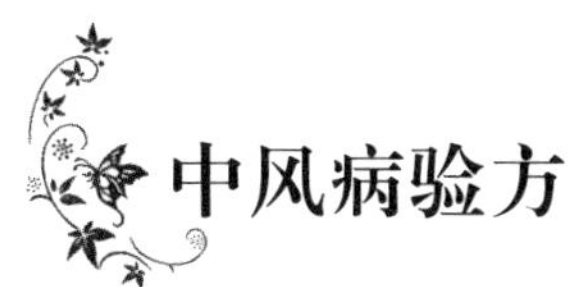

中风病验方

活血利水通脉饮

【药物组成】 泽兰 15 g，水蛭、大黄各 6 g，三七末（冲服）3 g，葛根、泽泻、茵陈各 30 g，白术 24 g，石菖蒲 12 g。

加减：兼肝阳亢盛，眩晕头痛，面赤躁扰者，加天麻、钩藤；兼痰涎壅盛者，加胆南星、法半夏；腹满燥屎不下者，加重大黄用量，或加芒硝；气虚神疲乏力者，加黄芪。

【适用病症】 中风病急性期。

【用药方法】 每天 1 剂，水煎服。一般服用 15 ~ 30 天。

【临床疗效】 此方加减治疗中风病急性期，有较好的疗效。

【病案举例】 宋某，女，71 岁。今晨起突然倒地，左侧上下肢活动失灵，语言謇涩，口舌歪斜 4 小时来诊。诊见：血压 14/10 千帕斯卡，神志恍惚，轻度烦躁，面瘫、舌质暗淡、苔黄腻，脉弦滑，左上下肢肌力均为 0 级、左侧巴宾斯基征阳性。脑部 CT 提示：脑梗死。中医诊断：中风（中脏腑）。证属风痰瘀水闭阻脑窍，治以活血利水，化痰通络。方用活血利水通脉饮，治疗 2 天，神志清醒，左下肢肌力转为 2 级；继续治疗 1 周后，上下肢肌力达 3 级。治疗半个月后，患者神志清楚，语言流利，肌力恢复至 4 级，可下地步行活动。

【验方来源】 骆丰. 邵念方教授运用活血利水法治疗急性中风经验.［J］新中医，1997，29（11）：7.

按：中风病的发生，病机虽较复杂，但不外虚、火、风、痰、气、血六端。最基本的病理转归都将导致瘀血形成，闭阻脑脉，营津不行，外渗而淤积，瘀血与水饮互结脑内，出现中风病。治以活血化瘀以通脉络，利水排浊而消水饮。活血利水通脉饮具有活血利水、清热化痰通腑之功效，用以治疗中风病急性期，使血活、水利、热清、痰化、气顺，瘀水消除，脑脉畅通，中风诸症状随之好转。

小承气加菖蒲郁金汤

【药物组成】　大黄、枳实、竹茹、炒麦芽、炒谷芽各 15 g，厚朴、郁金各 12 g，石菖蒲 9 g，焦山楂 30 g。

【适用病症】　中风病急性期。

【用药方法】　每天 1 剂，水煎取药液 300 mL，分 2 次温服。不能口服者灌肠或鼻饲。配合内科常规治疗，即在吸氧、维持电解质平衡的基础上，以脱水为主，用 20% 甘露醇 125 ~ 250 mL静脉滴注，每 6 小时或 8 小时 1 次。经 CT 检查证实脑梗死患者同时静脉滴注川芎嗪注射液 160 mg，每天 1 次。如出现中枢性高热者服用羚羊角末 0.6 g，每天 2 次；安宫牛黄丸 1 粒，每天 1 次。

【临床疗效】　此方治疗中风病急性期 30 例，显效 9 例，有效 15 例，无效 6 例。总有效率 80%。

【验方来源】　谭子虎. 小承气汤加菖蒲郁金汤治疗急性期中风病［J］. 湖北中医杂志，2000，22（12）：21.

按：中风病急性期由于脏腑功能失调，痰热互结，烧灼津液，容易形成痰热腑实之证。治以泻火通腑，腑气一通则痰滞得以排出，气血得以流行，有利于肢体功能及神志的恢复。小承气加菖蒲郁金汤用小承气汤通腑泻下，荡涤肠胃，使邪有出路，从下而出；配合石菖蒲、竹茹、郁金芳香开窍、清热化痰；佐以炒麦芽、炒谷芽、焦山楂醒脾开胃，以利胃肠功能的恢复。诸药合用，共奏通腑、化痰、开窍之功，能明显改善中风病急性期的病理状态，促进中枢神经功能的恢复。

活血化瘀通腑平肝方

【药物组成】　代赭石（先煎）、丹参各 30 g，水牛角、地龙各 15 g，天麻、石菖蒲各 10 g，决明子 10 ~ 15 g，大黄 5 ~ 15 g，全蝎 6 g。

【适用病症】　中风病急性期。

【用药方法】　每天 1 剂，水煎服。脑梗死者配合脉络宁注射液静脉滴注；脑出血者配合醒脑净注射液及刺五加注射液静脉滴注。急性期加用西药脱水剂、扩容扩血管药物及皮质激素等。

【临床疗效】　此方治疗中风病急性期 47 例，临床治愈（临床症状及体征消失，基本能独立生活，肌力达 4 ~ 5 级）29 例，有效（临床症状及体征好转，能扶杖行走或基本生活能自理，肌力达 3 ~ 4 级）12 例，无效（临床症状及体征无变化或死亡）6 例。总有效率 87. 2%。

【验方来源】　韦东奎，卢国群. 活血化瘀通腑法为主治疗急性脑卒中 47 例［J］. 南京中医药大学学报，2000，16（2）：114.

按：活血化瘀中药的运用，对中风病急性期患者中脑出血血肿的吸收或脑梗死血栓的溶解，以及对脑功能和肢体功能的恢复均有重要的临床意义。活血化瘀通腑平肝方中的丹参、地龙、大黄、全蝎等活血通络药具有扩张血管而调整血液、抑制血小板聚集、改善血液高凝状态、改善微循环以及抑制血栓形成和溶栓等作用。而脑卒中患者多有不同程度的大便秘结，故用大黄通腑泄热，决明子润肠通便、降血脂。通腑药物使用得当，可以起到促进体内毒素的排出，降低颅内压，减轻脑水肿。诸药合用，共奏活血化瘀、通腑泄热、平肝息风的功效，适合于中风病急性期的治疗。

加味补阳还五汤

【药物组成】　黄芪 40～80 g，丹参 20～30 g，当归 10～20 g，赤芍 15～20 g，川芎、桃仁、红花、路路通、泽兰各 10～15 g，地龙 12～20 g。

加减：阴虚风动者，加天麻10 g，钩藤（后下）20 g；痰浊者，加胆南星、法半夏各 10 g，石菖蒲 15 g。

【适用病症】　中风病急性期。

【用药方法】　每天 1 剂，水煎，分早、晚 2 次温服或鼻饲。并配合静脉滴注血塞通，视颅内压情况酌情给予甘露醇。治疗 2～4 周为 1 个疗程。

【临床疗效】　此方加减治疗中风病急性期 87 例，基本治愈 71 例，显效 8 例，有效 6 例，无效 2 例。总有效率 97.7%。

【验方来源】　张永悦，邵淑娟，施乐，等．补阳还五汤加味治疗中风病急性期临床观察［J］．天津中医，2000，17（1）：11.

按：中风病急性期的病机特点为气虚推动血行功能失健，致使血瘀淤滞脉中或溢出脉外而成离经之血，经络脑络不通而发生半身不遂、言语謇涩，甚至意识障碍。补阳还五汤为治疗中风之经典方，余下加味药则更突出益气化瘀的良效，改善脑部血液循环，从而改善脑组织的缺氧，促进出血部位血肿的吸收，促进梗死区外脑细胞尽快恢复功能而缩小梗死范围，抑制脑组织血流再灌注时的自由基反应。因此，中风病急性期应用益气化瘀的补阳还五汤，在一定程度上可降低致残率与死亡率。

加味通窍活血汤

【药物组成】　川芎 30 g，赤芍 20 g，红花、炒大黄各 10 g，桃仁、大枣、生姜各 15 g，麝香（研末冲服）0.15 g，蜈蚣（研末冲服）3 条，全蝎（研末冲服）5 g，葱白 3 条，黄酒（后下）7 滴。

加减：兼见肝阳上亢者，加天麻、钩藤、珍珠母各 30 g；兼见气虚者，加黄芪 60 g，当归 15 g；兼见痰热腑实者，加胆南星 10 g，瓜蒌 15 g，易炒大黄为大黄 10 g。

【适用病症】　中风病（中经络）。临床表现为半身不遂，口眼歪斜，舌强言謇，或偏身麻木等，发病急骤，发病前多有头晕头痛，肢体麻木等先兆。

【用药方法】　每天 1 剂，水煎 3 次。头煎用冷水浸泡 20 分钟，文火煎 20 分钟。取 3 次药液混合为 600 mL，分 4 次口服。服用时滴入黄酒，药液冲服麝香末、蜈蚣末、全蝎末。1 个月为 1 个疗程。必要时可用西药支持对症治疗。

【临床疗效】　此方加减治疗中风病（中经络）69 例，治愈（临床症状和体征消失，基本能独立生活）42 例，好转（临床症状和体征好转，能扶杖行动或基本生活能自理）22 例，无效（临床症状和体征无变化，基本生活不能自理）5 例。总有效率 92.8%。

【验方来源】　钟琼仙. 通窍活血汤加减治疗中风（中经络）69 例观察［J］. 云南中医中药杂志，2000，21（3）：20.

按：中风病的治疗应以活血化瘀通络为主。加味通窍活血汤中的川芎、赤芍、桃仁、红花均有较强的活血化瘀的作用；并以葱白、生姜、大枣、黄酒之散达升腾，使行血之品能上达巅顶，外达肌肤，直达病所；而以麝香芳香走窜之性引导活血化瘀药物直入血脉祛瘀血；蜈蚣、全蝎息内风，通脉络；炒大黄通腑气，并有活血通络之功。诸药合用，共奏活血化瘀通络之功，用于治疗中风（中经络）有较好的疗效。

牵正散加减方

【药物组成】 僵蚕 15 g，防风、天麻、法半夏各 10 g，红花 9 g，麻黄、川芎各 6 g，全蝎 4. 5 g。

【适用病症】 中风病（中经络）。临床表现以口眼歪斜为主。

【用药方法】 每天 1 剂，水煎服。配合七十味珍珠丸，每次 1 丸，隔天 1 次。

【临床疗效】 此方治疗中风病（中经络）口眼歪斜者，疗效较好。

【病案举例】 陈某，男。因右侧面部及右侧肢体麻木 4 月、口眼歪斜 2 天。诊断为中风（痰瘀夹杂型）。经服用牵正散加减方，并配合七十味珍珠丸，隔天 1 丸，治疗后临床症状消失。

【验方来源】 秦兰，张翠松. 牵正散合七十味珍珠丸治疗面瘫［J］. 中国中医急症，2001，10（3）：137.

按：中风病（中经络）多由于体质虚弱，正气不足，风邪乘虚入中经络，足阳明之脉夹口环唇，足太阳之脉起于目内眦，太阳外中于风，阳明内蓄痰浊，风痰循经阻于头面经络，气血痹阻，肌肉筋脉失于濡养而发病。治疗应以虫类药息风为主。牵正散加减方中以全蝎、僵蚕、天麻、防风祛风止痉，法半夏、麻黄加强祛痰之功。古人谓：“治风先治血，血行风自灭”，佐以川芎、红花活血养血，从而达到治风的疗效。诸药合用，共奏祛风化痰、通络止痉之效，力专效著，使风散痰消，经络通畅，则病证可愈。

脑　络　通

【药物组成】　鸡血藤 30 g，钩藤、地龙、川芎各 15 g，丹参 20 g，当归、赤芍、桃仁、红花、秦艽各 10 g，蜈蚣 3 条，甘草 5 g。

加减：头痛者，加石决明 20 g；言语障碍者，加石菖蒲、郁金各 10 g；阴虚阳亢者，加生地黄、菊花、枸杞子各 10 g；大便秘结者，加大黄；气虚血瘀者，加黄芪 50 g，白术、党参各 15 g。

【适用病症】　中风病（中经络）。

【用药方法】　每天 1 剂，水煎 2 次，分早、晚温服。并给予纳洛酮 1.2 ~ 1.6 mg（北京四环制药厂生产）加入 5% 葡萄糖 250 mL静脉滴注，每天 1 次；此外，配合西药综合治疗，如预防感染、吸氧及治疗并发症；颅压高者加甘露醇与呋塞米交替应用降颅压；血压高者降血压；血糖高者降血糖及纠正水和电解质酸碱平衡失调。

【临床疗效】　此方加减配合西药综合治疗中风病（中经络）86 例，基本治愈（自觉临床症状基本消失，肌力恢复正常）46 例，显效（肌力恢复 2 级以上，自觉临床症状好转，瘫痪或失语基本恢复，能独立行走）25 例，好转（肌力提高 1 级，临床症状有所改善）9 例，无效（治疗后病情无变化或加重）6 例。显效率 82.56%，总有效率 93.02%。

【验方来源】　武淑芬. 中西医结合治疗缺血性中风 86 例疗效观察 [J]. 山西中医，2003，19（1）：26.

按：中医学认为，中风病形成的机制是气血阻滞，瘀血阻络。因此在治疗上选用大量活血化瘀与祛风通络之品。脑络通中的赤芍、桃仁、红花活血化瘀、抗凝，起到通塞溶栓的作用；鸡血藤、秦艽、防风既能祛风又能养血荣筋；丹参、川芎能扩张血管、改善脑循环，增强脑血流量；蜈蚣、地龙等虫类药具有镇静祛风、走窜经络作用；当归养血活血；钩藤平肝息风；甘草调和诸药。结合使用对中枢神经系统吗啡样受体拮抗剂“纳洛酮”，透过血脑屏障，能逆转脑水肿半暗带所致的神经功能障碍，同时纳洛酮直接作用于脑细胞，抑制脂质过氧化，增加环磷酸腺苷的含量，稳定细胞膜对钙的通透性，减轻细胞内钙超体，抑制兴奋性氨基酸的作用，改善脑灌注，增加缺血区域的血流量，减轻脑水肿，从而达到逆转神经功能障碍的目的。

风火醒神煎

【药物组成】　羚羊角粉 3 g，钩藤（后下）20 g，全瓜蒌 30 g，制半夏、郁金、水蛭各 10 g，石菖蒲、三七、大黄、怀牛膝、桃仁各 15 g，蜈蚣 2 条，枳壳 6 g。

加减：风火盛者，加玳瑁 1.5 g或水牛角片 20 g，生地黄 30 g；痰湿盛者，加熟附子 10 g，白术 20 g，茯苓 15 g；热结腑实者，加芒硝 10 g；大便通下困难者，配以西药西沙比利每次 10 mg，每天 2 次；元气败脱，鼻鼾息微，手撒肢冷，汗出不止，舌萎脉欲绝者，加西洋参 6 g，熟附子 15 g，煅龙骨、煅牡蛎各 20 g；痰热毒邪炽盛者，用清开灵注射液；瘀血痰热盛者，用丹参注射液；气阴两虚者，用生脉注射液，或参麦注射液；阴竭阳脱用参附注射液，均按常规量稀释静脉滴注，每天 1 ~ 2 次。

【适用病症】　中风病（中脏腑）。临床表现为半身不遂，口舌歪斜，神识昏蒙，舌强言謇或不语，偏身麻木；急性起病，发病多有诱因，未发病前常有先兆症状。

【用药方法】 每天1剂，加水浓煎2次，共取药液400 mL，分4次鼻饲或口服，每次100 mL，24小时服完。病情重，或体胖高大者，每天2剂，加水浓煎2次，共取药液600 mL，分4次鼻饲或口服，每次150 mL，24小时服完。配合针灸治疗：闭证应起闭开窍，取穴内关、人中、十宣、风府。内关用捻转提插方法；人中用雀啄法；十宣宜点刺放血，出血量0.5～1 mL；风府用提插法。脱证宜回阳固脱，醒神开窍，取穴内关、人中、气海、关元，神厥施灸法，以艾柱点燃，每穴灸1分钟左右。另用安宫牛黄丸或至宝丹或安脑丸以竹沥水溶解鼻饲或口服，每天2～3次。西药脱水降颅内压用20%甘露醇125～250 mL快速静脉滴注，每6～8小时1次。根据病情轻重、个体差异选择用量，并控制血压，维持水电解质平衡。脑梗死时稀释血液，扩充血容量。中风中脏腑阳闭症状者，配以头颈部冰袋冷敷。

【临床疗效】 此方加减配合针灸等综合治疗中风病（中脏腑）52例，基本痊愈10例，显效11例，有效21例，无效10例。总有效率80.77%。

【验方来源】 吴金荣，刘清泉．中西医结合治疗中风中脏腑89例临床观察［J］．北京中医药大学学报，2000，23(4)：57.

按：中风病（中脏腑）是中风急重症，除具有急性中风的临床症状外，中腑为病势轻浅，仅具有神识昏蒙为主症，神识昏蒙较轻；中脏为神识昏蒙重，具有急重危笃的特点。中风中脏腑的病机为本虚标实，本虚为肝肾阴虚，气血不足，标实为风、火、痰、瘀相因为患，一旦发病来势凶险。本病是风火痰瘀交织，闭塞脑府，因虚致实，因实致虚，引起脏腑阴阳失调，气血津液紊乱的重症急症，证情错综复杂。风火醒神煎口服或鼻饲，配合中药针剂、丸药、针灸及西药的综合治疗中风（中脏腑），意在猛息风，急化痰，速破瘀，快醒神，护正气，故取得显著疗效。风火醒神煎中的羚羊角、钩藤凉肝息风，清热解痉，二药同用有标本兼顾之意；全瓜蒌、胆南星清热化痰又助大黄通腑泄热；三七止血活血；桃仁、水蛭活血化瘀，通利经络剔除离经之恶血，以促进颅内血肿吸收，疏通脑络使血止而不滞，血活而不妄行；牛膝引血下行，石菖蒲、郁金化痰开窍，又助破瘀血之力；蜈蚣善行窜，祛风通络止痉；大黄、枳壳降气通腑。全方上能息风破瘀，下能釜底抽薪，上下同治，使腑气得通，气血调畅，从而减轻脑水肿，降低颅内压。安宫牛黄丸、至宝丹均可清热开窍，豁痰醒脑，镇心安神。清开灵注射液则有清热解毒、豁痰外出之功效。临证时随病情变化选用生脉注射液、参附注射液、参麦注射液，疗效好，发挥作用快。针刺放血，有祛邪扶正、清热解毒的作用，可使热毒邪气有出路，从而开窍醒神。总之，中西医结合治疗中风中脏腑，能稳定生命体征，减少合并症，提高治愈率。

通腑泻下汤

【药物组成】　瓜蒌、丹参各 30 g，胆南星 6 g，大黄、芒硝、枳实各 10 g。

【适用病症】　中风病（中脏腑），中医辨证属痰热腑实型。临床表现均有不同程度的意识障碍，面色潮红，痰涎壅盛，气粗口臭，大便秘结，左下腹可触及硬结，舌苔黄腻厚，脉滑大数。若属其他证型，无论有无便秘，但属于实证，或正气未虚。经检查无明显的中线移位，无脑疝形成。

【用药方法】　每天 1 剂，水煎 2 次，分 2 ~ 3 次服。一般治疗 2 ~ 3 天，中病即止。神识完全清醒后，根据所出现的症状加减。并配合常规西药治疗，积极控制血压，降低颅内压，维持水、电解质及酸碱平衡，必要时用抗生素及对症治疗。

【临床疗效】　此方配合常规西药治疗中风病（中脏腑）证属痰热腑实型40例，基本痊愈13例，显效16例，有效10例，无效1例。总有效率97.5%。

【验方来源】　杨清荣，李宝华，陈选平．通腑泻下汤治疗中风急性期40例［J］．陕西中医，2000，21（2）：50.

按：中风病（中脏腑）多由于忧思恼怒、恣酒嗜肥甘之食或劳累过度等，以致阴亏于下，肝阳暴亢，阳升风动，气血逆乱，血随气逆而上涌，上蒙清窍则突然昏仆不省人事；或风火相煽，痰热内闭，证见面赤、身热、气粗、口臭、口噤、便闭等，属中风急症、危症。治以通腑泻下法，以醒神开窍，其妙在于通过通便，下积泄热，涤浊逐风以除燥屎、积滞、实热及水饮等病理产物，不仅荡涤了胃肠积滞，使邪有出路，而且可使痰热之邪随之祛除，不但降低了腹压，同时也减轻了脑压，从而达到痰去神清，故可醒神开窍。由于肺与大肠相表里，通腑可使大肠之热尽泄，浊气得除，使体内有毒物质随大便而去，因此宣通肺气，而达到醒神开窍之目的。通腑泻下汤中的瓜蒌宽胸理气、润燥通便；大黄泻热通便，破积行瘀，配芒硝、枳实则攻泻力更强；芒硝润燥软坚，泻热通便；胆南星化痰燥湿，祛风止痉；枳实破气化痰，散结消痞，现代药理学研究表明其对胃肠有兴奋作用，能使胃肠蠕动收缩节律均匀而有力；丹参活血祛瘀，凉血除烦，安神定志，清血中之热，祛瘀能力强。诸药合用，共奏通腑化痰、醒神开窍之功效，用于治疗中风（中脏腑）有釜底抽薪之作用，常可达到醒神开窍之目的，故取得了较为满意的效果。

龙牡星黄饮

【药物组成】　龙骨、牡蛎、木瓜各30 g，生石膏30～

50 g，胆南星、大黄各 10～15 g，怀牛膝 15～30 g，白薇 10 g，甘草 5 g。

【适用病症】 中风病，证属风痰上扰、痰热腑实型。

【用药方法】 每天 1 剂，水煎服。治疗 1 个月为 1 个疗程。

【临床疗效】 此方治疗中风病辨证属风痰上扰、痰热腑实型 65 例，基本痊愈（半身不遂等基本恢复，遍身麻木、口眼歪斜、言语謇涩等症状基本消失，生活可自理或参加部分工作）17 例，显效（半身不遂明显恢复，能扶杖而行，遍身麻木、言语謇涩等明显好转）25 例，有效（半身不遂有进步，但仍不能步行，遍身麻木、言语謇涩有好转）9 例，无效（半身不遂等症状体征无明显变化）8 例，恶化 6 例。

【病案举例】 高某，女，65 岁。晨起昏仆、失语数分钟。诊见：左侧偏废，口角歪斜，言语不利，喉中痰鸣，身热面赤，大便数天未行，舌红、苔黄腻，脉弦滑数。检查：血压 20. 8/14 千帕斯卡。中医诊断为中风，证属风痰上扰、痰热腑实型。治以清热息风，化痰通腑。方用龙牡星黄饮去白薇，加瓜蒌 20 g，石菖蒲各 10 g，桑寄生 15 g。服药 3 剂后，症状好转；续服 10 剂后，诸症状悉平；唯感左手麻木无力。上方去怀牛膝、大黄，加桑枝 15 g，姜黄 5 g，再服 10 剂，生活基本自理，能参加轻微体力劳动。

【验方来源】 邓新卫. 龙牡星黄饮治疗中风 65 例［J］. 新中医，1998，30（5）：43.

按：中风病急性发作的病机乃风阳亢盛，痰火相煽所引起。及时平肝息风、化痰泻火则无气血逆乱以致内闭之虞，亦无伤阴耗液而致阴劫于内、阳脱于外之患。龙牡星黄饮中的龙骨、牡蛎平肝息风；生石膏直清阳明；胆南星息风解痉，清化痰热；大黄荡涤胃肠积滞，使邪热有出路；怀牛膝益肝肾，强筋骨，兼利血脉，引血下行；白薇泻血热；木瓜舒筋，强筋骨；甘草调和诸药。诸药合用，对于风痰上扰、痰热腑实所致中风病有满意疗效。

温胆汤加减方

【药物组成】 茯苓 30 g，制半夏、陈皮、胆南星各 12 g，竹茹、炙甘草各 10 g。

加减：痰迷心窍者，加石菖蒲、郁金；痰热较盛者，加黄芩；心烦不寐者，加龙骨、牡蛎；大便秘结者，加大黄；眩晕者，加菊花、天麻；肢体麻木、偏瘫、舌质暗红、夹瘀者，加地龙、丹参、桑枝、牛膝；肝肾明显不足者，加女贞子。

【适用病症】 中风病（脑血管病）。中医辨证属痰热阻滞型。

【用药方法】 每天 1 剂，水煎服。昏迷不能口服汤药者，3 天后予鼻饲。同时给予抗炎及脱水治疗。4 周为 1 个疗程。

【临床疗效】 此方加减治疗中风病（脑血管病）证属痰热阻滞型 49 例，基本痊愈 16 例，显效 20 例，有效 9 例，无效 4 例。总有效率 91.84%。

【验方来源】 马启明，吴小明. 温胆汤加减治疗痰热阻滞型脑血管病临床观察［J］. 中医药研究，2002，18（4）：24.

按：脑血管病属于中风病范畴。本病多由于过食肥甘及嗜酒，饮食不节。过食伤脾，致使脾胃受伤，脾失运化，气不布津，聚湿成痰。痰湿内蕴，郁久化热，痰热互结，壅滞经脉，上蒙清窍，热极生风。古人云："年四十而阴气自半，起居衰矣。"年老体弱，肝肾亏损，水不涵木，内风旋动构成内因。而饮食不节和阴气的自然亏损，日积月累，导致痰借风势，风夹痰行，阴阳失衡，气血为之逆乱，营卫不固，从而构成本虚标实之证。在本为肝肾阴虚，在标为痰湿壅盛。气血逆乱是其病机特点。温胆汤加减方具有不寒不燥且性平和的特点，能达到化痰浊、清湿热、调达气机之功效，使痰去络通，则诸症状自解。方中以制半夏、胆南星燥湿化痰，降逆止呕；配以陈皮、竹茹理气化痰、止呕除烦；茯苓用至 30 g，意在取其淡渗平和之力，健脾利湿，湿去则痰不生；炙甘草以益脾和中，协调诸药。诸药合用，共奏清热化痰之功，对于中风病（脑血管病）证属痰热阻滞型治疗效果显著。

化裁天麻钩藤饮

【药物组成】　天麻、钩藤、白芍、黄芩、夏枯草、菊花、龙胆草、茺蔚子、僵蚕、续断、桑寄生、牛膝、草决明。（原方无药量）

【适用病症】　中风病，证属肝阳暴亢型。

【用药方法】　每天 1 剂，水煎，共取药液 200 mL，分早、晚 2 次服。用于中风病急性期的治疗。病情严重者，加灌肠方（由大黄、羌活、防风、远志、石菖蒲、厚朴、枳实等组成）煎汤，待微温时灌肠。并配合西医脱水、降压、抗感染治疗。中风病恢复期加用中风丸（由桃仁、红花、当归、川芎、生地黄、党参、五味子、麦冬、乌梢蛇、僵蚕、地龙等组成，研末为丸如枣大），每次 2 丸，每天服 2 次。并配合丹参注射液、刺五加注射液、脑复素等，嘱患者下床适度活动。另加针灸辅助治疗。

【临床疗效】　此方治疗中风病证属肝阳暴亢型 25 例，基本痊愈（口眼歪斜恢复正常，生活能自理）13 例，显效（口眼歪斜明显改善，生活基本能自理）8 例，好转（口眼歪斜有所改善，言语尚不清楚，生活部分自理）3 例，无效（临床症状、体征无明显改善）1 例。总有效率 96%。

【病案举例】　阮某，男，67 岁。既往有高血压病史 10 年余。因突发口眼歪斜、流涎、语言不清，右侧肢体偏瘫，阵发性神志恍惚而来就诊。检查：颈软，额纹对称，双瞳孔等大，患侧鼻唇沟变浅，伸舌偏右，右上肢肌无力，肘腱反射消失，下肢肌张力减弱，巴宾斯基征阴性。CT 检查提示：脑血栓。西医诊断为脑血栓，原发性高血压。中医诊断为中风病（证属肝阳暴亢型）。急性期用化裁天麻钩藤饮；并加用甘露醇脱水，12 小时 1 次；丹参注射液静脉滴注。恢复期服用中风丸，每次 2 丸，每天服 2 次；并辅以针灸治疗。综合治疗 2 月余，基本痊愈。

【验方来源】　李永谦，王保山．综合疗法治疗肝阳暴亢型中风 25 例［J］．湖北中医杂志，2000，22（7）：35.

按：中医学认为，中风病肝阳暴亢型乃本虚标实证，急性期治当镇肝息风为主，而恢复期则应当益气活血通络为主。故急性期用化裁天麻钩藤饮为主方配合西药，尤其方中的天麻祛风效佳而不燥，主治中风、高血压、头痛、口眼歪斜、肢体麻木等，为方中主药。另配合中药灌肠及西药治疗以控制病情。现代药理研究表明，镇肝息风药有扩血管、降血压等作用，活血药则有降低血液黏度、改善微循环、抗血栓的作用。恢复期则用益气活血中风丸以缓图之，并配合针灸治疗，促进机体机能恢复。益气药能补益人体正气，填补空虚脉络，增强机体抗病能力；活血药则有降低血液黏度、抗血栓、改善循环的作用，对促进神经功能恢复有重要作用。因此，中风病以综合疗法兼治标本，临床疗效显著。

芪蛭果胶囊

【药物组成】　黄芪、西洋参、水蛭、川芎、无花果、石菖蒲、决明子。

【适用病症】　中风病，证属气虚血瘀型。临床表现为半身不遂，肢体软弱，偏身麻木，口舌歪斜，语謇或不语，手足肿胀，面色淡白，气短乏力，心悸自汗，舌淡暗、苔薄白或白腻，脉细缓或细涩。

【用药方法】　上药按 3∶1∶2∶2∶1∶2∶2 的比例，制成浓缩胶囊，每粒 0.5 g。每次 4～6 粒，每天服 3 次。30 天为 1 个疗程，连续治疗 2 个疗程。

【临床疗效】　此方治疗中风病证属气虚血瘀型 136 例，基本痊愈 31 例，显效 54 例，有效 43 例，无效 8 例。总有效率 94.12%。

【验方来源】　贾文华．芪蛭果胶囊治疗气虚血瘀型中风的临床观察［J］．新中医，1997，29（5）：20.

按：中医学认为，中风病为本虚标实之证，主要病机为气虚血瘀，脉络瘀阻。其中瘀血的形成又与正气亏虚密切相关。急性期以血瘀为主，恢复期以气虚为主，气虚之中尤以脾胃气虚为要，尤其在中风后遗症中，脾气虚弱更加明显。因元气久亏，不能帅血而行，脾气虚弱，痰瘀窍闭，久则不能恢复，主要表现为半身不遂，肌肉瘦削，筋脉弛缓。脾虚日久，痰浊内生，并与瘀血胶结，蒙蔽心窍，常使语言艰涩不能恢复。治疗应以益气活血为主，辅以健脾化痰开窍。芪蛭果胶囊中的黄芪、西洋参大补元气，使气血行；水蛭、川芎活血祛瘀，兼有生新之意；无花果、石菖蒲、决明子化痰开窍。诸药合用，使脏腑、经络、孔窍得气血濡养，各种功能迅速恢复。因此，芪蛭果胶囊能改善脑部血循，促进脑水肿的吸收和消除，缩短病程，对中风病恢复期疗效显著。

通腑醒脑汤

【药物组成】　瓜蒌 20 g，大黄、胆南星各 15 g，当归、牛膝、肉苁蓉各 10 g，枳壳 6 g，升麻 3 g。

【适用病症】 中风病，证属痰热腑实证。

【用药方法】 每天 1 剂，水煎，分 2 次服或经鼻饲管注入。21 天为 1 个疗程。并配合常规西医保守治疗，主要是降颅内压、控制血压及对症治疗。

【临床疗效】 此方治疗中风病辨证属痰热腑实证 136 例，治愈 29 例，显效 38 例，有效 40 例，无效 29 例。

【验方来源】 梁桂林，柴学芳，陈彩兰. 通腑醒脑汤治疗中风痰热证的临床研究［J］. 辽宁中医杂志，2003，30（4）：277.

按：中风病属本虚标实之病，其发病多与风、火、痰、瘀等因素有关。急性期的病机多为痰热腑实，气血逆乱。因患者多为老年人，平素有便秘者甚多，加之患病卧床，胃肠蠕动更弱，致肠内大便郁积，肠源性毒素入血，进一步加重脑血循环障碍，而且大便秘结又是引起出血性脑血管病再出血的主要原因之一。治宜清热化痰、通腑醒脑为主。通腑醒脑汤中的大黄直降下行，荡涤肠胃，通利水谷，可改善脑血流量；瓜蒌入肺、胃、大肠经，清热化痰，降气通腑，减少肠源性毒素的吸收；胆南星专走经络，善祛风痰；肉苁蓉、当归甘温而润，养血润燥，并制前三药苦寒之弊；牛膝、枳壳引药下行，降压，利尿；升麻清宣升阳，清阳得升，浊阴自降。诸药配伍，寒温并用，升降相济，清热泻火，豁痰醒脑，润燥滑肠，共奏下气通腑之功。早期应用通腑醒脑汤治疗中风病证属痰热证，能使消化道出血、肺部感染、高热等并发症减少或减轻，一定程度上降低了病死率、致残率，从而改善患者的预后。

补肝肾方

【药物组成】 龙骨、牡蛎、代赭石、生地黄各 30 g，石斛 15 g，怀牛膝、白芍、麦芽各 12 g，山茱萸、天冬各 9 g。

加减：夹痰热者，加石菖蒲 9 g，胆南星 6 g，黄芩 12 g；夹血瘀者，加土鳖虫 12 g，川芎、当归各 9 g；肝阳上亢者，加天麻、钩藤各 12 g；气虚明显者，加黄芪 15 g，当归 9 g，地龙 12 g。

【适用病症】 中风病，证属阴虚风动型。

【用药方法】 每天 1 剂，水煎，分 2 次温服。并配合常规内科治疗：颅内高压脑水肿者，加用甘露醇；高血压加开托普利；糖尿病加胰岛素；便秘者加润肠片。连续治疗 14 天为 1 个疗程，共治疗 2 个疗程。

【临床疗效】 此方加减治疗中风病辨证属阴虚风动型 31 例，治愈 15 例，好转 12 例，无效 4 例。总有效率 87.1%。

【验方来源】 杨建生. 补肝肾方治疗阴虚型中风 31 例[J]. 上海中医药杂志，1998（1）：19.

按：中风病证属阴虚风动型是因肝肾阴虚，虚风内动，其根本在肝肾阴精亏损。补肝肾方中的白芍、天冬、山茱萸、生地黄、石斛滋阴养血，柔肝息风；龙骨、牡蛎、代赭石潜阳镇肝息风；牛膝引血下行兼有滋补肝肾之力；麦芽调和诸药，以防补阴之品滋腻有碍脾胃运化。诸药合用，共奏滋补肝肾、息风镇肝通络之功，用于治疗中风病证属阴虚风动型较为适宜。

加味龙胆泻肝汤

【药物组成】 龙胆草、黄连各 6 ~ 10 g，黄芩、栀子、茵

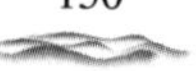

陈各 15 g，车前子（包煎）20 g，木通、泽泻、川楝子各 12 g，柴胡、当归、生地黄各 10 g，甘草 5 g。

加减：神志不清者，加石菖蒲、远志、郁金；呕恶纳呆者，加姜半夏、麦芽；头痛头晕、烦躁不安者，加钩藤、夏枯草；大便秘结者，加枳壳、大黄；舌体有瘀斑者，加丹参、川芎、鸡血藤。

【适用病症】　中风病。临床表现为卒仆昏迷，半身不遂，偏身麻木，口眼歪斜，舌强语謇，兼有面红目赤，烦躁易动，口干苦而不欲饮，呕恶纳呆，尿黄浊，大便溏或干，舌质红、苔黄腻，脉弦数或弦滑。

【用药方法】　每天 1 剂，水煎 2 次，取药液 400 mL，分次口服，昏迷者鼻饲，每次约 80 mL，每 2～3 小时 1 次。部分颅内压增高的患者早期静脉滴注甘露醇，并根据病情应用维生素和营养支持疗法。

【临床疗效】　此方加减治疗中风病 100 例，基本治愈（意识清楚，半身不遂，语言謇涩基本消失，能独立行走）38 例，好转（意识清楚，语言转清，能扶杖行走，生活部分自理）56 例，无效（临床症状、体征未改善）6 例。总有效率 94%。

【验方来源】　赵西岳，王树林．龙胆泻肝汤化裁治疗中风 100 例［J］．安徽中医临床杂志，2000，12（4）：267.

按：中风病的病机复杂，但其中肝胆湿热者亦为常见。多因情志郁怒，肝疏泄不利，气机郁结化火，血行不畅，瘀血内阻胆腑，胆汁遏阻，内阻于肝，致生湿化热，再加之过食肥甘醇酒，使脾胃受伤，脾失运化，痰浊内生，郁久化热，痰热互结，与瘀血、肝火相搏结，致肝胆湿热上壅头部，瘀阻经络，清窍不利，而致中风病。因此，湿热瘀血内阻为其基本病理，只有湿热之邪得以清除，才能使气机通畅，血液流畅。加味龙胆泻肝汤中以大苦大寒之龙胆草、黄连为主药，取其上清肝胆实火，下清肝胆湿热，泻火除湿，使湿热之邪从上下而去；黄芩、栀子、茵陈归经肝胆三焦，泻火解毒，燥湿清热，以加强龙胆草清热除湿之功；车前子、木通、泽泻渗湿泄热，导湿热下行从水道而去，使邪有出路，则湿热无留；因肝为藏血之脏，肝经实火，易伤阴血，故用生地黄养阴，当归补血，使祛邪而不伤正；肝体阴用阳，性喜疏泄条达而恶抑郁，故用柴胡、川楝子以疏畅肝胆，引诸药归于肝胆之经；甘草缓苦寒之品防其伤胃，且可调和诸药。诸药合用，共奏清利湿热、疏畅气机之功，用于肝胆湿热型中风病疗效显著。

建瓴汤

【药物组成】　山药、龙骨、牡蛎、代赭石各 30 g，生地黄、白芍、牛膝、火麻仁、天麻各 15 g，柏子仁 5 g。

加减：痰浊壅盛者，加天竺黄、法半夏；气虚血瘀者，加太子参、丹参、黄芪；虚风内动者，加羚羊角粉；大便溏者，去代赭石，加莲子；肢冷畏寒者，易生地黄为熟地黄；气血亏虚者，加黄芪、当归、何首乌；腰膝酸软者，加续断、桑寄生、杜仲；肝肾不足者，加肉苁蓉、熟附子、肉桂、山茱萸。

【适用病症】　中风病。临床表现为半身不遂，口舌歪斜，语言謇涩，兼有眩晕头痛，面红耳赤，口苦咽干，心烦易怒。

【用药方法】　每天 1 剂，水煎取药液 450 mL，分 3 次服，每次 150 mL。

【临床疗效】　此方加减治疗中风病 104 例，痊愈（神志清楚，语言正常，肢体活动自如，生活自理，肌力提高 2 级以上）30 例，好转（临床症状、体征有改善，肌力提高 1 级）68 例，无效（临床症状、体征无变化，虽生命体征平稳，而肌力无改变）6 例。总有效率 94.23%。

【病案举例】　张某，男，67 岁。主诉：左半身不遂，语言不利 15 天。15 天前患者晨起觉头晕头痛、乏力，左侧肢体力弱，语言謇涩，即送往医院。经头颅 CT 检查提示为多发性脑梗死合并脑出血，出血约 2 mL。经西医输液（降颅压等）治疗后头痛好转，但左侧半身不遂，行走困难。诊见：左半身不遂，语言謇涩，头晕，口干，大便秘结，小便赤，舌红、苔黄，脉弦滑有力。检查：血压 25/16 千帕斯卡；左上肢肌力 1 级，左下肢肌力 0 级，皮肤痛觉迟钝。诊断：中风（中经络）。证属肝阳上亢，风火上扰。方用建瓴汤加大黄（后下）、钩藤各 15 g。服 5 剂后，患者头晕、口干减轻，大便通畅，小便黄，舌暗红、苔薄黄，脉弦滑。血压 24/14.8 千帕斯卡，左上下肢抬举有力，语言流利，左上肢肌 4 级，下肢肌力 3 级，皮肤痛觉恢复。头颅 CT 复查：出血灶消失。临床治愈。

【验方来源】　丁小燕. 建瓴汤加减治疗中风 104 例临床观察［J］. 北京中医，1999，18（1）：26.

按：中风病是中老年人常见病症。多因脏腑功能失调或气血素虚，加之劳倦内伤、忧思恼怒、饮酒饱食、用力过度等诱发因素，致脏腑气血错乱，阴阳功能失调，气血逆乱于上，脑脉痹阻或血溢脑脉之外，而发为中风。病机以本虚标实为主，本虚为气虚、肝肾阴虚，标实为风、火、痰、瘀。治疗重在治标，兼以扶正，恢复期宜标本兼顾。建瓴汤中以龙骨、牡蛎、代赭石滋阴潜阳；生地黄、白芍滋补肝肾；山药健脾益气；牛膝引血下行，补益肝肾；柏子仁养心安神，润肠通便醒神；天麻祛风通络。诸药合用，共奏平肝潜阳、滋阴息风、开窍醒神、益气化瘀之功效，用于治疗中风病具有良好的疗效。

三　虫　汤

【药物组成】　土鳖虫、地龙、川芎各 10 g，黄芪 60 ~ 90 g，丹参 30 g，生地黄 15 g，当归 12 g，水蛭末、三七末、甘草各 6 g。

加减：兼有头痛、面赤、舌红少苔、脉弦数等肝阳上亢者，加炙龟板 10 g，石决明、玄参各 30 g，葛根 15 g；兼表情淡漠、舌苔白滑、脉弦滑等痰浊壅盛者，加竹沥水 10 mL，法半夏、石菖蒲各 10 g；兼有大便不通者，加熟大黄 15 g，枳实 10 g。

【适用病症】　中风病。临床表现为突发眩晕，半身不遂，口角歪斜，舌謇语涩，伸舌不正，舌淡暗或有瘀点、瘀斑，脉弦数。

【用药方法】　每天 1 剂，水煎 2 次，共取药液 300 mL，分早、晚服，每次 150 mL。5 周为 1 个疗程。

【临床疗效】　此方加减治疗中风病 57 例，治愈（临床症状及体征消失，基本能独立生活）19 例，好转（临床症状及体征好转，能扶杖行动，或基本生活能自理）36 例，未愈（临床症状及体征无变化）2 例。总有效率 96.5%。

【验方来源】　杨宏山．三虫汤治疗急性中风病的临床体会［J］．北京中医，2000，19（1）：22.

按：中风病的病机在于气血逆乱于上，导致脑脉痹阻或血溢于脑。脑脉痹阻是由于血瘀壅阻于脉道，血脉不通，脑失所养所致；血溢于脑是由于血溢出于脉道，出血必留瘀，瘀血压迫脑所致。故本病的病机均与瘀血有关，或血瘀于脉，或瘀血于脉外。三虫汤中用土鳖虫、水蛭、地龙重在破瘀行血，力求通脉化瘀为主；又用黄芪益气，使元气足而血行；佐以三七末、丹参、生地黄、当归、川芎活血通经；甘草调和诸药。诸药合用，共奏破血益气、化瘀通络之功，用于治疗中风病急性期疗效颇佳。

涤痰通络汤

【药物组成】 龙骨、牡蛎各 30 g，玄参 12 g，怀牛膝 18 g，茯苓 15 g，白芍 10 g，天竺黄、丝瓜络、桃仁各 8 g，鸡内金 9 g，胆南星、地龙各 6 g。

加减：阴虚者，加生地黄 12 ~ 30 g，天冬 12 g，山药 18 ~ 30 g；气虚者，加黄芪 8 g，白术 10 g；痰蒙心窍者，加石菖蒲 8 g，猴枣散 2 支；腑实者，加大黄 8 g，瓜蒌 9 g；肾虚者，加杜仲、续断各 10 g。

【适用病症】 中风病。临床表现为突然昏倒，不省人事，半身不遂，口角歪斜，语言謇涩。

【用药方法】 每天 1 剂，水煎，分 2 次服。4 周为 1 个疗程，可连续治疗 2 ~ 3 个疗程。

【临床疗效】 此方加减治疗中风病 48 例，基本治愈 3 例，显效 28 例，有效 14 例，无效 3 例。总有效率 93. 8%。

【病案举例】 某女，65 岁。因左侧肢体活动受限 2 天，不省人事 2 小时收入院。既往有高血压病史 10 余年，长期不规则服用降压药物。入院时昏不知人，面色潮红，额头汗出，喉间痰鸣，左手握拳，二便闭，舌红、苔黄厚腻，脉弦滑有力。测其血压 25. 27/13. 3 千帕斯卡；颅脑 CT 检查示：右侧大脑大面积梗死灶。在西医常规输液、支持、降颅压等处理的基础上，先予大黄 15 g，胆南星 10 g，龙骨 30 g，天竺黄、枳实各 8 g，煎水保留灌肠，以釜底抽薪，通腑泄热。患者于灌肠后 2 小时苏醒，以涤痰通络汤去茯苓、丝瓜络，加代赭石 18 g，石菖蒲 6 g，丹参 10 g，另用猴枣散 2 支（吞服）。连服 5 剂后，血压渐降至正常，神志清楚，唯左手足不用。续用上方加减服药 1 个疗程，血压平稳，言语流利，左手足活动尚自如，痊愈出院。

【验方来源】　方鸣. 涤痰通络法治疗中风病48例［J］. 安徽中医临床杂志，2002，14（6）：455.

按：中风病发病率不断上升，尤多见于中老年人。因年老体弱，气血亏虚，遇有劳倦内伤、饮食不节、情志不调等诱因，引起脏腑阴阳失调，气虚则无以推动血行，血行不畅，瘀阻于内，气血逆乱，上扰清窍，从而发病。而风、火、痰、气、血在一定的条件下互相影响、互相作用，导致痰浊和瘀血等病理产物，是导致中风的直接病因。涤痰通络汤重用龙骨、牡蛎以平肝息风，敛火安神，逐痰降逆；胆南星、天竺黄、茯苓清化痰热，健脾利湿；牛膝、桃仁、鸡内金、丝瓜络活血化瘀；地龙凉血通络，破血祛瘀；上药易灼伤肝阴，故加入白芍柔肝，玄参滋肾。诸药合用，共奏滋阴潜阳、涤痰通络之效，用于治疗中风病痰瘀互结之症疗效显著。

通　脉　煎

【药物组成】　黄芪60 g，益母草、红花、川芎、地龙、石菖蒲各15 g。

【适用病症】　中风病（缺血性脑血管病）。

【用药方法】　每天1剂，水煎2次。头煎加水400 mL，煎30分钟，取药液150 mL；2煎加水300 mL，取药液150 mL。将2次药液混合后，分早、晚服。对不能口服中药者给予鼻饲。另加低分子右旋糖酐500 mL、脑活素20 mL，静脉滴注，每天1次。若出现脑水肿症状，可用脱水降颅内压药治疗。1个月为1个疗程。

【临床疗效】　此方配合西药治疗中风病（缺血性脑血管病）40例，基本痊愈4例，显著进步4例，进步28例，无变化

4 例。总有效率 90%。

【验方来源】 姜水印，陈汝兴．通脉煎治疗缺血性脑血管病的临床观察［J］．上海中医药杂志，2001（3）：13.

按：缺血性脑血管病属中医学中风病范畴，为本虚标实之证。本虚为气阴两虚，以气虚为本。因气虚帅血无力，则血行不畅，脉道不通，造成各种血瘀之症状。气虚与血瘀互为因果，形成气虚血瘀证。尤其是在本病的中后期，更以气虚血瘀、经脉瘀阻为主。治以活血化瘀、益气行血为主。通脉煎用益气活血类药治疗气虚血瘀型缺血性脑血管病，能改善患者的临床症状，减少病残率。

益气活血清热化痰方

【药物组成】 黄芪、葛根各 50 g，丹参、赤芍、延胡索、生地黄、知母各 30 g，水蛭、远志、石菖蒲各 15 g，红花 6 g。

加减：有高血压者，加天麻、钩藤、夏枯草各 15 g，羚羊角末（冲服）1 支；有高血脂者，加黑豆衣、草决明、干荷叶各 40 g。

【适用病症】 中风病（缺血性脑血管病）。

【用药方法】 每天 1 剂，水煎服。并配合西药治疗。连续服用 3 个月为 1 个疗程。

【临床疗效】 此方加减治疗中风病（缺血性脑血管病）36 例，痊愈 11 例，显效 12 例，有效 10 例，无效 3 例。总有效率 91.67%。

【验方来源】 严清，付莉莉，张栩．中西医结合治疗缺血性脑血管病疗效观察［J］．上海中医药大学学报，1996，17（10）：20.

按：缺血性脑血管病的基本病理过程，为脑组织缺血引起脑功能障碍及脑组织损害。本病属中医学中风病范畴。益气活血清热化痰方中的丹参、葛根、天麻、水蛭、川芎、赤芍、红花等可改善血液循环，尤其是赤芍、川芎活血通脉，能抑制血栓素的形成，防治脑血栓；葛根含葛根素，既抗血小板聚集，又能使血中儿茶酚胺的浓度下降，与天麻配伍有明显的降压作用；方中重用黄芪旨在补益元气，使气血充盛，上荣脑络；水蛭也为溶栓之要药，能改善脑缺血患者血液的浓、黏、聚状态，还能降血脂，维持人体内环境的稳定。而且本方对伴有的高血压、高血脂也有较显著的治疗效果。

通腑逐瘀涤痰汤

【药物组成】　大黄（后下）10～20 g，芒硝（冲服）、远志各6～10 g，丹参10～15 g，水蛭、胆南星、川芎各10 g。

加减：肝阳风火上扰者，加石决明（先煎）30 g，羚羊角粉（冲服）0.5 g，栀子10 g；痰热上扰者，加郁金15 g，鲜竹沥（兑服）10 g；痰湿壅盛，阳气不足者，加熟附子（先煎）、干姜、法半夏各10 g，茯苓30 g；气虚血瘀者，加黄芪60～90 g，当归、桃仁各10 g；肝肾阴虚者，加生地黄15 g，山茱萸10 g。中脏腑闭证者，配合静脉滴注清开灵注射液；脱证者，配合静脉滴注参麦注射液。

【适用病症】　中风病（脑血管意外）。

【用药方法】　每天1剂，水煎，分2次服。必要时每天2剂。神昏者予鼻饲。并配合常规西医治疗，包括脱水、抗血小板聚集、支持治疗、控制血压、应用神经营养药及对症治疗。治疗30天为1个疗程。

【临床疗效】　此方加减治疗中风病（脑血管意外）78例，基本治愈23例，显著进步39例，进步7例，无变化7例，恶化或死亡 2 例。总有效率 88.46%。

【验方来源】 袁崇高，沈佳. 通腑逐瘀涤痰汤治疗脑血管意外 78 例临床观察［J］. 江苏中医，2003，24（4）：23.

按：脑血管意外属中医学中风病范畴。急性期大多合并有腑实便秘，并有瘀血痰浊的存在，从而导致阴阳平衡的严重失调，出现神志、语言、肌力等改变。而腑气不通，则火热、痰浊、瘀血之邪无下走之路，使邪气肆虐更甚；或原有阴虚，因腑气不通，而火热之邪进一步耗损真阴，从而加重病情。治以通腑泻下法最为相宜。通腑逐瘀涤痰汤中的大黄、芒硝为君药，一则引气血下行，折上亢之肝阳；二则釜底抽薪，使火热之邪由下而出；三则清除痰热积滞，使之不能上扰神明；四则通腑而活血化瘀；五则急下存阴，使真阴得以保存。因此在急性期治疗中，无论大便是否秘结，均宜及早运用通腑法治疗。水蛭、丹参、川芎等活血化瘀，可改善微循环，其中水蛭有促进血肿吸收、减轻周围组织炎症反应及水肿、缓解颅内压升高、保护脑组织等作用。中医学有“百病皆由痰作祟”之说，结合舌苔脉象，脑血管意外的病机与痰亦有密切关系，因此选用具有涤痰开窍的胆南星、远志等。诸药合用，共奏通腑泻下、逐瘀涤痰之功，用于治疗脑血管意外，可获得较好的疗效。

化裁温胆汤

【药物组成】 陈皮、法半夏、茯苓、枳实、竹茹、石菖蒲、胆南星、水蛭、黄连、白术、山楂、甘草。(原方无药量)

【适用病症】 中风病。

【用药方法】 每天 1 剂，水煎 2 次，共取药液 200 mL，分 2 次服。4 周为 1 个疗程。

【临床疗效】 此方治疗中风病 60 例，显效 20 例，有效 36

例，无效4例。总有效率93.33%。

【验方来源】　李浩，谢雁鸣．化裁温胆汤对老年急性中风影响的临床研究［J］．中国中医急症，1999，8（6）：244.

按：中风病为临床常见病症，由于年老体衰，脏腑功能虚损，因虚而蕴生痰浊、血瘀或蕴久化热，而成本虚标实之证。治疗当采取急则治其标，或标本兼顾的原则。化裁温胆汤方中由法半夏、陈皮、茯苓、枳实、竹茹、甘草等组成的温胆汤为治痰基本方，具有燥湿化痰、清热除烦的作用。并在此基础上加白术配陈皮、茯苓以健脾行气，使痰浊得祛，脾气得旺而痰无所生；配石菖蒲、胆南星以化浊，水蛭、山楂以加强活血化瘀之力，黄连增强清热之功力。现代药理研究表明，白术的有效成分具有明显抗血凝作用；水蛭含有水蛭素，能阻止凝血酶原对纤维蛋白之作用，抗凝并扩张血管，降低血液黏度；山楂具有扩血管、降血脂的作用；黄连亦有降血脂的作用。诸药合用，既能顾本，又侧重于治标，使正气有复，邪实可祛，从而诸症状亦随之改善。

中风Ⅰ、Ⅱ号汤

【药物组成】　中风Ⅰ号汤：黄芪30 g，茯苓、当归、赤芍、白芍、荷叶、南蛇藤各15 g，葛根、红花各12 g，白术、川芎、桂枝各10 g。

中风Ⅱ号汤：生地黄、珍珠母、鸡血藤各30 g，玄参、牛膝各15 g，何首乌12 g，天麻、赤芍、白芍、红花、牡丹皮、荷叶、胆南星各10 g。

【适用病症】　中风病。

【用药方法】　每天1剂，水煎服。2周为1个疗程。气虚血亏、脉络瘀阻型服中风Ⅰ号汤，阴虚阳亢、风痰阻络型服中风Ⅱ号汤。

【临床疗效】　中风Ⅰ、Ⅱ号汤治疗中风病48例，治愈19例，好转26例，未愈3例。总有效率93.75%。

【验方来源】　李俊卿. 自拟中风Ⅰ、Ⅱ号汤剂治疗中风病48例临床观察［J］. 北京中医，1999，18（3）：30.

按：中风病为临床上的常见病症，气虚血亏、脉络瘀阻和阴虚阳亢、风痰阻络为其主要的两个证型。气虚血亏、脉络瘀阻型多因年老体弱，久病气血亏损，元气耗伤，气虚运血无力，血流不畅，脑脉瘀滞不通而发病。中风Ⅰ号汤中的黄芪补气升阳；白术、茯苓健脾益气；葛根、桂枝助阳化气；当归、白芍养血补血；赤芍、川芎、红花、荷叶活血散瘀；南蛇藤活血舒筋活络。诸药合用，共奏益气养血、化瘀通络之目的。阴虚阳亢、风痰阻络型是由于阴血亏虚，阴不制阳，内风动越，上扰清窍而发。治以育阴潜阳、平肝息风、化痰通络，中风Ⅱ号汤中的生地黄、何首乌、玄参育阴养血；天麻、珍珠母、白芍平肝息风；赤芍、鸡血藤、红花、牡丹皮、荷叶散瘀通络；胆南星息风化痰；牛膝引血下行。中风病急性期以风、火、痰、瘀标实为主，则用Ⅱ号汤为多，恢复期以气虚血瘀多见，则以Ⅰ号汤为多。辨证施治，方与证符，疗效满意。

抗栓胶囊

【药物组成】　黄芪50 g，当归、丹参、牛膝、地龙、红花各20 g，独活、秦艽、桃仁、胆南星、枳实各10 g，赤芍15 g。

【适用病症】　中风病，证属气虚血瘀型。

【用药方法】　取上方的1/10，粉碎成粗粉，其余药加水煎2次，每次1.5小时，合并煎液，过滤，滤液浓缩成稠膏，与上述药物粗粉混匀，烘干，粉成细粉，过筛，混匀，装入胶囊，每粒0.25 g。每次服4粒，每天3次。急性期先予抗凝及脑保护等治疗，直至症状稳定。配合胞磷胆碱静脉滴注，阿司匹林肠溶片口服，配合降血压等对症处理。

【临床疗效】 此方加减治疗中风病证属气虚血瘀型 84 例，基本痊愈（功能缺损评分减少 91% ~100%，病残程度 0 级）24 例，显著进步（功能缺损评分减少 46% ~90%，病残程度 1 ~3 级）51 例，进步（功能缺损评分减少 18% ~45%）9 例。总有效率 89.28%。

【病案举例】 赵某，女，45 岁。因右半身活动不灵 1 天，伴见神清，精神萎靡，面色暗淡无华，言语謇涩，舌体略胖边有齿痕，舌质暗淡、苔薄白，脉沉缓无力。检查：右鼻唇沟浅，伸舌右偏，右肩肌力 3 级，右手肌力 3 级，右下肢肌力 3 级，右侧肌张力略低，腱反射（+ +），右侧巴宾斯基征（+）。诊断为中风（中经络），证属气虚血瘀型。神经功能缺损评分 12 分。即予西医对症治疗 3 天后，加益气扶正、祛瘀化痰、通经活络的抗栓胶囊治疗。第 7 天，症状略有改善，扶持下可行走数米。续前方治疗 14 天，症状明显改善，右肩肌力 4 级，右手肌力 3 级，右下肢肌力 4 级，言语较前清晰流利，舌质暗淡、苔薄白略腻，脉沉缓力弱。续前方治疗，病情继续好转，至 21 天复查：右上下肢肌力 4 级，右手能握能伸且有一定握力，能拣花生豆、但较费力。续前方治疗，症状继续改善。至 28 天时，患者可独自行走，但右下肢笨拙，右足拖地，拣花生豆动作较前熟练、准确。复查：右肩肌力 5 级，右手肌力 4 级，右下肢肌力 5 级。继续口服抗栓胶囊及阿司匹林 2 周后复诊：精神佳，面色红润，行走自如，言语基本正常，并能做简单家务。体检：右鼻唇沟略浅，伸舌居中，右上下肢肌力 5 级，右手动作转换笨拙。神经功能缺损评分为 1 分，病残程度 0 级，基本痊愈。随访半年未复发。

【验方来源】 付巍. 中西医结合治疗中风 84 例疗效观察[J]. 湖南中医杂志，2001，17（5）：4.

按：中风病多因年老体弱，久病耗气，或劳倦耗气，或过食生冷、肥甘厚味伤脾，以致正气不足。气虚运血无力，则血行迟滞，甚至成瘀；气虚不能输布津液，反聚成痰，痰瘀互结，经络不通，故发为中风。治以益气化痰、祛瘀通络为主。抗栓胶囊中重用黄芪大补脾胃之气以扶正祛邪；当归、丹参、赤芍、桃仁、红花、独活、秦艽活血化瘀；胆南星、枳实清热化痰，行气消积以助气血运行；地龙咸寒，归脾肝膀胱经，有清热息风、通经活络之功；牛膝苦酸，归肝肾经，具有补肝肾、强筋骨、祛瘀通络之功，兼以利尿及引热引血下行，地龙与牛膝均能潜敛风阳上行之势；黄芪、当归、独活、红花药性偏于辛温，而秦艽、丹参、赤芍、地龙、胆南星偏于苦寒，寒温并用，使药性平和；当归与牛膝配伍，酸甘化阴，且当归又能补血，使方中辛散之药无伤阴耗血之弊端。诸药合用，既能扶助正气，又能祛痰化瘀，却无壅滞、助风、助火或伤阴耗血之嫌。

中药灌肠Ⅰ、Ⅱ号方

【药物组成】　灌肠Ⅰ号方：大黄（后下）、芒硝（冲服）各10～15 g，厚朴、枳实、胆南星各6～10 g，瓜蒌30～60 g。

灌肠Ⅱ号方：生地黄、玄参、白芍、肉苁蓉各20 g，大黄（后下）、芒硝（冲服）各15 g。

加减：热毒炽盛者，加草河车、金银花、黄连以清热解毒；血瘀者，加桃仁、红花以活血化瘀；高热者，加生石膏、知母以清气分热。

【适用病症】　中风病。证属痰热腑实证用灌肠Ⅰ号方，证属阴虚风动证用灌肠Ⅱ号方。

【用药方法】　将上药用粉碎机粉碎成粉末后，加水300 mL，煎取药液150 mL，经双层纱布过滤，滤液加入芒硝。

温度维持在 37 ℃ 左右，将药液瓶接输液器，并剪掉过滤器及其下端，使其与灌肠管相连，插入肛门 10～15 厘米，控制滴速，一般在 30 分钟内滴完，保留 30 分钟～1 小时。在常规疗法（如降颅压、控制血压、抗感染及支持疗法）基础上加用中药灌肠法，每天 1 次。

【临床疗效】 此Ⅰ、Ⅱ号方配合常规疗法治疗中风病痰热腑实证及阴虚风动证 50 例，显效（经治疗后大便通下，神志、体温等病情明显减轻）32 例，有效（经治疗后大便通下，神志、体温等病情部分减轻）13 例，无效（经 3 次灌肠治疗后，大便仍未通下，或虽大便通下，但病症无缓解）5 例。总有效率 90%。

【验方来源】 马维成，徐寅平，张国建. 中药灌肠治疗中风病临床研究［J］. 北京中医杂志，2003，22（5）：27.

按：中风病是危害人类健康的常见病，具有高发病率、高死亡率、高致残率、高复发率的特点。Ⅰ号方中用大黄、芒硝、厚朴、枳实苦寒泻下，加瓜蒌、胆南星清热涤痰，尤适宜于痰热腑实证。Ⅱ号方中用生地黄、玄参、大黄、芒硝滋阴增液、泄热通便，加白芍、肉苁蓉更增润下热结之力，尤适宜于阴虚风动证。中药灌肠Ⅰ、Ⅱ号方治疗中风病，共奏开窍启闭、清热祛邪、凉血解毒之功，对中风昏迷、不能自主服药者更为适宜。

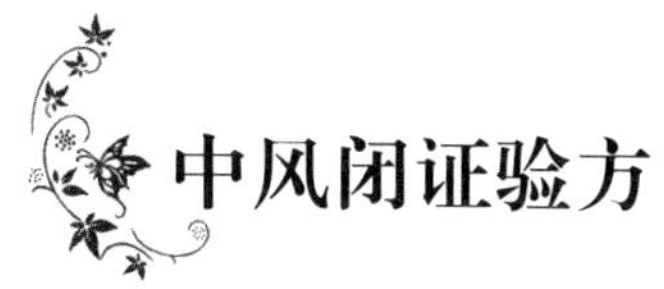

中风闭证验方

瓜蒌薤白半夏汤合小承气汤加味方

【药物组成】 大黄、石菖蒲各 15 g，枳实 20 g，厚朴 12 g，全瓜蒌、薤白、法半夏、胆南星、地龙各 10 g。

加减法：若阳闭证者，证见突然昏倒，不省人事，颜面潮红，身热，呼吸急促，躁动不安等，可酌情加用安宫牛黄丸或牛黄清心丸以辛凉开窍、清肝息风；阴闭证者，证见突然昏倒，面白唇暗，痰涎壅盛，四肢欠温，静而不烦等，可给予苏合香丸辛温开窍、豁痰息风。

【适用病症】 中风闭证。临床表现为既往均有高血压病史，突发性肢体不用，口眼歪斜，或伴有不同程度的意识障碍。

【用药方法】 每天 1 剂，水煎取药液 400 mL，分次口服或频频鼻饲。并根据西医控制脑水肿、降低颅内压等治疗原则和用药规律，西药常用 20% 甘露醇 125 ~ 250 mL静脉滴注，每 6 ~ 8 小时 1 次，抗脑水肿，降低颅内压，当颅内压下降时血压亦随之下降，因此一般不用降压药物。同时配合能量支持，维持水、电解质平衡，配以吸氧及对症治疗。连续治疗 14 天为 1 个疗程，每疗程间隔 2 天。

【临床疗效】 此方加减配合西药治疗中风闭证 67 例，治愈（神经系统症状和体征消失，生活自理）27 例，显效（神经系统症状和体征大部分消失，生活部分自理）34 例，有效（神经系统症状和体征部分消失，但生活不能自理）6 例。总有效率100%。

【病案举例】　王某，男，48岁。患者素有高血压病史，因饮酒后突然昏倒，不省人事，右侧半身不遂，口眼歪斜，喉中痰鸣，口角流涎，小便失禁。诊见：形体偏胖，颜面潮红，身热，躁扰不宁，舌体短缩、质红、苔黄腻，脉弦滑数。体温38.7 ℃，心率93次/分，呼吸24次/分，血压18.7/13千帕斯卡，双侧瞳孔不等大，对光反射迟钝，口角向右侧歪斜，颈项强直，右侧上、下肢肌力减弱，肌力0级；右侧巴宾斯基征阳性。血常规检查：血红蛋白120g/L，白细胞 7.6×10^{9}/L，红细胞 4.25×10^{12}/L，中性粒细胞0.60，淋巴细胞0.40；尿常规（-）。头颅CT检查示：左侧基底节区出血（量约30 mL）。中医诊断为中风闭证（阳闭）。治宜化痰开窍，通腑泻浊。方用瓜蒌薤白半夏汤合小承气汤加味方，频频鼻饲；并配合上述西药治疗。翌日大便通，体温37.1 ℃。治疗1周后，神志清，但舌强、失语、右侧瘫痪尚无好转；原方减大黄为9 g，每天1剂。治疗15天后，舌体稍灵活可发音，但言语欠清，患侧下肢肌力2级，上肢肌力1级；原方加桂枝、威灵仙、独活通经活络，调治40余天，临床痊愈出院。

【验方来源】　上官稳，李瑞红．化痰通腑法在中风闭证的运用［J］．河南中医学院学报，2003，18（3）：47.

按：中风闭证相当于急性脑血管病重症，临床上采取积极有效的救治是降低病死率和致残率的关键。本病多因情志、饮食、体质等因素导致肝肾阴虚，水不涵木，或肝阳暴张，阳化风动，致气血逆乱，瘀血痰浊上蒙清窍，出现神昏仆倒等。急性期常有脏腑功能失调，中州气机转枢不利，痰热互结，消灼津液，出现大便干结或便秘等症状；若腑气不通，浊邪上犯，蒙闭清窍，则神识昏蒙加重。治宜釜底抽薪，上病下取，通其腑气，化痰降浊，醒神开窍，使气血得以敷布，痹通络活，扭转病势，利于肢体恢复。瓜蒌薤白半夏汤合小承气汤加味方中的大黄涤荡瘀血痰积，导热除郁，有化瘀止血之功效；枳实、厚朴理气降浊；胆南星、石菖蒲化痰开窍醒神；瓜蒌、薤白、法半夏豁痰下气；地龙息风化痰通络。诸药合用，共奏化痰开窍、通腑降浊、息风通络之效，不但能增加胃肠蠕动，排除毒性产物，还具有脱水降颅内压之效，可改善脑部血液循环，增加脑氧供应，从而促进神经功能恢复。

阳　闭　汤

【药物组成】　羚羊角末（代）3 g，醋炙龟板、生地黄、玄参各 30 g，牡丹皮、竹茹、石菖蒲各 12 g，天竺黄 10 g。

【适用病症】　中风病（中脏腑），证属阳闭者。临床表现为高热神昏，牙关紧闭或谵语，手足躁动，面红唇燥，脘腹胀满，大便秘结，舌红、苔黄腻或黄干，脉弦滑数。

【用药方法】　每天 1 剂，水煎取药液鼻饲，并配合服用安宫牛黄丸，静脉滴注足量的清开灵、醒脑净注射液。视病情改善情况，于治疗的第 3 ~7 天给予活血化瘀注射液如复方丹参注射液、脉络宁注射液、川芎嗪注射液等静脉滴注。

【临床疗效】　此方治疗中风病（中脏腑）证属阳闭者，有较好的疗效。

【验方来源】　杨树亮，李存富，杨洁. 中医辨证论治脑中风 96 例［J］. 中医杂志，2000，41（7）：430.

按：中风病可分为中脏腑与中经络两类。中脏腑意识丧失，病情较重；中经络意识清醒，一般病情较轻。中脏腑又可辨为阳闭证、阴闭证、脱证等不同证型。阳闭证治宜平肝息风，豁痰泻火，醒脑开窍。阳闭汤中的羚羊角末（代）、醋炙龟板、生地黄滋阴潜阳，镇肝息风；玄参、牡丹皮、竹茹、石菖蒲、天竺黄凉血泻火，豁痰开窍醒脑。诸药合用，共奏滋阴潜阳、豁痰开窍醒脑之功，用于治疗中风中脏腑属阳闭者可取得较好疗效。

阴闭汤

【药物组成】　法半夏、胆南星各 10 g，全蝎 12 g，蜈蚣 3 条，石菖蒲 15 g。

【适用病症】　中风病（中脏腑），证属阴闭者。临床表现为神昏，无热或低热，牙关紧闭或喃喃自语，手足强硬，面色青灰，二便不通。

【用药方法】　每天 1 剂，水煎取药液鼻饲。并配合服用苏合香丸。视病情改善情况，于治疗第 3 ~7 天给予活血化瘀注射液如复方丹参注射液、脉络宁注射液、川芎嗪注射液等静脉滴注。

【临床疗效】　此方治疗中风病（中脏腑）证属阴闭者，有较好的疗效。

【验方来源】　杨树亮，李存富，杨洁. 中医辨证论治脑中风 96 例［J］. 中医杂志，2000，41（7）：430.

按：中风病的中脏腑是指意识丧失或神志模糊的重症，根据临床表现的不同又可辨为阳闭证、阴闭证、脱证等。阴闭证治宜平肝息风，温经通络，豁痰开窍。阴闭汤中的全蝎、蜈蚣平肝息风通络；法半夏、胆南星、石菖蒲豁痰开窍醒脑。诸药合用，共奏平肝息风通络、豁痰开窍醒脑之功，用于治疗中脏腑阴闭证能取得良好疗效。另外，在中医辨证应用方药的基础上，使用包括静脉给药在内的活血化瘀中药如复方丹参注射液、脉络宁注射液、川芎嗪注射液等治疗，能明显提高疗效。

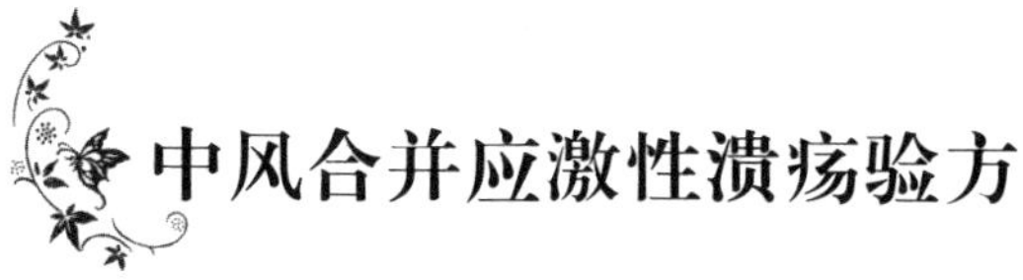

中风合并应激性溃疡验方

顾胃健脾汤

【药物组成】　太子参、山药各 30 g，焦白术、茯苓各 15 g，莲子、三七末各 10 g，木香、大黄各 6 g。

【适用病症】　中风合并应激性溃疡。临床表现为不同程度、不同部位的脑出血及脑梗死，伴有呕血、黑便。

【用药方法】　每天 1 剂，水煎服或鼻饲。3 周为 1 个疗程。

【临床疗效】　此方治疗中风合并应激性溃疡 52 例，好转（临床症状消失，无再呕血、黑便，精神、纳眠可）48 例，无效（临床症状无缓解，仍有呕血、黑便，或死亡）4 例。总有效率 92.3%。

【验方来源】　姜丽娟. 顾胃健脾汤对中风病应激性溃疡的防治作用［J］. 云南中医中药杂志，2001，22（2）：45.

按：中风合并应激性溃疡与胃气衰弱有直接的关系。中风病患者由于进食少或禁食后，脾胃虚弱，无以化生水谷精微，而“脾胃为气血生化之源”，气无以化，则血无以统，且“气为血之母，血为气之帅”，血必须在气的统摄下循经脉运行，若气虚不能摄血，血液则溢出脉道而形成出血。因此，顾护脾胃为其主要治疗方法。顾胃健脾汤以健脾益气之太子参、白术、茯苓、山药、莲子，配合三七末活血止血，以祛瘀血生新血，少佐大黄以通腑降浊；同时为防止健脾益气之药碍运脾胃，加入木香以行气醒脾。诸药合用，共奏健脾益胃之功，对于中风合并应激性溃疡的治疗和防护有较好的疗效。

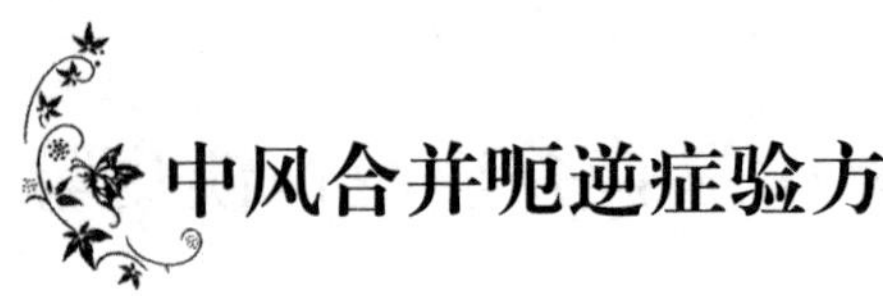

中风合并呃逆症验方

丁　泻　饮

【药物组成】　丁香 3 g，番泻叶 10 g。

【适用病症】　中风呃逆症。临床表现为偏瘫，项强，呃逆频作，声高气粗，腹部胀满疼痛拒按，大便干难解，或大便几天未解，口中臭秽，舌红、苔黄燥或黄厚，脉沉实或弦数有力。

【用药方法】　每天 1 剂，加开水 200 mL，浸泡 30 分钟温服，每天 2 次。

【临床疗效】　此方治疗中风呃逆 39 例，治愈（服药 2 剂，呃逆症状消失）29 例，好转（服药 2 剂，呃逆症状次数明显减少）7 例，无效（服药 2 剂，呃逆症状未见减少）3 例。

【病案举例】　李某，男，63 岁。因出血性中风治疗 7 天后出现呃逆症状。诊见：呃逆频作，声高气粗，口中臭秽，腹部胀满，大便 5 天未解，舌红、苔黄厚，脉弦滑。中医诊断为中风呃逆。证属胃肠积热，腑气不通，胃气上逆动膈。方用丁泻饮泡服。服药 2 小时后泻下燥屎 10 余枚，腹胀满顿减；服药 5 小时后呃逆止。

【验方来源】　袁少先，潘连江，刘勤建．丁泻饮治疗中风后呃逆 39 例［J］．新中医，1998，30（1）：46.

按：中风呃逆多发生在中风的急性期，尤其以中风后 10 天内较多。因肝阳暴亢或阴虚阳亢，热邪下移胃肠，腑气不通，胃气不降，上逆动膈而发。由于呃逆频作，对出血性中风有加重病情的危险。丁泻饮中的丁香能止气逆，番泻叶能泻热利肠腑，通大便。两药合用，能泻热降胃气而止呃逆。

涤痰汤

【药物组成】 法半夏、胆南星、橘红、枳实、竹茹各10 g，茯苓20 g，人参、石菖蒲、甘草各3 g。

加减：气虚血瘀型，证见呃逆声沉缓，纳少乏力，舌微紫或紫斑、苔黄，脉细缓而涩者，加黄芪15 g，桂枝9 g，当归12 g，川芎、红花各10 g；痰阻血瘀型，证见呃逆声急促而不连续，咽中不适，面色晦滞，舌质暗或有紫斑，脉细涩者，加丹参、川芎各15 g，红花10 g；肝阳暴亢型，证见呃逆声洪亮，冲逆而出，因抑郁恼怒而发作，头目昏眩，舌苔薄腻，脉弦滑者，加钩藤、菊花各15 g，石决明30 g；元气败脱型，证见呃逆声低沉无力，气不得续，面色苍白，舌淡、苔白，脉细弱无力者，加人参、熟附子各10 g；痰热互结型，证见呃逆连声，咳嗽，痰黏不易咳出，舌苔薄腻，脉弦而滑者，加鲜竹沥（兑）20 mL，瓜蒌15 g。

【适用病症】 中风呃逆症。

【用药方法】 每天1剂，水煎，分2次服。连服6剂为1个疗程，一般治疗1～2个疗程。

【临床疗效】 此方加减治疗中风呃逆症26例，治愈（临床症状消失，随访1年未复发）18例，好转（呃逆症状减轻或复感受风寒及其他原因加重）5例，无效（呃逆症状无改善）3例。总有效率88.46%。

【病案举例】 某男，72岁。3天前因情志不舒而感觉头晕，继则出现神昏，舌强语謇，口角歪斜，右半身瘫痪。西医诊断为脑梗死。给予抗栓剂静脉滴注治疗，于治疗的第2天发生呃逆。诊见：呃逆频作，连续不断，声音较响，伴神识昏昧，喉中痰鸣有声，呼吸不稳，右口角歪斜，右半身瘫痪，舌质暗淡、苔白厚腻，脉弦消。证属风痰上扰清窍，胃气上逆。治以祛痰化浊息风，理气降逆止呃，佐以开窍醒神。方用涤痰汤加莱菔子10 g，钩藤 12 g。每天 1 剂，水煎取药液 300 mL，徐徐灌入。服药 6 剂后，患者神识渐清，喉中痰鸣已去，呃逆未作。随访 1 年未复发。

【验方来源】　王劲松．涤痰汤治疗中风呃逆证［J］．山东中医杂志，2003，22（8）：508．

按：中风并发呃逆，乃由肝风内扰，痰浊闭阻脉络，蒙蔽清窍，继而阻遏气机，使气机失和，胃气不降反逆上而致。病属虚实夹杂，但以实邪为主。涤痰汤中法半夏、茯苓、橘红、胆南星、竹茹、枳实、莱菔子等涤痰祛浊，理气除逆止呃逆；石菖蒲等开窍醒神；用少量人参以补肺元之气，扶正祛邪，使祛痰而不伤正；甘草调和诸药。诸药合用，痰、热、气并治，痰祛则气顺，气顺则痰消，痰热分解，脉道通利则呃逆自止。

降逆止呃汤

【药物组成】　法半夏、厚朴、藿香、白术、沉香各 10 g，旋覆花（包煎）12 g，柿蒂、白扁豆各 15 g，生姜 6 g，代赭石（研末冲服）3 g。

加减：颜面潮红，神识模糊者，加石菖蒲、远志各 10 g；大便秘结，口气臭者，加大黄 10 g，芒硝（冲服）8 g，中病即止；血压高者，加菊花 18 g，龙骨（先煎）20 g；呕血、便血者，加云南白药（冲服）3 g，同时配合西医止血药急救；面色㿠白者，加黄芪18 g，党参 10 g；口黏、舌淡红、苔白腻者，加佩兰、丁香、白豆蔻各10 g；舌质红、苔黄腻者，加竹茹10 g，黄连6 g；头汗如油者，加山茱萸10 g，熟附子12 g；舌红少津者，加玉竹10 g，石斛15 g；舌质紫暗有瘀斑者，加党参、丹参各15 g。

【适用病症】　中风呃逆症。

【用药方法】　每天1剂，水煎服。

【临床疗效】　此方加减治疗中风呃逆症20例，痊愈（服药后呃逆止，纳食后无发作，夜寐安）10例，有效（服药后呃逆程度减轻，发作次数减少，纳食后诱发，夜寐中偶有发作）8例，无效（服药前后症状未改善）2例。总有效率90%。

【病案举例】　花某，男，60岁。患者有高血压病史5年。今突发头痛，恶心呕吐，左侧肢体活动不利1天。检查：血压24/16千帕斯卡；神清语利，精神一般，呈痛苦面容，头颅对称，左中枢性面、舌瘫，颈抵抗感（+），左侧上肢肌力1级，下肢肌力2级，左巴宾斯基征（+），左霍夫曼征（+）。察其舌质红、苔薄黄，脉弦。头颅CT检查提示：右基底节区出血28 mL。西医诊断为脑出血。中医诊断为中风（中经络）。证属肝阳暴亢，风痰阻络型。西医以脱水降颅压、调整血压等对症治疗为主，中医治以清热息风为主。经中西医治疗3天后，患者呃逆频频，喉中响声不已，动胸牵腹，不能自制，纳食受限，难以入睡，3天未解大便，舌质红、苔薄黄，脉弦滑。证属痰热内阻，腑气不通，胃气上逆。治以通腑泄热，降逆和胃。方用降逆止呃汤加大黄（后下）10 g，芒硝（冲服）8 g。3剂后，泻下如羊屎状，坚硬奇臭，而呃逆顿减，头痛缓解；上方遂减大黄、芒硝，再投4剂，呃逆止、纳食正常，肢体活动较前亦有进步。

【验方来源】　崔超望，肖玉．降逆止呃汤治疗脑卒中后呃逆20例［J］．现代中医药，2002（5）：28.

按：中风呃逆症是病变部位直接或间接影响下丘脑，进一步导致自主神经功能障碍，引起内脏功能失调，属中医学呃逆、中风病范畴。主要病机是肝阳暴亢，气血逆乱，风痰瘀血内阻，气机升降失调。胃居膈下，其气以降为顺，胃与膈有经脉相连属，胃失和降，逆气动膈，发为呃逆。并与肺之肃降、肾之摄纳、肝之条达有关。治疗当以镇肝、和胃、降逆、止呃为大法。降逆止呃汤中以藿香、法半夏、生姜和中行气以降逆；旋覆花、厚朴、沉香下气降逆；代赭石重镇平肝降逆；白术、白扁豆健脾畅中；柿蒂降逆止呃。诸药合用，集和胃、畅中、降逆、止呃等作用为一体，尤适宜于脑卒中后呃逆的治疗。

镇肝降逆汤

【药物组成】　代赭石（先煎）30 g，钩藤（后下）、柿蒂、旋覆花、法半夏、川楝子、枳壳各 10 g，丁香 6 g。

加减：痰涎壅盛者，加鲜竹沥 20 mL；身热咳嗽者，加鱼腥草 20 g，桑白皮 10 g；呃逆数天不愈者，加太子参 30 g；口气臭秽、大便秘结者，加大黄（后下）10 g。

【适用病症】　中风呃逆症。

【用药方法】　每天 1 剂，水煎，取药液 300 mL，分 3 次口服或鼻饲。一般治疗 1 ~5 天。

【临床疗效】　此方加减治疗中风呃逆症 36 例，痊愈 26 例，好转 6 例，无效 4 例。总有效率 88. 9%。

【病案举例】　刘某，男，68 岁。因左侧肢体偏瘫 2 天诊断为脑梗死收住院。入院当天呃逆频作，经肌内注射氯丙嗪及针刺治疗均无效。诊见：体态丰腴，神志恍惚，左侧肢体半身不遂，呃逆频作、呃声响亮，口气臭秽，大便 4 天未行，舌质红、苔黄腻，脉弦滑。中医辨证属肝风夹痰，横逆犯胃，腑气不通。治以镇肝降逆，化痰和胃，佐以通腑。方用镇肝降逆汤加大黄（后下）10 g。服 2 剂后，泻下臭秽烂便 3 次，呃逆及口臭除，神志转清楚。效不更方，原方去大黄，续服2剂以巩固疗效，药后呃逆未作。

【验方来源】　王国英. 镇肝降逆汤治疗中风合并呃逆36例［J］. 北京中医杂志，2002，21（5）：294.

按：呃逆是中风病常见的合并症。中医学认为，中风急性期以肝风、痰浊、瘀血等标实症状较为突出，与呃逆的发生密切相关。因此，中风合并呃逆的病机为气滞血瘀，风阳痰火上冲。治以镇肝降逆、化痰和胃为主。镇肝降逆汤中的代赭石镇肝潜阳，配钩藤清肝息风，使肝阳得以下潜；辅以丁香、柿蒂均可降逆止呕，二药一辛热，一苦平，一升一降，条畅中焦气机，升清降浊；再配合旋覆花、法半夏降逆化痰，和降胃气；佐川楝子、枳壳疏肝理气，开胸消痞。诸药合用，共奏镇肝降逆、化痰和胃止呃之功。

降逆汤

【药物组成】　党参、旋覆花、白芍、茯苓各15 g，代赭石、沉香、枳壳、甘草各10 g。

加减：肝阳上亢者，加钩藤、石决明、天麻；瘀血阻络者，加桃仁、红花；痰浊内阻者，加法半夏、胆南星、苍术；胃阴虚者，加石斛、生地黄、麦冬；大便秘结者，加大黄、枳实、白术。

【适用病症】　中风顽固性呃逆症。

【用药方法】　每天1剂，水煎2次，共取药液400 mL，分早、晚服，呃逆甚者，则少量频服。同时针对卒中给予常规用药对症治疗。

【临床疗效】　此方加减治疗中风顽固性呃逆症36例，治愈28例，显效8例。

【病案举例】　王某，男，56 岁。以左侧肢体无力、呃逆半个月收入院。患者半个月前晨起自觉左侧肢体无力、麻木，2 天后出现呃逆，逐渐加重，昼夜持续呃逆，影响进食及睡眠，苦不堪言。入院时神志清，精神差，痛苦面容，左中枢性神经面瘫，左侧肢体肌力 3 级，肌张力减低，病理反射阳性，浅感觉减低。诊见：舌红、苔腻，脉弦滑。CT 检查示：右基底节区脑梗死。中医诊断：中风（中经络），顽固性呃逆症。证属风痰瘀血痹阻。方用降逆汤加法半夏、胆南星、地龙各 12 g，全蝎 8 g。每天 1 剂，水煎，分 4 次服。服 1 剂后，呃逆停止；再服 1 剂，呃逆未在复发。

【验方来源】　曹胭莉，韩祖成．降逆汤治疗卒中顽固性呃逆 36 例［J］．陕西中医，2000，21（9）：400.

按：呃逆是一种膈肌突然收缩引起的原始胃肠反射，其发生机制是卒中时发生弥漫性脑损伤刺激了呃逆的反射中枢，因此，呃逆是中风常见并发症之一。若不积极治疗会加重患者的痛苦，甚至影响病情。中风伴发呃逆多见于年龄大、病情严重、元气虚弱之人。中医学认为，各种原因致胃气上逆均可发生呃逆。降逆汤中的党参温补脾肾，扶正固本；沉香、旋覆花、代赭石温中降逆；枳壳、茯苓理气健脾胃；白芍、甘草缓急止痛。诸药合用，元气得复，胃气得降，气机升降有序，呃逆自止。

二香镇肝息风汤

【药物组成】　怀牛膝、代赭石、龙骨、牡蛎各 30 g，白芍、玄参、天冬、麦芽、茵陈蒿各 15 g，柿蒂 9 g，川楝子、甘草、沉香、丁香各 6 g。

加减：口苦、心烦、舌红者，加栀子、黄连各 15 g；口干、舌红、苔薄黄者，加生地黄 15 g；恶心呕吐者，加竹茹、法半夏各 15 g；神昏谵语者，加石菖蒲 20 g。

【适用病症】　中风顽固性呃逆症。

【用药方法】　每天 1 剂，水煎服。若昏迷不能口服者，则置管鼻饲。配合异丙嗪 25 mg 肌内注射，每 8 小时 1 次；甲氧氯普胺 10 mg 肌内注射，每 8 小时 1 次，两者交替使用。

【临床疗效】　此方加减治疗中风顽固性呃逆症 38 例，显效（用药 4 天内临床症状消失）24 例，有效（用药 4 天内临床症状减轻，仅呈间歇发作，且持续时间缩短）11 例，无效（用药 4 天后临床症状无明显改善）3 例。总有效率 92.1%。

【病案举例】　彭某，男，58 岁。昨天清晨因右侧肢体突然出现偏瘫、口舌歪斜而急诊入院。诊见：神清，左侧肢体偏瘫，口舌歪斜，舌质暗红、苔黄，脉弦有力。检查：血压 24.0/13.3 千帕斯卡，左侧肌力 2 级，肌张力增高，左侧巴宾斯基征阳性。颅脑 CT 检查提示：右基底节区梗死。西医诊断：脑梗死。中医诊断：中风（中脏腑）。入院第 2 天出现呃逆。给予异丙嗪 25 mg 肌内注射，8 小时 1 次；甲氧氯普胺 10 mg 肌内注射，8 小时 1 次，交替使用 2 天，但诸症状未明显缓解。遂给予二香镇肝息风汤，服 3 剂后呃逆明显减轻。效不更方，再守上方 4 剂，呃逆完全缓解，尔后未见复发。

【验方来源】　李文梅，温淑梅. 中西医结合治疗脑卒中顽固性呃逆 38 例［J］. 湖南中医杂志，2002，18（5）：29.

按：中风顽固性呃逆症的病机是肝肾阴虚，燥热内盛，气郁痰阻，肝阳偏亢而引动内风，上乘肺胃，导致胃气夹痰上逆动膈而发病。以平肝息风、滋养肝肾、降逆止呃为其治疗大法。二香镇肝息风汤中的代赭石降气镇逆，平肝潜阳；牛膝引血下行，折其阳亢，滋养肝肾；龙骨、牡蛎潜阳降逆；玄参、天冬、白芍滋养阴液，柔润息风；茵陈蒿、麦芽、丁香、沉香、柿蒂协助君药调达肝胃之郁滞，降逆止呕；甘草和胃调中。诸药合用，共奏平肝息风、滋养肝肾、降逆止呃之功，用于治疗脑卒中顽固性呃逆疗效显著。

小承三香乌白汤

【药物组成】　大黄（后下）、木香（后下）、沉香（后下）各 10 g，枳实、乌药、厚朴各 12 g，丁香 6 g，白芝麻 30 g。

加减：口苦、心烦、舌红者，加黄连 10 g，栀子 15 g；口干、舌红而苔少微黄者，加玄参 12 g，生地黄 15 g；恶心呕吐者，加竹茹 15 g，代赭石（先煎）30 g；神昏谵语者，加石菖蒲 15 g。

【适用病症】　中风顽固性呃逆症。

【用药方法】　每天 1 剂，水煎，取药液 200 mL，温顿服或鼻饲。并配合西医治疗，肌内注射异丙嗪 、甲氧氯普胺，低血钙者静脉注射葡萄糖酸钙。

【临床疗效】　此方加减治疗中风顽固性呃逆症 60 例，显效（用药 2 天内临床症状消失）42 例，有效（用药 2 天后临床症状减轻，间歇发作，持续时间缩短）14 例，无效（用药 2 天后临床症状无明显改变）4 例。总有效率 93. 33% 。

【病案举例】　赵某，男，68 岁。因突然昏倒、不省人事、左侧肢体偏瘫急诊入院。诊见：神昏，颜面红赤，呼吸气粗，口气臭，小便失禁，大便不通，舌质红、苔黄，脉弦滑。检查：血压 25/13 千帕斯卡，双瞳孔等大，对光反射迟钝，右鼻唇沟变浅，颈稍抵抗，左侧肢体肌力为 0，肌张力增高，左巴宾斯基征阳性。颅脑 CT 检查提示：右基底节出血。西医诊断为脑出血；中医诊断为中风（中脏腑）。经中西医结合救治后，患者神志转清。但第 2 天出现呃逆连连，持续 24 小时。实验室检查：血钙 2. 10 mmol/L。经针灸治疗，症状未缓解。方用小承三香乌白汤加生地黄 15 g，枳实 20 g，代赭石（先煎）30 g。配合肌内注射异丙嗪 25 mg，8 小时 1 次；肌内注射甲氧氯普胺 10 mg，8 小时 1 次，交替肌内注射；另用 10% 葡萄糖酸钙 10 mL加 5% 葡萄糖注射液 20 mL中缓慢静脉滴注，每天 1 次。治疗 1 天，患者排稀便 4 次，呃逆症状明显减轻。治疗第 2 天，呃逆完全缓解。此后未见复发。

【验方来源】　梁文华，张维颖．中西医结合治疗脑卒中顽固性呃逆 60 例［J］．新中医，2001，33（6）：40.

按：中医学认为，中风病的病机为气郁痰阻，瘀阻脉络，清阳之气不得舒展。而呃逆是由胃气上逆动膈而成，膈居肺胃之间，故与肺胃关系密切。而肺与大肠相表里，大肠腑气通畅，则气机顺畅，呃逆得舒。小承三香乌白汤以小承气汤通腑降气，荡涤积滞，白芝麻润燥降逆，二者配合能促进大肠传导下行，利于肺气肃降，疏通肺膈之间气机；木香、乌药理气顺气，丁香降逆止呃。诸药合用，共奏气顺呃止之功。

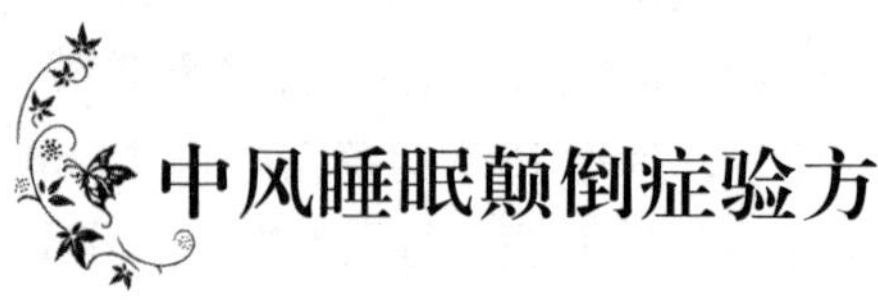

中风睡眠颠倒症验方

镇肝息风汤加味方

【药物组成】　怀牛膝、代赭石、龙骨、牡蛎、夜交藤各30 g，炙龟板、白芍、玄参、天冬、朱茯神、石菖蒲、郁金、百合、紫苏各15 g，麦芽、甘草各6 g。

加减：血压偏高者，加钩藤（后下）、菊花、夏枯草各12 g；眩晕较重者，加天麻10 g，石决明30 g；头痛者，加川芎6 g；缺血性中风偏瘫重者，加全蝎5 g，蜈蚣2 g，地龙15 g，水蛭末（冲服）5 g；上肢瘫重者，加桑枝15 g；下肢瘫较重者，加牛膝15 g；伴有壮热者，加羚羊角粉（冲服或鼻饲），每次1 g，每天3次；痰多者，加胆南星、姜半夏各9 g；呕血者，加白及10 g，或云南白药（冲服）1 g，每天3次；呃逆者，加丁香5 g，柿蒂10 g；褥疮者，用血竭粉适量外用；烦躁不安、易怒甚者，加生铁落30 g；大便干燥者，加大黄（后下）、芒硝、厚朴各10 g，枳实15 g，或用单味番泻叶适量冲服；血瘀者，加桃仁、红花各10 g，赤芍15 g，或给予脉络宁注射液20 mL或复方丹参注射液20 mL加生理盐水或5%葡萄糖500 mL中静脉滴注，每天1次。

【适用病症】　中风睡眠颠倒症。临床表现为白天睡得多而夜间失眠，大便数天未解，小便黄赤，舌质红或暗红、苔黄燥，脉弦数。

【用药方法】　每天1剂，水煎，分2次服。头煎于晚上睡觉前服，第2煎次晨服。14天为1个疗程，中间停用3～5天，开始第2个疗程。

【临床疗效】 此方加减治疗中风睡眠颠倒症36例，治愈（睡眠颠倒症完全得到纠正）26例，好转（睡眠颠倒症有所改善）8例，未愈（睡眠情况无改变）2例。总有效率94.4%。

【验方来源】 郭二霞．镇肝息风汤加减治疗中风后睡眠颠倒36例［J］．安徽中医临床杂志，2002，14（6）：456.

按：中风睡眠颠倒症在临床上较常出现，因为中风的发生常与心、肾、肝、脾及经络血脉有关。由于年老体弱，脏腑功能失调，阴阳偏胜，肝肾阴虚，肝阳上亢，阳亢生风，气血逆乱，直冲犯脑，上蒙元神而发病。而且中风后阴阳失调，导致夜晚阳不入阴而产生失眠，白天阳不出表则产生嗜睡的睡眠颠倒。治疗应采用调整阴阳为主。镇肝息风汤加味方中的怀牛膝归肝肾之经，引血下行，补益肝肾，是为主药；代赭石、龙骨、牡蛎等重镇之药以降逆潜阳，镇肝息风；炙龟板、白芍、天冬、玄参滋阴以制阳亢，即所谓“壮水之主以制阳光”，使阳亢下潜；石菖蒲化痰开窍。由于大量的金石类药物有碍胃之弊，故用调和诸药的甘草与麦芽相配以和胃调中；还加入百合、紫苏昼开夜合之药，用以调整睡眠，宁心安神；夜交藤、朱茯神安神定志，缓解失眠；郁金平肝解郁。诸药合用，共奏平肝潜阳、息风开窍、调整阴阳之功，使瘀祛络通，神窍得启，睡眠恢复正常。

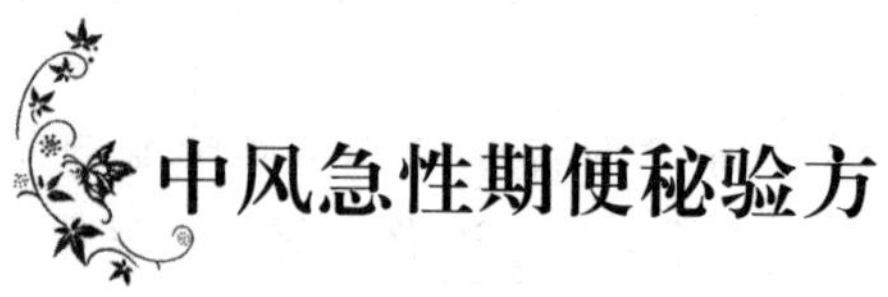

中风急性期便秘验方

通腑泻下汤

【药物组成】　通腑泻下汤Ⅰ方（大承气汤加味）：大黄（后下）15 g，芒硝（冲服）、厚朴、枳壳、瓜蒌仁各 10 g，黄芩 6 g。

通腑泻下汤Ⅱ方（增液承气汤加味）：大黄（后下）、芒硝、玄参、麦冬、玉竹各 10 g，生地黄 12 g。

【适用病症】　中风急性期便秘。实秘表现为大便干结，小便短赤，面红心烦，口干口臭，腹胀或痛，舌质红、苔黄燥，脉滑数。虚秘表现为大便干结，形体消瘦，或见颧红，眩晕耳鸣，心悸怔忡，腰膝酸软，大便如羊屎状，舌红、少苔，脉细数。

【用药方法】　每天 1 剂，水煎服。28 天为 1 个疗程。实秘者用通腑泻下汤Ⅰ方，虚秘者用通腑泻下汤Ⅱ方。

【临床疗效】　此两方治疗中风急性期便秘 30 例，治愈（临床症状及体征消失，基本能独立生活）8 例，好转（临床症状及体征好转，能扶杖行动，或基本生活能自理）16 例，未愈（临床症状及体征无变化）6 例。总有效率 80%。

【病案举例】　患者，女，76 岁。因左侧肢体活动不利、口眼歪斜 6 小时收入院。患者早晨睡醒后自觉左侧肢体活动不利，口眼歪斜，舌强语謇，头痛不适，舌淡红边有瘀点、苔薄黄腻，脉弦滑。检查：神清，血压 16/10.5 千帕斯卡，伸舌左偏，左侧鼻唇沟变浅，左上肢肌力 0 级，左下肢肌力 2 级，左侧肢体感觉迟钝，左侧巴宾斯基征（+）。头颅CT检查提示：左侧基底节脑梗死。西医诊断：脑梗死。中医诊断：中风（中经络）。辨证属痰瘀阻窍型。经中西医结合治疗5天后，患者出现大便干结，小便短赤，腹胀痞满，纳呆烦躁，舌红边有瘀点、苔黄腻，脉滑有力。治以清热通腑为主，方选通腑泻下汤Ⅰ方去厚朴，加淡竹叶6 g。服用1剂后即有便意，矢气频频，腹胀稍减，但仍解不出大便。连续服用3剂后，大便得通，腹胀尽消，胃纳渐增，左侧肢体肌力明显改善。

【验方来源】 徐新平. 通腑泻下法治疗中风急性期便秘30例临床观察［J］. 浙江中医学院学报，2001，25（1）：34.

按：中风病急性期多由于气血逆乱，痰瘀互结，中焦壅滞而化热腑实，导致脑脉痹阻或血溢于外而发病；或者素体阴津亏耗，或内热伤阴，肠道干涩，传化失职，或热邪、痰邪与瘀血内结，而产生便秘等症。治疗应注意运用通腑泻下法。如属实秘表现者，选用通腑泻下汤Ⅰ方（大承气汤加味），方中以大黄、芒硝泻下通便，使腑实去则便通；配合厚朴、枳壳、瓜蒌仁等行气润肠之品，使积聚去则络自通。诸药合用，共奏清热通腑之效。如属虚秘者，方选通腑泻下汤Ⅱ方（增液承气汤加味）以养阴通腑，以大黄、芒硝泻下，玄参、麦冬、玉竹等滋阴润肠之品以通便，生地黄清热凉血，共奏养阴通腑之功效。上述两方，均为通腑泻下之治法，一可通泻六腑，使津气得布，四肢百骸、筋骨脑髓得以濡养，促使半身不遂、意识障碍等症状迅速好转；二可通泻胃肠之痰热积滞，使心神得安，气血得平，防止内闭；三可急下存阴，防止阴损及阳，阴阳离决之变证；四可通导大便，降低颅内压，消除脑水肿。但在使用时应注意中病即止。

清肠化瘀汤

【药物组成】 大黄、枳实各6～12 g，三七末（冲服）2～3 g，炒莱菔子10～15 g。

加减：若热盛者，加生地黄、玄参、栀子；痰湿重者，加浙贝母、胖大海、茯苓；阴虚火旺者，加玄参、麦冬、知母；肝阳上亢者，加草决明、煅龙骨、煅牡蛎、夏枯草。

【适用病症】 中风病（脑血管意外）急性期之便秘。临床表现为便秘，纳差，胃肠不适等。

【用药方法】 每天1剂，水煎，取药液400 mL，分早、晚服。2天为1个疗程。

【临床疗效】 此方加减治疗中风病（脑血管意外）急性期之便秘102例，显效（用药2天后，大便通，食欲恢复正常）72例，有效（用药2天后，虽大便不通，但见肠鸣音增加或肛门排气）21例，无效（用药2天后，大便仍不通，且无肠鸣音增加及肛门排气）9例。总有效率91.2%。

【验方来源】 刘丙林，李鸿强，杨省振．清肠化瘀汤治疗脑血管意外急性期之便秘102例［J］．河南中医，2003，23(1)：31.

按：中风病（脑血管意外）是中老年人的常见病、多发病，其致死率及致残率均较高。在急性期由于大脑中枢病变的影响，自主神经受累，使胃肠蠕动障碍，同时因情绪抑郁，对自主神经系统也产生不利的影响，加之卧床时间增加，活动减少，均不利于胃肠蠕动。由于各种因素导致脑血管意外急性期患者出现便秘、纳差、胃肠不适等症状，及时有效地消除此类症状，改善患者精神状态，有利于缩短病程，促进恢复。清肠化瘀汤中的大黄具破积行瘀之功，并具有可靠的缓下作用；三七止血散瘀，并能够缩短凝血酶原时间，还能增加冠状动脉流量，降低毛细血管通透性，增加毛细血管的抗力，因此多用于各种脑血管意外病症；枳实理气消积散痞，并有可靠的胃肠动力作用；炒莱菔子富含食物油，具有下气消食、润肠通便之功效。诸药合用，共奏化瘀通便清肠之功。本方缓下而不峻猛，化瘀而不动血，用于治疗脑血管意外急性期之便秘，取得了比较满意的效果。

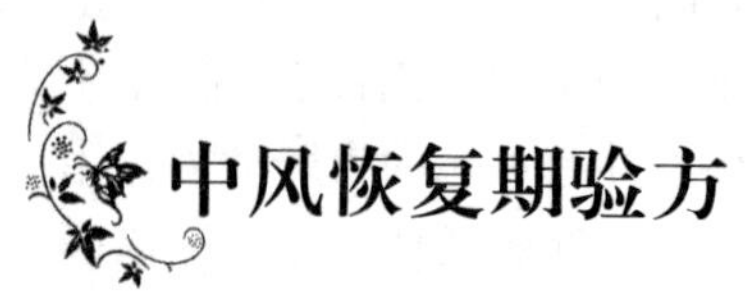

中风恢复期验方

芪连温胆汤

【药物组成】 黄芪、石菖蒲各 30 g，黄连、陈皮、厚朴各 12 g，法半夏 15 g，茯苓、枳实、胆南星、竹茹各 10 g，郁金 20 g。

加减：烦躁不安者，加莲子心 10 g，栀子 12 g以清心除烦；大便秘结者，加大黄 6 g以泻下通便；肢体肿胀疼痛者，加泽兰 30 g，防己 24 g以清热利湿通络，活血消肿。

【适用病症】 中风恢复期，证属痰热痹阻、络脉空虚型。

【用药方法】 每天 1 剂，水煎服。28 天为 1 个疗程，治疗 2 个疗程。

【临床疗效】 此方加减治疗中风恢复期辨证属痰热痹阻、络脉空虚型 62 例，痊愈 25 例，显效 19 例，有效 17 例，无效 1 例。总有效率 98%。

【验方来源】 孙西庆，郭丽青．芪连温胆汤治疗中风病 62 例［J］．辽宁中医杂志，1996，23（5）：212.

按：中风病为本虚标实之证。其本在肝肾精亏，气血不足。其标在风痰热瘀痹阻络窍。发病之初，邪势壅盛，正虚之象弱而不显，临床表现除中风病主症外，多见头痛、眩晕、心烦不宁、肢体疼痛浮肿、舌红、苔黄厚腻等一派邪实之象。随着病情的发展，病机的转变，而且治之得法，邪实之象渐去，正虚之征渐显。至后遗症期，主要表现为正虚的临床表现。整个病程以

“虚实相兼”为其特点。芪连温胆汤中以黄连温胆汤清热化痰祛瘀、调气通络，加黄芪以补气，疏中有补，寓补于疏，通补兼施，祛邪有利于扶正，扶正促进邪祛，使痰得祛，热得清，瘀得化，气得调，虚得补。痰热痹阻络窍多由痰热腑实转化而来，多数病例见有舌暗红、苔黄厚而腻。痰热腑实证予以通腑化痰后，只要腑气得通，虽见有上述舌象，也应及时改以芪连温胆汤化裁治疗，以免通腑泻下损伤正气，而犯虚虚实实之戒。由于中风病之黄厚腻苔是由于正气虚于内，浊气上干，正不胜邪所致。如反复地通腑泻下，损伤了体内正气，邪气更甚，就会使黄厚腻苔转而加重，预后较差。因此，芪连温胆汤治疗中风恢复期证属痰热痹阻、络脉空虚型，使患者肢体功能恢复较快，预后较好。

化痰通瘀汤

【药物组成】　制半夏、胆南星、茯苓、瓜蒌、僵蚕、石菖蒲、赤芍、桃仁、红花、地龙、川芎、当归、鸡血藤。（药量酌情选用）

加减：若气虚者，加黄芪、党参；肝肾阴虚者，加生地黄、熟地黄、枸杞子、麦冬、炙龟板；肝阳上亢者，加天麻、钩藤、石决明、羚羊角粉；大便秘结者，加大黄、何首乌。

【适用病症】　中风恢复期。

【用药方法】　每天1剂，水煎服。一般治疗1~4个月。

【临床疗效】　此方加减治疗中风恢复期30例，显效（语言流利，上下肢肌力4级以上，能下床活动，生活基本自理）9例，有效（语言与肢体活动功能较前有所改善，肌力较治疗前上升2级）18例，无效（症状、体征无明显好转）3例。总有效率90%。

【验方来源】　马骏．化痰通瘀治疗中风恢复期30例［J］．

辽宁中医杂志，1997，24（12）：552.

按：中风病的发生总不出虚（阴虚、气虚）、火（心火、肝火）、风（内风）、气（气逆），血（血瘀）、痰六端，皆由脏腑失调、气血逆乱、阴阳偏盛偏衰而致。当进入恢复期后，风热渐减，气逆渐平。主要表现为半身不遂、语言不利等症状，多因痰浊、瘀血痹阻经络所致。治以化痰通瘀法为主，痰瘀共治，并根据病情辅以平肝潜阳、滋养肝肾、补气、通腑等治法。化痰通瘀汤中的胆南星、制半夏、茯苓、瓜蒌化痰为主，石菖蒲化痰开窍；桃仁、红花、赤芍、川芎、当归活血化瘀；地龙、僵蚕、鸡血藤活血通络。诸药合用，可使血行、瘀去、痰消，用于治疗中风病恢复期有较好的疗效。

参藤补阳还五汤

【药物组成】　黄芪 90 g，当归 9 g，赤芍、丹参各 15 g，川芎、桃仁各 12 g，地龙 6 g，红花 4 g，鸡血藤 25 g。

加减：上肢瘫痪重且患肢肿胀者，加桑枝、桂枝、泽泻、薏苡仁；下肢瘫痪重者，加桑寄生、炮穿山甲（代）、牛膝、续断。

【适用病症】　中风恢复期。

【用药方法】　每天 1 剂，水煎，分 2 次服。20 天为 1 个疗程，间歇 1 周后，重复第 2 个疗程，共治疗 2 ~4 个疗程。

【临床疗效】　此方加减治疗中风恢复期 32 例，基本治愈（神经功能缺损评分减少 90% ~100%，病残程度 0 级）8 例，显著进步（神经功能缺损评分减少 46% ~90%，病残程度 1 ~3 级）15 例，进步（神经功能缺损评分减少 18% ~45%）7 例，无效（神经功能缺损评分减少或增加在 18% 以内）2 例。总有效率 93.8%。

【病案举例】　患者，男，49 岁。无明显诱因突发右半身不遂2 天，语言含糊。经西医扩血管、溶栓、活化脑细胞治疗 1 个月无效。诊见：右半身不遂，伴汗多，神疲不寐，气短乏力，口微干苦，语言不利，纳可，二便正常，舌质暗淡略紫、苔薄白，脉细弦。检查：神清，语言欠清晰，左鼻唇沟变浅，口角右歪，伸舌右偏，双瞳孔等大等圆，对光反射存在，右侧上、下肢肌力 0 级，肌张力增高，腱反射亢进，右侧巴宾斯基征（+），左侧肢体肌力、肌张力正常。头颅 CT 检查提示：基底节区腔隙性脑梗死。予参藤补阳还五汤口服，并配合功能锻炼。治疗 2 个疗程后，患者言语清晰，右上肢可抬举到耳垂，可自行握物、写字、生活自理，其他症状基本消失；右上肢肌 4 级，右下肢肌力 5 级。随访 1 年未见复发。

【验方来源】黄艳霞. 经气导平仪合补阳还五汤为主治疗中风 32 例［J］. 广西中医药，1999，22（2）：35.

按：中风病多因平素气血亏虚或肝肾精血不足，心肝肾三脏阴阳失调，加之忧思恼怒，或饮食不节，或房室劳累，或外邪侵袭等诱因，致气血运行受阻，肌肤筋脉失于濡养；或阴亏于下，肝阳暴张，阳化风动而成。恢复期或后遗症期多为气虚血瘀，脉络痹阻，治以益气活血为主。参藤补阳还五汤方中重用黄芪，大补元气，使气旺则血行，瘀去则络通；当归、赤芍、川芎、桃仁、红花、丹参活血化瘀；地龙活血通络；鸡血藤养血补血通络。诸药合用，共奏益气活血化瘀之功。同时，本方有助于改善脑缺血区的血液循环，恢复脑细胞功能，增加脑血流量及血氧含量，促进坏死组织修复，对中风偏瘫疗效较好。

回　春　饮

【药物组成】　黄芪 60 g，丹参 15 g，赤芍、红花、川芎、枳实、陈皮、远志各 10 g，石菖蒲 5 g。

【适用病症】　中风恢复期。

【用药方法】　每天 1 剂，水煎，分 2 次服。连服 4 周，停服 1 周为 1 个疗程，共治疗 3 个疗程。伴血压高者，同时服用降压西药。

【临床疗效】　此方治疗中风恢复期 209 例，基本恢复 38 例，显著进步 56 例，进步 60 例，稍进步 42 例，无变化 13 例。总有效率 93.8%。

【验方来源】　胡占康. 回春饮治疗中风恢复期患者 209 例［J］. 江苏中医，2001，22（1）：20.

按：中风病可分为出血性中风和缺血性中风。出血性中风的病机多属风阳上扰，脑络受损，血不循经，离经之血，瘀阻于脑络；缺血性中风则由气滞血虚，导致血行不畅，或痰浊内生，痰瘀交阻于脑络，血不濡养脑部而成。两者均属于中医血瘀证，治以活血化瘀法为主。痰、瘀是病理产物，两者可相互影响，治疗上应注意痰瘀同治，则疗效更好。回春饮方取补阳还五汤之意，益气活血，但方中去地龙之腥秽，又减当归尾、桃仁之破血，增加丹参一味，古籍云："丹参一味，功同四物"，养血活血而不伤正；枳实、陈皮、石菖蒲、远志理气化痰开窍。诸药合用，共奏益气活血、化痰通络之功。本方长期服用不会损伤人体正气，而且能减少中风恢复期患者因长期卧床气血不足引起的各种感染。

补阳还五化痰通腑方

【药物组成】　黄芪 60 g，当归 15 g，牛膝 12 g，地龙、川芎、桃仁、红花、赤芍、石菖蒲各 10 g。

加减：兼有肝阳上亢者，加菊花、天麻各 10 g，夏枯草

12 g；兼有风痰上扰者，加熟附子、僵蚕各 10 g；兼有痰热腑实者，加瓜蒌、法半夏、大黄（后下）各 10 g；兼有阴虚者，加生地黄、麦冬、玄参各 15 g。

【适用病症】　中风（脑血管意外）恢复期。

【用药方法】　每天 1 剂，水煎，分早、晚服。配合针灸、康复锻炼方法治疗。2～3 周为 1 个疗程。

【临床疗效】　此方加减治疗中风（脑血管意外）恢复期 38 例，基本治愈 5 例，显著进步 24 例，进步 5 例，无变化 4 例。总有效率 89.47%。

【验方来源】　易宇明. 综合治疗脑血管意外恢复期 38 例[J]. 湖南中医杂志，2000，16（1）：24.

按：脑血管意外属于中医学中风病范畴。本病为本虚标实之证，以气血衰少，肝肾阴虚为本；以风火相煽，痰湿壅盛，瘀血阻滞，气血逆乱为标。尤以气虚血瘀者更为常见。故以益气活血的补阳还五汤，配以化痰通腑、平肝息风、滋养肝肾之药，共奏标本兼治的目的。补阳还五化痰通腑方中以黄芪为主药，补益脾胃之气，使气旺则血行，瘀去则络通；当归、地龙、桃仁、川芎、红花、赤芍等活血化瘀；石菖蒲化痰开窍；牛膝引血下行。诸药合用，共奏补益气血、活血化瘀、疏通经络之功。在脑血管意外的恢复期，神经功能缺损的可复性大，中药的益气活血有利于祛瘀生新；针灸疏通经络有利于血脉、经气的畅通；康复训练有利于肢体功能和大脑功能的恢复。综合用之，疗效显著。

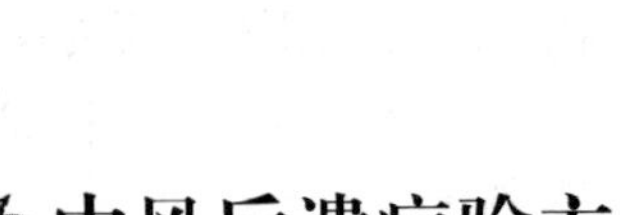

中风后遗症验方

一、中风后遗症

加味清气化痰汤

【药物组成】 胆南星、瓜蒌仁、杏仁、石菖蒲、郁金各12 g，陈皮、法半夏、枳实、全蝎、地龙各10 g，黄芩、栀子各9 g，茯苓15 g。

加减：如下肢无力者，加桑寄生、川牛膝各15 g；上肢偏废者，加桑枝12 g，桂枝9 g；面色萎黄、手足浮肿者，加黄芪、赤芍各10 g。

【适用病症】 中风后遗症，证属痰浊阻络型。

【用药方法】 每天1剂，水煎，取药液400 mL，分早、晚服。14天为1个疗程，一般治疗1~2个疗程。

【临床疗效】 此方加减治疗中风后遗症证属痰浊阻络型50例，显效（意识转清，肢体、吞咽、言语功能恢复正常）38例，有效（意识转清，肢体、吞咽、言语功能好转）10例，无效（意识转清，肢体、吞咽、言语功能无改善）2例。总有效率为96%。

【验方来源】 陈桂霞．加味清气化痰汤治疗痰浊阻络型中风后遗症50例［J］．浙江中医杂志，2003，38（1）：23.

按：中风后遗症患者若有痰郁化热的症状，用活血化瘀、益气通络效果不佳，应选用加味清气化痰汤治疗。方中的胆南星清热化痰以治痰热之壅闭，化经络之风痰；黄芩、栀子苦寒，清之降之；瓜蒌仁甘寒，清润肺燥；治痰当需理气，加枳实、陈皮理气消痰；茯苓渗湿；杏仁肃肺下气；法半夏燥湿化痰；石菖蒲、郁金祛痰利窍；全蝎、地龙息风通络。诸药合用，共奏清热化痰、宣窍行气通络之功，用于治疗中风后遗症证属痰浊阻络型，效果满意。

补阳还五益气化瘀汤

【药物组成】　黄芪 30 ~ 120 g，鸡血藤 30 g，地龙 15 g，当归、川芎各 12 g，赤芍、桃仁、红花、丹参、乌梢蛇、钩藤、天麻各 10 g，水蛭 6 g。

加减：口角流涎者，加远志、石菖蒲、郁金；口眼歪斜者，加熟附子、僵蚕、全蝎；气虚者，重用黄芪，或加太子参；手足肿胀者，加茯苓、泽泻、防己；肢体麻木、屈伸不利者，加桑枝、络石藤；肢体疼痛不温者，加桂枝；下肢无力者，加续断、桑寄生、牛膝；大便干燥者，加何首乌、火麻仁、瓜蒌；头痛头晕、面红耳赤者，加夏枯草、石决明；语言謇涩者，加石菖蒲、郁金；痰热重者，加胆南星、天竺黄、竹沥；胸闷重者，加瓜蒌、橘红、法半夏、枳实。

【适用病症】　中风后遗症，证属气虚血瘀型。临床表现为半身不遂，口眼歪斜，语言謇涩，口角流涎，神疲乏力，心慌气短，动则汗出，面色黄白无泽，肌肉松软似肿胀貌，舌质淡胖或有瘀点瘀斑、苔白润。

【用药方法】　每天 1 剂，水煎服。

【临床疗效】　此方加减治疗中风后遗症证属气虚血瘀型，疗效满意。

【病案举例】 张某，男，59岁。患者于2个月前晨起突感左半身不遂，语言不清，无呕吐、头痛，某医院检查诊断为脑血栓形成，经住院治疗后病情稍有好转出院。诊见：仍步履艰难，左上肢呈弛缓性瘫痪，语言不清，口角歪斜，精神不振，面色无华，舌体左斜，舌质淡胖边有齿印瘀斑、苔薄白，脉沉细。检查：血压20/12千帕斯卡。中医诊断：中风后遗症。证属气虚血瘀型，遂投补阳还五益气化瘀汤，5剂。服药5天后，临床症状较前好转，左上肢能上抬齐肩；继以原方随症化裁治疗2个月后，口角已不歪，语言清楚，左上肢肌力达4级，手指分指运动灵活，左下肢肌力达5级，步态稳，生活基本自理，临床治愈。

【验方来源】 刘树增. 补阳还五汤加味治疗中风后遗症临床体会［J］. 湖南中医杂志，2001，17（4）：30.

按：中风后遗症为临床上常见的病证。中医学认为，气为血之帅，血为气之母，气行则血行，气滞则血凝。气虚则运血无力，血液不能畅行于脉道，必导致瘀血阻滞脉络而发病。本病多是由于患者在动脉硬化的基础上，当睡眠或休息时血液运行缓慢，血压降低，血液黏稠度增加，血小板与纤维蛋白易于沉积，引起脑血管阻塞。补阳还五益气化瘀汤中重用黄芪补气；当归、赤芍、桃仁、红花养血活血；钩藤、天麻、川芎祛风通络；丹参、鸡血藤活血通络；乌梢蛇、水蛭、地龙通经活络。诸药合用，共奏益气活血、通脉活络、排瘀荡滞、祛瘀生新之功。方中重用黄芪，一般可用60～120 g，且宜生用。但重用黄芪应注意防止偏颇。因黄芪益气补中，长期大量应用难免产生胸闷中满之过，可取补中益气汤之意少佐陈皮即可。而黄芪性味甘温，常用重用难免有生热之虞，应注意配伍，如地龙既有活血通络之功，又可防黄芪甘温太过之弊。本方可改善血液高凝状态，防止血小板聚集，提高纤溶活性，降低血脂含量，改善微循环，加强心肺功能。

滋阴通络汤

【药物组成】 生地黄 30 g，山茱萸、石斛、麦冬、肉苁蓉、石菖蒲、茯苓、地龙、当归各 15 g，远志 8 g，黄芪 60 g，赤芍 24 g，水蛭（研末吞服）1 g。

加减：痰浊重者，加天麻、胆南星、法半夏；大便秘结者，加大黄、芒硝；口眼歪斜者，加熟附子、全蝎、僵蚕；血压高者，加炙龟板、石决明、钩藤；血脂高者，加瓜蒌、山楂；有冠心病者，加丹参、全瓜蒌；上肢瘫痪重者，加桑枝、姜黄；下肢瘫痪重者，加川牛膝、蜈蚣；偏阳虚者，加熟附子、肉桂。

【适用病症】 中风后遗症。临床表现均有半身不遂，言语不利，口眼歪斜。

【临床疗效】 此方加减治疗中风后遗症 86 例，基本治愈 42 例，显效 23 例，有效 18 例，无效 3 例。总有效率 96.51%。

【病案举例】 沈某，男，65 岁。患者素有高血压病史，常眩晕头胀，筋痛麻木，嗜烟酒。3 周前突然昏仆，不省人事，半身不遂，二便失禁，口眼歪斜。西医诊断为脑溢血，经住院治疗，病情稍有好转。诊见：神志恍惚，左半身不遂，口眼歪斜，音喑失语，口角流涎，小便失禁，便秘，舌暗红少津，脉弦细。中医诊断为出血性中风，证属肝肾阴虚，痰瘀蒙窍。方用滋阴通络汤去黄芪、当归，加炙龟板（先煎）30 g，大黄（后下）8 g，熟附子（先煎）12 g，全蝎（研末吞服）7 g。10 剂，每天 1 剂，水煎服。服药后神志已清，肢瘫稍能活动，口眼歪斜减轻，不再流涎，语言謇涩，大便已下，小便失禁已解除，舌转红润，脉细。守原方去大黄，加黄芪 60 g，当归 12 g。前后服药 40 余剂，药味约量随症稍加出入，2 个月后能弃杖行走，生活自理。随访 5 年，除有轻度老年性智力障碍，余皆康健。

【验方来源】 肖理. 滋阴通络汤治疗中风后遗症86例[J]. 四川中医，2001，19（2）：39.

按：中风病是以突然昏仆、不省人事，伴口眼歪斜、半身不遂、言语不利为主要症状的一种疾病。本病的病机较为复杂，但不外虚（阴虚、气虚）、火（肝火、心火）、风（肝风、外风）、痰（风痰、湿痰）、气（气逆）、血（血瘀）等方面，但以肝肾阴虚为其根本。由于肾主骨、生髓，通于脑，脑为髓之海，靠肾精滋养。而肝肾同源，若肾精不足，七情过度，导致水不涵木，肝阳上逆，夹素蕴之痰热，蒙蔽清窍，以致神识不清；横窜经脉，阻滞气血运行，经络失养，致使口眼歪斜，语言謇涩，半身不遂。治疗以补肾为主，使阴血滋而内风息，即壮水之主以制阳光之意；佐以益气、化瘀、潜阳、涤痰等治法，使气充血盈，脉络通利，则病可痊愈。

补阳还五汤

【药物组成】 黄芪60～120 g，当归尾、赤芍各15 g，炒桃仁、红花、川芎各10 g，炒地龙6 g。

加减：腹泻者，加薏苡仁30 g；言语謇涩者，加僵蚕、全蝎各10 g；神志恍惚者，加石菖蒲、郁金各10 g。

【适用病症】 中风后遗症。临床表现为中风病缓解期均有不同程度的半身不遂，口眼歪斜，言语謇涩，纳差乏力，舌质暗红、苔白，脉细。

【用药方法】 每天1剂，水煎2次。头煎加水400 mL，煎20分钟，取药液300 mL；2煎加水300 mL，煎16分钟，取药液200 mL。将2次药液混合，分早晚服。10天为1个疗程，连续治疗2个疗程。

【临床疗效】 此方加减治疗中风后遗症60例，基本治愈

19 例，显著进步 21 例，进步 17 例，无效 3 例。

【验方来源】 王爱雨，赵彩，刘玉美．补阳还五汤加减治疗中风后遗症［J］．山东中医杂志，2003，22（9）：569.

按：中风病发病 15 天以上病情已稳定，辨证多属气虚血瘀、本虚标实。临床表现多为气虚血瘀的证候，故以补阳还五汤补气活血通络。一般前 6 剂黄芪用量为 60 g，后 14 剂逐渐增加到 120 g；言语謇涩者，加僵蚕、全蝎以息风解痉、化瘀散结。诸药合用，共奏益气活血通络之功。

益气复瘫汤

【药物组成】 党参、黄芪、川芎、鸡血藤、续断各 20 g，丹参 30 g，乌梢蛇、钩藤、地龙各 15 g，全蝎、土鳖虫、天麻各 10 g，制马钱子 1 g。

加减：头晕者，加海蛤壳 10 g，菊花 20 g，白蒺藜 15 g；头痛者，加茺蔚子、白芷各 10 g；血压高者，加怀牛膝、石决明各 20 g；语言不利者，加石菖蒲、郁金各 12 g，蒲黄、胆南星各 10 g；肢体麻木者，加姜黄 10 g，当归 20 g，桑枝 15 g，苏木 30 g；上肢疼痛者，加桂枝 10 g，葛根 20 g，桑枝 12 g；下肢疼痛者或无力者，加细辛 3 g，木瓜 20 g，枸杞子 30 g，杜仲 12 g；失眠者，加茯神 15 g，夜交藤 30 g；大便干燥者，加枳壳 10 g，酒大黄 20 g。

【适用病症】 中风后遗症。临床表现为半身不遂，舌强语謇，偏身麻木，口眼歪斜，体倦乏力，舌质淡白，脉细涩。

【用药方法】 水煎服，每天 1 剂，分早、晚服。并配合针刺疗法及低分子右旋糖酐 500 mL、脉络宁 30 mL，静脉滴注，每天 1 次。10 天为 1 个疗程。

【临床疗效】 此方加减治疗中风后遗症 54 例，治愈（肩、肘、髋、膝及各部活动基本正常，言语清晰，生活自理）15 例，显效（肩、肘、髋、膝关节活动增加 30°以上，腕踝关节活动增加 5°以上，肌力增加 2 级，可弃杖而行，大部分生活已能自理）23 例，有效（肩、肘、髋、膝关节活动增加 10°～29°，腕踝关节活动增加 2°～4°，肌力增加 1 级，有一定的生活自理能力）12 例，无效（肩、肘、髋、膝关节活动增加在 10°以内，踝腕关节活动增加 2°以内，肌力无增加，治疗前后无明显变化）4 例。总有效率 92.59%。

【验方来源】　吕贵德. 中药配合巨针针刺对中风后遗症康复作用的观察［J］. 安徽中医临床杂志，2002，14（2）：100.

按：中风病经积极救治后遗留肢体麻木、活动不遂、语言障碍、口眼歪斜等后遗症，多由于久病气血亏虚，肝肾虚弱，中气不足，血行无力，脉络瘀阻所致，以气虚血瘀、肝肾亏虚为主要病机。因气虚则行血无力，无以推动血行，血行不利，瘀血内停，内停瘀血必碍气机，气机不畅则又加重瘀血，从而阻塞经络，脉络痹阻，肌肤筋脉失于濡养而成后遗症。治疗当注重补气活血为主，以求气得充，血得行，瘀可化，肌肤筋脉得以濡养。益气复瘫汤用党参、黄芪大补元气，使气旺而血行，津液归于正化而不至于化生瘀血；全蝎、乌梢蛇、土鳖虫、地龙等虫类药物多偏辛咸，辛能入络，咸能软坚，不仅走窜迅速，并能深入脉络，细剔络脉，凡气血凝聚之处皆能开之、瘀滞皆能除之；天麻、钩藤、鸡血藤、续断诸药性温和，气味俱厚，善能行百脉，利关节，通经络，同时又能补益肝肾，祛风通络，配合虫类药物对肢体功能恢复有佳效；川芎、丹参养血活血，并协助虫类药发挥活血化瘀之功；制马钱子具有通络止痛、消肿散结的作用，并对脊髓和肌肉有强烈的兴奋作用，恢复肢体功能用之每能获效，但因其为有毒之品，用量不宜过大。诸药合用，共奏益气活血、化瘀通络之功效，可使络通瘀祛，血流通畅，故用于治疗中风后遗症收效良好。

上池饮

【药物组成】 人参、炒白术、茯苓、当归（酒洗）、川芎、炒白芍、生地黄（姜汁浸拌）、熟地黄（姜汁拌）、胆南星（姜汁炒）、姜半夏、陈皮、羌活、防风、天麻、牛膝（酒洗）、红花（酒洗）、柳枝、黄芩（酒炒）、黄柏（酒炒）、炒酸枣仁、乌药、炙甘草。（原方无药量）

加减：肢体瘫痪为主者，加黄芪、鸡血藤、络石藤；口眼歪斜者，加全蝎、僵蚕、熟附子；言语不利者，加石菖蒲；下肢瘫软者，加桑寄生、鹿角胶；便秘者，加大黄。

【适用病症】 中风后遗症。临床表现为中风经治疗缓解后遗留不同程度的半身不遂、偏身麻木、语言不利、口眼歪斜等症状。

【用药方法】 每天1剂，水煎服。服用5～10剂为1个疗程。如血压偏高者，合用尼群地平，每次10mg，每天3次。

【临床疗效】 此方加减治疗中风后遗症21例，临床治愈（主要症状基本恢复，生活自理，能进行一般社会活动）18例，好转（服药后语言不利之症状改善，半身不遂基本恢复，持物能独自行走，生活基本自理）3例。

【病案举例】 马某，男，65岁。有高血压病史5年，时感头晕。今天上午外出时突感头晕眩、心悸胸闷，20分钟后昏倒，不省人事，口眼歪斜，被送往医院诊断为脑梗死。经治疗3天，神志清醒，能进饮食，但右半身上下肢活动受限，治疗5周后症状无改善。诊见：右半身上下肢活动受限，右上肢稍能活动，但不灵便，穿衣、持物受限，舌红边有紫点、苔薄白，脉弦。中医辨证属肝肾阴虚，瘀阻脑络。治宜滋补肝肾，活血化瘀，宣通脑络。方用上池饮加减。处方：熟地黄 30 g，生地黄、天麻各 15 g，炒白术、当归（酒洗）、防风、牛膝（酒拌）、炒酸枣仁各 12 g，人参、茯苓、川芎、胆南星、姜半夏、陈皮、羌活、红花、黄芩（酒炒）、乌药、石菖蒲各 10 g，黄柏（酒炒）、炙甘草各 6 g，柳枝 3 g。服用时加姜汁、竹沥各一小匙。服药 6 剂后，症状改善，口角已正，言语清楚，右上肢较前灵便，下肢能活动，仍感困乏无力，舌质不红、边紫点已退。继用上方去黄芩、黄柏、柳枝，加山茱萸、桑寄生、鹿角胶（烊化）各 15 g，黄芪 40 g。续服 6 剂后，症状明显好转，右上肢活动灵便，持物自能行走，生活基本自理，仅有步履不稳。继用前方 5 剂共研细末，每次 5 g，每天服 3 次，以淡盐水再加姜汁、竹沥各一小匙送服。服药 2 个月后症状基本消失。

【验方来源】　赵举. 上池饮加减治疗中风后遗症［J］. 现代中医药，2002（4）：34.

按：中风病是由气血逆乱，产生风、火、痰、瘀导致脑脉痹阻或血溢脑脉之外而引起的脑髓神经受损的危急重症。发病后多遗留口眼歪斜、半身不遂等后遗症。而后遗症多因血虚、瘀血、痰热内生等因素胶结于内，气血郁滞，脉络受阻，经气不畅，筋脉失于濡养，形成气血两虚、血瘀痰阻的病理。治疗应注意虚、瘀、痰的病机，以补益气血、祛瘀化痰、攻补兼施为治疗大法。上池饮中的人参、白术、茯苓、甘草、当归、川芎、生地黄、熟地黄、白芍补气补血，阴阳共助；酸枣仁养心安神；陈皮、姜半夏、竹沥、黄芩、黄柏利窍，健脾化痰；胆南星祛风痰；羌活、防风、天麻疏散经络风邪；红花破血活血；乌药理气，气行血行；牛膝补益肝肾，壮筋骨，且可活血化瘀，引血下行，攻补兼施；姜汁和胃醒神，与竹沥合用增加清窍祛痰作用，借酒炙药品通利血脉，引药入血而助药力；加少量柳枝散风祛湿。诸药合用，共奏补益气血、气血双补、阴阳共助、健脾化痰、活血通络之功，消补结合，补活兼行，痰热并除，故疗效显著。

泻热化瘀方

【药物组成】　大黄、水蛭、地龙、茵陈蒿、蜈蚣。（原方无药量）

【适用病症】　中风后遗症。临床表现为头晕头昏，半身不遂，口眼歪斜，言语不利，肢体麻木，肢体乏力，大便秘结。

【用药方法】　上药研细末装胶囊，每粒含生药 0.3 g。每天服 3 次，每次 2 粒。2 个月为 1 个疗程。

【临床疗效】　此方治疗中风后遗症 112 例，治愈（临床症状消失）5 例，显效（症状明显好转，疗效指数在 70% 以上）22 例，有效（部分症状好转，疗效指数在 50% ~69%）33 例，好转（部分症状好转，疗效指数在 30% ~49%）49 例，无效（临床症状无好转，疗效指数在 30% 以下）3 例。总有效率 97.3%。

【验方来源】　李慧，杨汝任．泻热化瘀方药治疗中风后遗症 112 例［J］．中国中医急症，1999，8（3）：114.

按：中风病在急性期和恢复期经及时治疗后，约有 50% 的人留有不同程度的后遗症状而进入后遗症期。而在后遗症期中风具有再次复发的特性，由于经过急性期的治疗，风、火、痰、瘀等病理因素得到了一时的抑制，但并非彻底清除，若有一定的诱因，阳化风动，血随气逆，横窜经络或蒙蔽清窍则中风再次发病。因此，治疗上不能一味注重补气活血，而要注意泻热化瘀，使风、火、痰、瘀得到彻底清除。泻热化瘀方中以水蛭活血化瘀；大黄不在通腑而在泻热化瘀；地龙清热化痰通络；茵陈蒿清利蕴热，与大黄同起给邪热以前后二阴出路之功效；蜈蚣善于行窜，祛风通络，引经入络。诸药合用，共奏泻热化瘀、通行经络之功，使瘀血化，痰浊消，热邪散，津血自复。

益气活血通脉汤

【药物组成】　黄芪 30 ~ 120 g，当归、川芎、赤芍、桃仁、红花各 10 ~ 15 g，地龙 15 ~ 20 g，牛膝、丹参、鸡血藤各 30 g，水蛭、全蝎各 6 ~ 10 g，蜈蚣 3 g，僵蚕、乌梢蛇各 110 g，甘草 3 g。

加减：病情较重者，重用水蛭研末吞服；下肢无力者，加桑寄生、续断、杜仲、熟地黄、山茱萸、淫羊藿、巴戟天等补肝肾之品；痰湿重者，可加用温胆汤加减；肝阳上亢者，加石决明、生龙骨、牡蛎、钩藤等平肝息风药；湿邪较重者，加藿香、佩兰、薏苡仁。

【适用病症】　中风后遗症。

【用药方法】　每天 1 剂，水煎服。并配合针灸治疗：上肢可选极泉、肩髃、曲池、手三里、尺泽、外关、合谷等穴；下肢可选秩边、环跳、风市、阳陵泉、足三里、委中、悬钟、三阴交、太冲等穴。以上穴位均取患侧，每次选 3 ~ 5 个穴位，每天针刺 1 次。15 天 1 个疗程，治疗 4 个疗程。治疗期间加强功能锻炼。

【临床疗效】　此方加减配合针灸治疗中风后遗症 129 例，临床治愈（患侧肢体有力，能徒步行走，生活可自理）51 例，显效（患侧肢体功能明显改善，可扶杖行走，生活可基本自理）45 例，有效（患侧肢体功能恢复有进步）25 例，无效（治疗前后临床症状无改善）8 例。总有效率 93.8%。

【病案举例】　某男，67 岁。患者 1 个月前突感右侧肢体麻木乏力，不能活动，语言謇涩收入院。西医诊断为“脑出血”，经治疗后脑出血得以控制，但右侧肢体偏废不用，麻木乏力，右手不能持筷，右下肢不能站立，大便失禁，无眩晕、口眼歪斜，舌淡红、苔薄黄腻，脉滑。中医诊断为中风后遗症。治以益气活血通络，方用益气活血通脉汤。处方：黄芪 50 g，当归、赤芍、桃仁、红花、僵蚕、牛膝、藿香、佩兰各 10 g，川芎、地龙各 12 g，丹参、薏苡仁各 20 g，鸡血藤 30 g，全蝎 5 g，蜈蚣 3 g，乌梢蛇 15 g。配合针灸治疗，鼓励患者锻炼患肢，促进肢体恢复。治疗 1 个疗程后，患者可自行行走 10 多米；4 个疗程后，可自行外出散步，临床治愈。

【验方来源】　邱艺蓉. 中医治疗中风后遗症 129 例［J］. 广西中医药，2003，26（1）：42.

按：中医学认为，中风后遗症因年老体弱或过劳耗气，气虚无力推动血液运行，阻滞脉络，筋脉失养所致，属本虚标实之证。本虚以气虚为主，标实以血瘀为多，故治疗以攻补兼施，扶正祛邪为主。益气活血通脉汤中以黄芪益气为主，当归、川芎、赤芍、桃仁、红花、丹参、鸡血藤等活血通脉，攻逐瘀血；牛膝通经活络，走四肢；水蛭、全蝎、蜈蚣、僵蚕、地龙、乌梢蛇息风通络解痉。甘草调和诸药。本方以益气活血贯穿始终，补中寓散，散中寓补，再配予针灸治疗及加强功能锻炼，使经络疏通，气血调达，肢体得养，偏瘫得愈，临床疗效显著。但本方中的全蝎、水蛭用量较大，临床使用时最好从小剂量开始。

黄芪桂枝五物汤

【药物组成】　炙黄芪 120 g，赤芍 30 g，桂枝 10 g，生姜 3 片，大枣 5 枚。

【适用病症】　中风后遗症。

【用药方法】　每天 1 剂，水煎服。并配合内服大黄䗪虫丸，每次 6 g，每天 2 次。

【临床疗效】　此方治疗中风后遗症多例，均取得良好疗效。

【病案举例】　张某，男，59 岁。半年前因脑梗死住院经治疗后，遗留右半身不遂。诊见：面色少华，精神萎靡，言语謇涩，口角时有流涎，舌质暗红边有瘀斑、苔薄白，脉细弦、重取无力。中医诊断为中风后遗症。证属气血不能推动血行，脉络痹阻，肢体失养而偏瘫。治以补气化瘀，通络除痹。用黄芪桂枝五物汤加川芎、川牛膝、怀牛膝各 30 g。并配合内服大黄䗪虫丸。治疗 30 天后，步履如常，吐词清楚流畅。

【验方来源】　李琳. 经方治疗缺血性中风之管见［J］. 南京中医药大学学报，1998，14（1）：42.

按：中风后遗症以本虚较为明显，除肝肾阴亏、心脾肾阳匮乏之外，气虚尤为多见。由于血栓瘀阻脉络，故在后遗症的标实证中血瘀最为常见。黄芪桂枝五物汤温煦以补气，补气以治血。大黄䗪虫丸则能扶正不留瘀，祛瘀不伤正，其中多味虫类活血药，尤为适合瘀血干血留于筋骨脉络深处。两方联合治疗中风后遗症有较好的疗效，对预防中风再发也有一定意义。

滋补肝肾方

【药物组成】　熟地黄 20 g，白芍、当归、山药、枸杞子、茯苓、山茱萸各 15 g，牛膝 10 g。

加减：肢体麻木、半身不遂重者，加黄芪 30 g，赤芍 15 g；言语謇涩者，加远志、石菖蒲、橘红各 15 g；口眼歪斜重者，加熟附子、僵蚕、天麻各 15 g；遗尿不禁者，加黄芪、益智仁、白术各 15 g。

【适用病症】　中风后遗症。

【用药方法】　每天 1 剂，水煎服。

【临床疗效】 此方加减治疗中风后遗症多例，均取得了良好疗效。

【验方来源】 迟永梅，迟永杰．中风后遗症的治疗体会［J］．吉林中医药，2001，21（4）：13.

按：中风病的病因是由于平素肝肾阴虚，脏腑功能衰退，在风、火、痰、气、瘀等因素诱发下突然发病。因急性期的治疗多采用辛散或寒凉药物，使机体阴液更伤，至后遗症期肝肾阴虚更为明显。因此，即使尚有瘀血阻络的症状，亦不能滥用化瘀、行气之品。而应从补益肝肾入手，调整机体阴阳平衡。滋补肝肾方用于治疗中风后遗症，有利于大脑功能的恢复。

蒲参益智胶囊

【药物组成】 石菖蒲、远志、人参、茯苓、郁金、丹参、川芎、熟地黄、炙甘草等。（原方无药量）

【适用病症】 中风后遗症。

【用药方法】 上药制成胶囊，每次 2 粒，每天服 3 次。4 周为 1 个疗程，连用 3 个疗程。同时服用吡拉西坦，每次 0.4 g，每天服 3 次；都可喜每次 1 片，每天服 2 次；复合维生素 B，每次 20 mg，每天服 3 次。

【临床疗效】 此方治疗中风后遗症 50 例，显效（语言表达及肢体活动明显改善，记忆力增强）16 例，有效（语言表达及肢体活动有所改善，或其他症状改善明显）26 例，无效（语言表达、肢体活动及其他症状均无改善）8 例。总有效率 84%。

【验方来源】 王长海，李铎．蒲参益智胶囊治疗脑卒中后遗症的临床及机制研究［J］．浙江中医学院学报，2002，26（6）：21.

按：中风病一般经积极的治疗后，有部分患者会遗留下许多后遗症。本病是由于年老体弱，久病气血亏损，气虚则血行不利，血流不畅，瘀血内停，气血逆乱，夹痰、夹瘀血上扰清窍，发为中风。临床表现为语言謇涩，肢体活动障碍，记忆力下降，眩晕耳鸣，心悸失眠或嗜睡，舌质暗红或有瘀点，脉沉弦。因此，气虚血滞、痰瘀互结为其主要病机。蒲参益智胶囊以石菖蒲安神定志，开窍醒神，人参益气健脾，二药共用以益气醒神、开窍定志，合为君药；茯苓健脾益气助人参之用，远志安神定志协石菖蒲之力；“气为血之帅”“气滞则血凝”，故选用郁金疏肝理气；丹参、川芎、熟地黄凉血活血为佐药，加强益气行血、活血化瘀之功；炙甘草既可健脾益气，又能和缓药性。纵观全方，益气与行气并用，活血与养血并用，行气而不伤气，活血而不耗血，组方严谨，配伍合理，充分体现为“寓补于攻，攻补兼施”的思想，对于中风后遗症的病症疗效显著。

复健胶囊

【药物组成】　何首乌、桑寄生、决明子、海马、淫羊藿，按15∶5∶5∶3∶3的比例。

【适用病症】　中风后遗症。

【用药方法】　将上药按比例制成胶囊，每次6粒，每天3次口服。45天为1个疗程。

【临床疗效】　此方加减治疗中风后遗症30例，基本痊愈1例，显效13例，有效11例，无效5例。总有效率83.33%。

【验方来源】　周永红. 复健胶囊治疗缺血性卒中后遗症30例临床研究［J］. 中医杂志，2002，43（5）：355.

按：中风后遗症皆因中风日久而成。肝肾阴虚是其病机之本，治疗当以滋补肝肾为主。复健胶囊中的何首乌补肝肾、益精血为君药；桑寄生益肝肾、强筋骨，决明子既补肝肾又清肝热，二药共为臣药，助何首乌以达滋补肝肾之功；海马和淫羊藿均可温补肾元，共为佐药，可使阳气充足，阴津得以上承，收阳中求阴之效。诸药合用，共奏滋补肝肾、补益精血之功效，以图治中风之根本。复健胶囊可显著改善中风后遗症患者的神经功能缺损，并能改善患者的日常生活、活动能力和智能状况，对本病有显著的治疗效果。

瘫肢消肿泡袋

【药物组成】　大黄、黄柏各 30 g，防风、艾叶、红花、芒硝各 20 g，蛇床子 15 g。

【适用病症】　中风后遗症。临床表现为瘫肢肿胀、麻木，甚至疼痛或外伤瘀血肿痛。

【用药方法】　将上药制粗散，装入纱布袋内，放入沸水中浸泡 30 分钟，取出后待温度适宜时外敷于肿痛局部，每天 2 次，每次 30 分钟。药袋冷却后，可放回原液中浸泡加温，反复使用数次。视肿痛面积可取若干药袋外敷。有条件或患者能配合者，用水煎药袋取药液，先熏后浸泡局部，效果更佳。但应注意外敷时务必试好温度，不可过热，以免烫伤皮肤；皮肤破溃之处不宜外敷。

【临床疗效】　此方外敷治疗中风后遗症瘫肢肿痛，效果满意。

【验方来源】　宋兰，聂嫦娥. 自制瘫肢消肿泡袋治疗中风后遗症瘫肢肿痛［J］. 辽宁中医杂志，2000，27（5）：213.

按：瘫肢消肿泡袋方中的大黄、黄柏、芒硝有清热泻火、解毒消肿止痛之功效；防风、艾叶有温散祛风除湿之功效；蛇床子外用有收敛、吸湿、抑制渗出等作用；红花化瘀消肿止痛。诸药合用，共奏散瘀血、消肿痛、解热毒之功效，实为消肿止痛之良方。用于治疗中风后遗症瘫肢肿痛，效果明显。

二、中风后遗偏瘫症

通　络　汤

【药物组成】　黄芪 100 g，当归、川芎各 20 g，丹参、鸡血藤、石决明（先煎）各 50 g，地龙、牛膝、赤芍各 15 g，桃仁、红花、石菖蒲各 10 g。

加减：若口眼歪斜严重者，加全蝎、僵蚕；语言不清者，加制胆南星、天竺黄；肢体麻木不仁者，加桂枝、桑枝。

【适用病症】　中风后遗偏瘫症。

【用药方法】　每天 1 剂，水煎 2 次，分早晚服。同时服人参再造丸，每次服 1 丸，每天 2 次。并配合针刺治疗：上肢偏瘫，选取合谷、肩髃、曲池穴；下肢偏瘫，选取环跳、足三里、承扶、阳陵泉透阴陵泉、悬钟穴；口眼歪斜，选取颊车透地仓、迎春、合谷穴。以强刺激为主，不留针。以患侧穴位为主，隔天交叉使用穴位。

【临床疗效】　此方加减治疗中风后遗偏瘫症，可获得较好的疗效。

【病案举例】　袁某，男，66 岁。因头目昏眩、突然昏仆、不省人事而急诊入院。检查：体温 36.8 ℃，血压 27.33/17.33 千帕斯卡，面色微红，神志不清，右侧瞳孔散大，双睑闭合，呼吸气粗，鼻鼾息微，口角流涎，口歪斜，双手松散，左侧上下肢麻木不仁，左膝腱反射亢进，小便失禁。诊见：舌质暗红，脉弦滑。西医诊断为脑溢血。中医诊断为中风（中脏腑）。用降颅内压药、止血剂和能量合剂等应急治疗 2 天后，患者血压趋稳定，目睁不语，左侧上下肢麻木不仁。中医辨证属气虚血滞，瘀阻络脉，治以益气通络、活血化瘀为主，方用通络汤，同时服用人参再造丸，并配合针刺治疗。20 天后病情大有好转，瘫痪处有明显的胀痛感；治疗 3 个月，能独立缓慢行走；继续治 3 个月后，症状、体征消失，能独立自由行走，生活完全自理。

【验方来源】　袁意如. 通络汤配合针刺治中风偏瘫［J］. 江西中医药，1999，30（6）：29.

按：中风病的成因有肝肾阴虚、肝阳上亢、风痰上扰、痰瘀阻络等，其证候形成多与风、痰、瘀有关，证属本虚标实，而急性期侧重在标实，实为风、痰、瘀；恢复期侧重本虚，又常以气虚为多见，多见气虚血瘀。因此，经脉瘀阻始终贯穿于本病的演变过程中。治疗应着重息肝风、化瘀滞、祛痰湿、通经络为大法，故用通络汤配合针刺等综合疗法治疗中风偏瘫，可获得较好的疗效。

灯盏花汤

【药物组成】　灯盏花 15 g，黄芪 30 g，党参、当归、川芎各 12 g，女贞子 10 g，鸡血藤 18 g，秦艽 6 g。

加减：若证见肝阳上亢，眩晕耳鸣（高血压）者，酌加菊花、石决明、天麻；痰涎壅盛者，酌加胆南星、石菖蒲；并可根据口眼歪斜、语言謇涩、手足抽掣程度轻重不同，酌加僵蚕、全蝎、防风等；大便溏薄者，减秦艽。

【适用病症】　中风后遗偏瘫症。临床表现为程度轻度不同的半身不遂，患侧肢体感觉麻木重着及患侧口眼歪斜，或伴有语言不清，或初期有意识障碍。

【用药方法】　每天 1 剂，水煎服。脑溢血后遗偏瘫者，配合服再造散 1 号（每包含制马钱子 0.02 g，灯盏花 0.98 g），每天服3次，每次1包，用开水冲服，连服10天，停药4天。缺血性脑中风（脑梗死、脑血栓形成）后遗偏瘫者，配合服再造散2号（每包含制马钱子0.02 g，皂荚0.015 g，川芎0.965 g），每天3次，每次1包，用开水冲服，连服10天，停药4天。14天为1个疗程，一般治疗4~6个疗程。

【临床疗效】 此方加减治疗中风后遗偏瘫症94例，治愈30例，显效42例，有效16例，无效6例。总有效率93.6%。

【病案举例】 李某，女，78岁。患者有高血压史10年。70天前因突然晕倒，神识模糊，伴左上下肢瘫痪，西医诊为脑溢血，经住院治疗后，神智转清，语言清楚，但口眼歪斜，左侧肢体瘫痪未见好转。诊见：头晕，左上下肢麻木沉重如负千斤，不能自主活动，患肢各关节疼痛。检查：体温正常，脉搏66次/分，血压20/11千帕斯卡。神清，对答切题，语言清楚，心率66次/分，律整。中枢性面瘫，左侧肢体肌张力增高，左上下肢肌力均为0，左侧各腱反射略亢进，左踝阵挛阳性，左巴宾斯基征阳性。舌质淡红边略紫色、苔白微腻，脉弦细。中医辨证属气血虚弱，血瘀夹痰阻塞经络。给予灯盏花汤加胆南星6 g，每天1剂，配合服再造散1号，每天服3次，每次1包。连服10天后，自觉患肢轻松，左下肢能自主屈伸和抬起，左上肢亦能在床上水平摆动。检查左下肢肌力达3级，左上肢肌力达2级。仍按上方去胆南星配合服再造散治疗18天后，患者能自主坐立及下地扶拐行走。经治疗40天，基本痊愈。

【验方来源】 杨志安. 自拟灯盏花汤合再造散治疗中风偏瘫94例［J］. 新中医，1998，30（7）：26.

按：中风病的病因病机以内因为主要发病原因，而内因中气血亏虚和肾精不足（肾阴虚）为主，在这个基础上形成血涩血滞或风火相煽，夹痰扰窜或阻闭经络或既阻闭经络又蒙蔽清窍，同时五志过极、饮食不节、妄于劳作等亦可成为诱因。中风后遗偏瘫属本虚标实之证，治宜补气血之虚、攻瘀痰之实同时并用。灯盏花汤中的党参、黄芪同用补气，黄芪与当归配伍有当归补血汤之意，能益气生血；灯盏花配伍当归、川芎、鸡血藤有较强的补血行血、舒筋活络作用；秦艽舒筋止痛除挛急不遂，女贞子滋肾益肝，二药性偏凉润以济诸药之燥烈。而再造散中的马钱子强力通络止痛；皂荚祛痰通络。方散合用，具有补益气血、逐瘀祛痰、疏通经络之功效。马钱子、皂荚为峻烈药物，应严格掌握使用原则：剂量要着眼于有效量的小值，尽量不超过每天 0.08 g；皂荚成人量每天 0.045 g，分 3 次服。应重视停药时间，若连服 10 天则停药 4 天。因此必须正确掌握药物剂量和停药时间。

培补正气方

【药物组成】　方一：黄芪 30 g，当归、人参、白术、牛膝各 15 g，柴胡、升麻、陈皮、川芎、威灵仙、熟附子、独活、羌活、钩藤、红花、酒炒黄芩、竹沥各 10 g，甘草 5 g。

方二：山药、山茱萸各 12 g，茯苓、牡丹皮、泽泻、熟附子、桂枝、知母各 10 g，牛膝、熟地黄、防己、木瓜、五加皮、杜仲、续断、地龙各 15 g。

加减：方一、方二均加生姜、大枣配服。

【适用病症】　中风后遗偏瘫症。

【用药方法】　每天 1 剂，水煎 2 次。第一煎加水 1 000 mL，煎取药液 300 mL；第二煎加水 500 mL，煎取药液 200 mL。将 2 次药液混合，分早、晚服。方一连服 6 剂后，继服方二 6 剂。两方依次轮换煎服。

【临床疗效】　此方加减治疗中风后遗偏瘫症 118 例，显效（临床症状及体征消失，基本能独立生活）88 例，有效（临床症状及体征好转，能扶杖行动或基本生活能自理）26 例，无效

（临床症状及体征无变化）3 例，加重（临床症状及体征加重）1 例。总有效率 96.6%。

【验方来源】 张晓勇．培补正气中药为主结合推拿治疗中风偏瘫 118 例总结［J］．安徽中医临床杂志，2000，12（4）：264.

按：中风病的病机在于年老体弱，气血亏损，元气耗伤，气虚运血无力，血流不畅，而致脑脉瘀滞不通；阴血亏虚则阴不制阳，内风动越，夹痰浊、瘀血上扰清窍，脉络痹阻，肌肤筋络失于濡养，故可见偏瘫。而气血不足为其本质。治以培补正气为主。培补正气方以补中益气汤健运中焦，补中益气，升阳举陷，其中的黄芪、人参、白术益气健脾；加威灵仙、熟附子、独活、羌活、钩藤等祛风温阳通络之品；佐以少量升麻、柴胡升阳举陷；黄柏、竹沥化痰通络；配合六味地黄汤培补肾精，加牛膝、防己、桂枝、知母、杜仲、续断、地龙、五加皮、木瓜等祛风利湿，滋补肝肾，活血通络，强筋骨。两方轮用，共奏行气活血化痰、息风通络之功，用于治疗中风后偏瘫有较好的疗效。

补阳还五汤加水蛭方

【药物组成】 黄芪 120 g，水蛭、川芎、桃仁、地龙各 10 g，当归 15 g，赤芍 12 g，红花 4 g。

加减：口眼歪斜者，加全蝎、僵蚕各 10 g；语言不利者，加石菖蒲、益智仁各 10 g。

【适用病症】 中风后遗偏瘫症。

【用药方法】 每天 1 剂，水煎 2 次，分早、晚服。30 天为 1 个疗程，可连续服用 3 个疗程。

【临床疗效】 此方加减治疗中风后遗偏瘫症 200 例，治愈 77 例，显效 63 例，有效 52 例，无效 8 例。总有效率 96%。

【验方来源】 潘建军. 针药并用治疗中风偏瘫疗效观察[J]. 湖南中医学院学报，2000，20（1）：53.

按：中风病为本虚标实之证。本虚为正气亏虚，即脏腑精气阴血不足，标实是肝阳上亢之动风，肾阴不足之虚火，脾不健运之痰（湿），即风火痰等病理产物壅盛以致血瘀。治疗重在益气活血，化瘀通络。补阳还五汤加味方中以大剂量的黄芪大补元气，使亏虚之元气得以恢复，气旺则血行，瘀去则络通，但应注意，如果患者兼有便秘则用蜜炙黄芪；桃仁、川芎、红花、赤芍、当归等均为活血化瘀之品，使停留于体内的瘀血得以排出；地龙、水蛭破血化瘀，活血通络。诸药合用，共奏益气活血化瘀之效，用于治疗中风后遗偏瘫症，疗效显著。

三、中风后遗失语症

复 语 汤

【药物组成】 黄芪 50 g，葛根 30 g，石菖蒲 20 g，赤芍、川芎、当归、桃仁、红花、地龙、郁金各 15 g，蒲黄 12 g。

加减：肝火上扰者，加钩藤、龙胆草、菊花；痰浊壅盛者，加胆南星、瓜蒌、橘红；高血压者，加珍珠母、磁石、牛膝；肢体麻木者，加姜黄、鸡血藤、桑枝；气虚者，加党参、黄精；大便秘结者，加大黄、槟榔、麻子仁；血虚者，加白芍、熟地黄；阴虚者，加生地黄、玄参。

【适用病症】 中风后遗失语症。

【用药方法】 每天 1 剂，水煎服。并配合常规西医治疗：颅内压增高用甘露醇，并发肺部感染加用抗生素。

【临床疗效】 此方加减治疗中风后遗失语症 63 例，基本痊愈 20 例，显效 22 例，进步 14 例，无效 7 例。总有效率 88.89%。

【病案举例】　许某，男，58 岁。因言语不清、右侧肢体活动不利 6 小时收入院。颅脑 CT 检查提示：右额叶脑出血。检查：血压 19/12 千帕斯卡，神清，运动性失语，右上下肢肌力均为 3 级，右巴宾斯基征阳性。西医诊断为脑出血。入院后给予甘露醇静脉点滴，治疗 3 天后开始服用复语汤，连服 15 剂，言语恢复流利，右侧肢体肌力恢复到 4 级；继服 5 剂后，病情稳定。

【验方来源】　李强. 复语汤治疗中风失语 63 例观察［J］. 天津中医，2002，19（6）：66.

按：中医学认为，心主神明而开窍于舌，脑为元神之府，语言与心脑关系最为密切。因此，无论是缺血性中风还是出血性中风，临床表现为肢体偏瘫、言语謇涩、舌质紫暗等均属于中医学血瘀证范畴。复语汤在补阳还五汤基础上配伍活血药物，能改善循环，促进蛋白质的合成，一定程度上可减轻损伤后神经元的变性坏死，促进其修复。尤其石菖蒲为芳香开窍药，善于走窜，通关化痰醒脑，能作用于中枢神经系统；郁金为血中气药，既能入血分活血，又能入气分理气；蒲黄化瘀止血，能保护血管内皮细胞，抑制血小板聚集；葛根能增加脑血流量，改善脑部循环。诸药合用，用于中风后遗失语症的治疗，能取得良好疗效。

活血祛风除痰剂

【药物组成】　黄芪 50 g，红花、桃仁、川芎、地龙、远志各 12 g，当归、赤芍、石菖蒲各 15 g，天麻 10 g，全蝎、木香、郁金各 6 g。

【适用病症】　中风后遗语言障碍。

【用药方法】　每天 1 剂，水煎服。15 天为 1 个疗程。配合头针和体针治疗。

【临床疗效】 此方治疗中风后遗语言障碍65例，痊愈（语言恢复正常）53例，显效（语言基本恢复正常）9例，好转（部分语言恢复正常）3例。总有效率100%。

【验方来源】 高秀生，吉巧玲. 针药结合治疗中风语言障碍65例[J]. 山西中医，2000，16（1）：37.

按：中风后遗语言障碍是指大脑一定区域器质性病变致言语功能异常，即口语、书面语的表达和理解障碍，多见于急性脑血管病。中医学认为，舌为心之苗，言为心声，语言的表达与心神和舌体的活动密切相关，心神蒙塞则言无所出，因此语言不清、舌瘖不语是风痰、瘀血阻滞舌体脉络所引起。活血祛风除痰剂中的黄芪、红花、桃仁、川芎、当归、赤芍补气活血通络，重用黄芪意在大补元气，起到气行则血行的目的；佐以桃仁、红花以化瘀通络；天麻、全蝎、地龙平肝息风祛痰；远志、石菖蒲、郁金、木香等宣窍利气通络。诸药合用，共奏活血化瘀、理血顺气、祛风除痰、宣窍通络之功效，并有改善中枢语言区血液循环、修复损伤组织、恢复语言功能的作用。

四、中风后患肢肿胀

葛根地龙丹参活血化瘀汤

【药物组成】 葛根、猪苓各20 g，地龙、丹参、当归、鸡血藤、泽泻各25 g，全蝎、桃仁、川芎各10 g，蜈蚣1条，黄芪、茯苓各30 g。

加减：偏气虚重者，加党参30 g，白扁豆15 g，白术20 g；偏血瘀重者，加炮穿山甲（代）10 g，益母草20 g，红花15 g；

偏湿重者，加苍术、黄柏、薏苡仁各 15 g。

【适用病症】　中风后患肢肿胀。临床表现为半身不遂伴患肢胀肿、变厚，以肢末为甚。

【用药方法】　每天 1 剂，水煎，分早、晚服。并配合外浸中药（海风藤、青风藤、忍冬藤、木瓜各 10 g，白术、伸筋草、地龙各 20 g，桂枝 15 g，茯苓 30 g，泽泻 25 g），水煎。待药液温热后，每天浸泡患肢 3 次，每次 40 分钟。另配合西药对症治疗。3 周为 1 个疗程。

【临床疗效】　此方加减配合外浸中药等综合治疗中风后患肢肿胀 35 例，基本痊愈 6 例，显效 21 例，有效 6 例，无效 2 例。总有效率 94.3%。

【验方来源】　王昀，孙力. 中药内服外浸治疗中风病患肢肿胀临床观察［J］. 中医药学报，2003，31（4）：40.

按：中风病除发病率高外，更重要的是致残率高，且有后遗症，尤其是半身不遂患肢肿胀，影响肢体功能的恢复，严重影响患者的生活质量。此类患者多出现于中风病的恢复期，其产生多由气虚、血瘀、痰湿所致，日久气机不利，运行不畅，脉络阻滞，患肢发生肿胀。治以益气活血，祛湿利湿，通络，不仅使肢体肌肤肿胀消失，同时可调整血液循环，减低血液黏度，加速中风病各种症状的恢复，尤其是肢体功能的恢复。

复方消胀散

【药物组成】　黄芪、豨莶草各 10 g，当归、川芎、红花、炮穿山甲（代）各 6 g，白芷、大黄各 3 g。

【适用病症】　中风病后手足肿胀。

【用药方法】　将上药共研末制成散剂。每次取 50 g，放入备好的容器内，先用温水将药粉浸湿约 10 分钟，然后用1 500～

2 000 mL 开水浸泡，待水温40～50 ℃时（以健康人适宜的温度为准），将肿胀手足置于药液中浸泡，同时用小毛巾蘸药液自腕、踝关节高度，边擦边按揉各小关节，每次持续 20 分钟。当药液凉时可再适当加温。每天治疗 2 次，每次治疗结束时，用硅霜涂于手足皮肤以防护。21 天为 1 个疗程。

【临床疗效】　此方治疗中风后手足肿胀 86 例，痊愈（手足肿胀消退，基本功能恢复，生活自理）32 例，显效［手足肿胀消退，患肢垂位时间长仍出现轻度肿胀，指（趾）能屈伸，基本功能部分恢复，如持筷、端碗、解带、扣钮扣等动作在旁人帮助下能完成］36 例，有效（手足肿胀稍有改善，但时消时肿，功能无改善）12 例，无效（治疗前后无变化）6 例。总有效率 93.02%。

【验方来源】　李祥舒，卢天齐．复方消胀散治疗中风病后手足肿胀的临床研究［J］．北京中医，2000，19（6）：19.

按：中风后由于久病气血亏虚，血流不畅，肌肤筋脉失于濡养，可见手足肿胀。复方消胀散中用黄芪大补元气，升举阳气，利尿消肿，为主药；白芷、豨莶草祛风消肿；炮穿山甲（代）善于走窜，性专行散，能通经络而达病所；配合当归、川芎、红花、大黄活血化瘀，通络搜风止痛，使瘀去则络通。诸药合用，共奏散瘀消肿、疏通经络之功效，并能促进血液循环，从而达到局部消除肿胀、促进功能恢复的目的。

活血通络外洗方

【药物组成】　桑枝、木瓜、丹参、鸡血藤各 50 g，茯苓皮、川芎、艾叶各 30 g，伸筋草、丝瓜络、苍术各 20 g，桃仁、红花各 15 g，川椒 5 g。

【适用病症】　中风后肢体浮肿。

【用药方法】　每天 1 剂，加水 4 000 ~ 5 000 mL，浸泡 2 小时后煎煮，煮沸后用文火再煎 30 分钟。待药液温度在30 ~ 40 ℃ 时，反复洗患肢局部浮肿处，每次洗浴 15 ~20 分钟，每天 2 次，洗后主动或被动活动患肢。使用后保存好药液，加温后可再用 1 次。

【临床疗效】　此方外洗治疗中风后肢体浮肿 60 例，患肢浮肿完全消失 50 例（其中 3 天内消失者 10 例，7 天内消失者 34 例，10 天内消失者 6 例），患肢浮肿明显减轻 8 例，患肢浮肿改善不明显 2 例。总有效率 96. 7% 。

【验方来源】　贾庆国，李会晓. 中药外洗治疗脑卒中后四肢浮肿［J］. 浙江中医杂志，1999，34（8）：326.

按：中风病的病机不外风、火、痰、气、瘀、虚六端，而后期出现肢体浮肿则以痰瘀阻络、水湿停滞为主。痰浊瘀血既为病理产物，又是致病因素，因痰瘀交阻于经络，经气不利，水液运行受阻，停滞于患肢局部而见肢体浮肿。活血通络外洗方中的桑枝、木瓜、茯苓皮、伸筋草、丝瓜络、苍术可祛风通络，渗利水湿；丹参、鸡血藤、川芎、桃仁、红花活血通经，可消除血脉瘀阻，使气机通畅，有利于水湿排出；艾叶、川椒温热燥湿，力专性走，可推动诸药之力。诸药合用，共奏祛风通络、行气活血、利水渗湿之功，用于脑卒中后肢体浮肿可获良效。

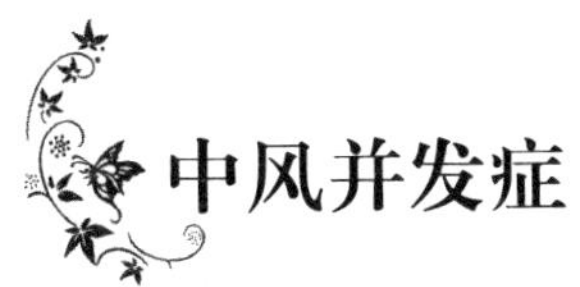

中风并发症

一、中风后肌张力增高

通络舒筋擦剂

【药物组成】 红花、川芎、赤芍各 15 g，草乌、黄芪、苏木、泽兰各 10 g，栀子 20 g。

【适用病症】 中风后肌张力增高。

【用药方法】 将上药粉碎成粗末，用 75% 乙醇 500 mL 浸泡 1 周，用渗滤法提取药液，静置过滤后，每 100 mL 内加入透皮剂 5 mL。使用时将适量的通络舒筋擦剂涂擦于患肢肌张力增高的肌群及肌头两端，用手掌擦匀，手指摩擦肌群处，配合手法推拿 30 分钟，推至皮肤有温热感、肌肉有松软感为宜，每天早晚各 1 次。30 天为 1 个疗程。

【临床疗效】 此方加减治疗中风后肌张力增高 80 例，显效 48 例，有效 31 例，无效 1 例。总有效率 98. 75%。

【验方来源】 王彩而，尹爱兵. 通络舒筋擦剂配合推拿治疗中风后肌张力增高 80 例［J］. 山东中医杂志，2003，22(2)：97.

按：中风后出现肌张力增高是影响患者康复的重要原因之一。根据临床表现属于中医学痉证、萎证、挛缩证等范畴。由于中风患者的肝肾亏虚，脑髓失充，太阳经气不足，气滞血瘀，宗筋失荣，脉络失养。因此，采用通络舒筋擦剂以缓急舒筋、营阴助阳、活血止痛，降低痉挛肌的兴奋性，防止肌肉过度牵张。而手法推拿治疗以行气助阳，温通气血，改善肌肉的气血供应，配合点按诸穴，对痉挛的肢体徐徐加压用力，使局部紧张痉挛的肌肉，一松一紧，致使组织深部血行旺盛，表皮温度有热感，从而达到按之则热气至，热气至则痛止，阳气至则血旺，血旺则筋肉动而自如的目的。通过协调阴阳、运行气血、营阴助阳、舒络缓急，改善瘫痪肢体的肌肉痉挛状态，则利于患肢的功能恢复。通络舒筋擦剂中诸药配伍并加入透皮剂，可较大范围提高药物的渗透力，达到活血祛瘀通络、祛风通痹、利水止痛的目的，并改善因肌张力增高而导致的肢体挛缩、废萎不用和减轻疼痛，从而降低脑中风的致残率。

二、中风后肩手综合征

通络止痛方

【药物组成】　黄芪、丹参、鸡血藤、益母草各 30 g，桂枝、羌活、姜黄、威灵仙各 15 g，制乳香、制没药各 12 g，当归 20 g。

【适用病症】　中风后肩手综合征。临床表现为患侧上肢的肩膀疼痛，手指、腕关节疼痛、肿胀、发绀、活动不利。

【用药方法】　每天 1 剂，水煎 3 次，共取药液 600 mL，分 3 次温服。连用 20 天为 1 个疗程。并配合用醋酸泼尼松龙 2 ~ 3 mL 及利多卡因 1 ~ 2 mL 于天宗穴行穴位封闭，每周 1 次。

【临床疗效】　此方治疗中风后肩手综合征 60 例，痊愈 26 例，显效 28 例，有效 6 例。总有效率 100%。

【病案举例】　张某，男，66 岁。中风后左肩关节疼痛，左手指肿胀疼痛 15 天。检查：神清，语言基本流利，双瞳孔等大，对光反射正常，左鼻唇沟变浅，伸舌向左歪斜；左侧肢体肌张力增高，肌力下降，左肩关节活动则疼痛呻吟。西医诊断为中风后肩手综合征。中医辨证属瘀血阻络。予通络止痛方配合天宗穴穴位封闭治疗 1 周，疼痛已不明显。继续服用通络止痛方 20 剂，左上肢上举过肩，肌力上升。随访半年生活可基本自理。

【验方来源】　赵虎成. 通络止痛方加穴位封闭治疗中风后肩手综合征 60 例 [J]. 吉林中医药，2001，21（5）：45.

按：中风后肩手综合征是中风病常见的并发症，多发生于中风后 15 天至 3 个月，如不及时治疗，还可引起肌肉的萎缩或挛缩。通络止痛汤口服配合穴位封闭治疗本病，一治标，一治本，故可取得良好的疗效。方中的黄芪健脾补气，推动血行；丹参、鸡血藤、益母草、当归养血活血通络；桂枝、羌活、姜黄、威灵仙温经理气止痛；制乳香、制没药为治疗筋肉伤患之要药。诸药合用，共奏益气养血、活血通络、温经止痛之功，配合天宗穴穴位封闭治疗能起到局部暂时止痛的效果，为患者主动的功能锻炼创造了条件。治标治本结合，对中风后肩手综合征的治疗效果较为显著。

三、中风病肩关节半脱位

桑寄五加补阳还五汤

【药物组成】　黄芪 60 g，当归、桃仁、赤芍、川芎、炙地龙各 15 g，红花、骨碎补、伸筋草、桑寄生、木瓜、五加皮、续断各 10 g。

【适用病症】 中风病肩关节半脱位。

【用药方法】 每天1剂，水煎服。并加外洗剂（当归、透骨草各30 g，红花、川椒各9 g，赤芍、海桐皮各15 g），水煎取药液熏洗患处10～15分钟，每天上午、下午各1次。但需注意水温，避免烫伤。另外配合针灸疗法。

注意：卧位时将患侧上肢伸展平放，坐位及立位时可用三角巾托起患肢悬于颈部。急性期患者应避免用力牵拉患肢，以减少肩关节半脱位的发生。

【临床疗效】 此方配合外洗及针灸治疗中风病肩关节半脱位38例，临床控制34例，无效4例。总有效率89.5%。

【验方来源】 赵军，张冠芹. 补阳还五汤配合外洗治疗中风病肩关节半脱位38例［J］. 山东中医杂志，2003，22（5）：284.

按：中风病肩关节半脱位在临床上已成为多发病、常见病，也是难治并发症之一。由于中风病后常有半身不遂、偏身麻木、失语等后遗症，多由气虚血瘀而成，严重影响偏瘫患者上肢的功能恢复。中医学可按风、痰、火、气、瘀、虚等辨证施治。因肩关节本身的不稳定性，加之脑血管病后，肩关节周围的肌肉（冈上肌、冈下肌、三角肌）固定能力的下降及关节囊或韧带过度松弛，导致肩关节的肱骨头部分向下脱离了肩胛骨的关节盂，从而导致肩关节半脱位的发生。因此，注重偏瘫早期矫正肩胛骨的位置，及早增加肩关节周围肌肉的张力，防止肩关节半脱位。桑寄五加补阳还五汤中以补阳还五汤益气活血化瘀为主，合用骨碎补、伸筋草、桑寄生、木瓜、五加皮、续断补肾舒筋，使筋强骨健。诸药合用，可使患侧上肢气舒血运、骨健筋强，从而增加肩关节的稳定性。若肩关节半脱位发生后，通过按摩、拍打、挤压、早期负重等措施刺激肩关节周围肌肉的活动，恢复肩胛骨的正常位置，增加关节囊的紧张性，肩关节半脱位可逐渐改善。此外，可辅以针灸治疗，以舒筋通络、强健筋骨，增加肌肉张力。

四、中风后抑郁症

柴胡舒肝散加味方

【药物组成】　柴胡、枳壳、香附、郁金、川芎、橘红、法半夏、合欢花各 10 g，白芍、茯苓、夜交藤各 15 g，炒酸枣仁 30 g。

加减：气虚者，加黄芪、太子参；纳差、腹胀、便溏者，加神曲、麦芽、炒白术；心神不宁者，加龙骨、牡蛎；热盛者，加栀子、龙胆草；瘀血甚者，加丹参、红花、水蛭；痰盛者，加胆南星、瓜蒌；肾精不足者，加枸杞子、制何首乌。

【适用病症】　中风后抑郁症。临床表现为抑郁心境，思维迟缓，言语动作减少，并伴有食欲减退、失眠早醒等躯体症状，甚至悲观妄想或有自伤自杀倾向。

【用药方法】　每天 1 剂，水煎 2 次。头煎加水 300 mL，煎取药液 100 mL；复煎取药液 100 mL。将 2 次药液混合后，分早、晚服。30 天为 1 个疗程，共治疗 2 个疗程。

【临床疗效】　此方加减治疗中风后抑郁症 30 例，显效（临床症状消失，情绪正常）21 例，有效（临床症状减轻，情绪基本稳定）5 例，无效（临床症状情绪均无改善）4 例。总有效率 6.7%。

【验方来源】　王忠仁. 柴胡舒肝散治疗中风后抑郁症 30 例［J］. 北京中医杂志，2003，22（4）：30.

按：中风后抑郁症是中风病常见并发症之一。由于中风发病较急，患者往往对突如其来的生理功能障碍引起的生活自理困难难以接受，对预后易产生恐惧、消极、悲观、烦躁的心理反应，往往陷入绝望和担忧的情绪中。因中风后情志不舒，肝失调达，气失疏泄。若肝郁气滞则血行不畅致血瘀，肝气横逆犯胃则胃失和降，肝气乘脾使脾失健运则蕴湿生痰，痰瘀复阻气机，又加重肝气郁结；肝郁抑脾，耗伤心气，营血渐耗，心失所养而心神不安，可见情绪低落、言语少、失眠易醒等症状，治以疏肝解郁为主，辅以活血，化痰宁神。柴胡舒肝散加味方中以柴胡、白芍、枳壳、香附疏肝理气；郁金、川芎行气活血化瘀；橘红、法半夏、茯苓祛湿化痰；合欢花、夜交藤、酸枣仁养血解郁安神。诸药合用，共奏疏肝理气、化瘀解郁安神之功，用于治疗中风后抑郁症有较好的疗效。

越鞠丸汤

【药物组成】　川芎 9 g，香附、苍术、栀子各 10 g，神曲 12 g。

加减：血郁明显者，加桃仁、红花、丹参、赤芍各 10 g；气郁偏重者，加柴胡、枳壳各 10 g；热郁明显便秘者，加黄连 6 g，黄芩 10 g；痰郁明显者，加法半夏、茯苓各 10 g，瓜蒌 30 g；食滞内停者，加炒莱菔子、鸡内金、炒山楂、炒麦芽、炒谷芽各 10 g。

【适用病症】　中风后抑郁症。临床表现为情绪低落，兴趣减少，动作迟缓，认知功能损害，缺乏自知力，日常生活能力减退。

【用药方法】　每天 1 剂，水煎 2 次，共取药液 450 mL，分 2 次服。30 天为 1 个疗程。

【临床疗效】　此方加减治疗缺血性中风后抑郁症 35 例，临床治愈 7 例，显效 16 例，有效 9 例，无效 3 例。总有效率91.43%。

【验方来源】 李宝玲，王进生．越鞠汤治疗缺血性中风后抑郁症临床观察［J］．山西中医，2003，19（1）：11.

按：抑郁症是中风病常见并发症，不仅影响患者的生存质量，也妨碍其神经功能的恢复。其病因多是综合因素所致，与中风前个人因素、社会因素及中风后导致的社会、情感、智能障碍、孤独、中风后引起的神经功能损害程度及中风病变部位等有关。西医治疗多采用三环类抗抑郁药，但易产生药物依赖性，且副作用较大。本病属中医学郁证范畴。中医学认为，中风的发病与气、血、痰、瘀密切相关，中风合并抑郁症既有郁病情志不舒、气机不畅的特点，又有中风的特点，与气血失调、痰瘀互结上扰清窍，心神紊乱有关。越鞠丸主治气、血、痰、火、食、湿六郁，方中的川芎活血行气，主要成分川芎嗪为治疗脑血管病的有效成分，有显著的抗血小板凝集作用；香附芳香理气，与川芎为血中气药；苍术燥湿化痰，栀子泻心肺之热，解三焦之郁火；神曲散气开胃化水谷消积滞。临证时随症加减，每收良效。

心脾解郁方

【药物组成】 甘草、酸枣仁、茯神各15 g，小麦40 g，大枣20 g，当归10 g，远志6 g，柴胡9 g，木香5 g。

加减：肝郁血虚者，加白芍12 g；心脾两虚者，加党参10 g；气虚血瘀者，加炙黄芪15 g，桃仁10 g。

【适用病症】 中风后抑郁症。临床表现为继肢体偏瘫后，烦躁不安、焦虑，随后转入抑郁状态。

【用药方法】 每天1剂，加水1 000 mL浸泡2小时，文火煎取药液300 mL，分上午、傍晚2次口服（间隔不少于8小时）。20天为1个疗程。

【临床疗效】　此方加减治疗中风后抑郁症 162 例，治愈 84 例，显效 43 例，好转 20 例，无效 15 例。总有效率 90. 74%。

【验方来源】　刘庆宪，宋永建. 固本解郁法论治脑卒中后抑郁症 162 例［J］. 安徽中医学院学报，2001，20（6）：12.

按：中风后抑郁症是脑卒中后并发的精神障碍症状，严重妨碍患者的康复与生活质量。中医学认为，心藏神，主血；脾主思，统血。脑卒中后偏瘫不遂，精神压抑，情志不畅，忧思过度，则劳心伤脾，心脾两虚；或七情所伤，肝失疏泄，气机郁滞，进而形成本病。而肝郁气滞、心脾两虚、脾气亏虚、心血暗耗所致的心失所养，神不守舍，出现神志失常的各种精神症状。故虚为本，郁为标，治宜固本解郁。心脾解郁汤中以酸枣仁、甘草为主药，养肝血，安心神，和中缓急；辅以茯神、小麦养心安神；柴胡条达肝气，疏解肝郁；当归不仅增强解郁之效，且能活血、养肝阴、生心血；大枣补益脾气，缓肝急，并治脾虚；远志交通心肾而定志宁心；木香疏肝理气，醒脾调中，乃三焦气分之药，能升降诸气，以防上述益气补血药滋腻滞气，有碍脾胃运化之能。现代医学研究表明，柴胡具有抗焦虑及镇静安眠作用；远志、茯神、当归有镇静、抗惊厥作用。诸药合用，为养心益脾与疏肝开郁并进之方，有益气补血、健脾和中、解郁安神、舒畅气机之功。且本方能柔肝滋肾制阳，以制肝肾阴亏阳亢之风火，此为标、本、源三者同治，疗效卓然。

五、中风后并发狂证

大承气汤合礞石滚痰汤

【药物组成】　大黄、厚朴各 15 g，芒硝 9 g，礞石 30 g，枳实 12 g，黄芩 10 g，沉香 3 g。

【适用病症】 中风后并发狂证。

【用药方法】 每天 1 剂，水煎，鼻饲。3 天为 1 个疗程。腑气得通后则用安宫牛黄丸清心开窍，每天 1 粒（研汤鼻饲）。

【临床疗效】 此方治疗中风后并发狂证 17 例，治愈（精神症状消失，神志清晰）16 例，好转（精神症状有明显缓解）1 例。

【病案举例】 刘某，男，48 岁。晨起下床大便自觉头痛剧烈，左侧下肢无力。送往医院途中呕吐 4 次。神志清，有轻度烦躁，左侧鼻唇沟变浅，舌左偏，血压 25.3/117.3 千帕斯卡，头部 CT 检查提示脑实质出血。西医诊断为脑出血收入院。经采取吸氧、降颅内压、止血等一系列抢救措施，病情渐趋稳定。入院第 4 天因食不洁水果过多，引起大便次数增多。大便常规检查：红细胞、白细胞满视野。体温高达41～42 ℃，烦躁加剧，语无伦次，不识人，不入睡。经用抗生素治疗，体温降至 37 ℃，大便次数减少，神志时清，停用抗生素。入院第 10 天精神症状突然加重，烦躁剧烈，狂乱无知，打骂不避亲疏，以入夜尤甚，经用镇静剂后精神症状仍不能缓解。诊见：患者形体肥胖，四肢被家属绑在床上，大便 3 天未解，神志不清，两目怒视，喉中有痰鸣声，舌质红绛、苔黄腻，脉弦大且滑数。根据“急则治其标，缓则治其本”的原则，方用大承气汤合礞石滚痰汤 1 剂（鼻饲），当晚大便 3 次，泻下大便臭秽难闻，狂躁明显减轻；上方连用 2 天，夜间烦躁已大有好转。后改用安宫牛黄丸，每天 1 粒（研汤鼻饲），连服 4 天，精神症状消失，转入肢体恢复阶段。

【验方来源】 傅磊鑫．通腑泄热、清心开窍法治疗中风并发狂证 17 例［J］．河南中医，2003，23（7）：27．

按：中风病的病机虽复杂，但不外风、火、痰、气、血、虚六端。本类患者多属肥胖之人，嗜食辛辣厚味，均有大便秘结之病史。体内湿热较重，湿遇火则成痰；又因瘀久化热，热居阳明，热极化火，火借风势，风助火威，痰火壅盛，上扰清窍，则狂暴不休。用大承气汤合礞石滚痰汤乃取其“釜底抽薪，急下存阴”之意，方中的大黄性味苦寒，泄热通便兼可祛瘀，礞石甘寒质重，下气坠痰，二者共为君药以除实热老痰；芒硝性味咸寒，润燥软坚为臣药；佐以黄芩苦寒泻火，专清上焦气分之热；沉香降逆下气；复以厚朴苦温下气，除满消胀；枳实苦辛破结，导滞消痞。诸药合用，既达急下实热燥结之目的，又有存阴救阴之意。继之以安宫牛黄丸，取其清热解毒、豁痰开窍之功，使邪祛神清，其狂则愈。

六、中风后眼球麻痹症

会厌逐瘀汤加减

【药物组成】　石菖蒲、玄参、郁金、桃仁、红花、柴胡各 10 g，当归、赤芍各 12 g，全蝎 3 g，甘草 6 g。

加减：肝阳上亢者，加石决明、天麻各 10 g；肾精不足者，加黄精、肉苁蓉各 12 g；口舌歪斜者，加僵蚕 10 g；气虚者，加黄芪、党参各 15 g；小便失禁者，加益智仁 10 g；大便秘结者，加瓜蒌、酒大黄各 10 g；瘀血重者，加地龙 10 g；肢体麻木者，加皂角刺、鸡血藤各 10 g；上肢瘫重者，加姜黄、桑枝各 15 g；下肢瘫重者，加川牛膝、杜仲各 12 g。

【适用病症】　中风后眼球麻痹症。

【用药方法】　每天 1 剂，水煎，取药液 200 mL，分次频服或鼻饲。2 周为 1 个疗程。同时静脉滴注脉络宁或脑复素注射液，必要时应用脱水剂，控制血糖、血压。

【临床疗效】 此方加减治疗中风后眼球麻痹症48例，治愈（发音清晰，语言流利，吞咽功能恢复正常，能顺利饮水及食流质食物，呛咳消失）19例，显效（发音基本清晰，语言欠流利，吞咽功能基本恢复，饮水过快时偶有呛咳）12例，有效（发音及吞咽障碍稍有改善，进食流质食物及饮水时仍有呛咳）10例，无效（发音及吞咽障碍无改变或改变不明显）7例。总有效率85.4%。

【验方来源】 马立克，郭志玲．会厌逐瘀汤治疗中风后球麻痹48例临床观察［J］．安徽中医临床杂志，2000，13（2）：141.

按：急性脑血管引起的假性眼球麻痹，中医学称为风懿、痱，属中风病范畴。本病由于风、痰、气、血郁闭脉络，壅塞于喉，脉络不通而成。本虚标实是其病理变化的基本特征。气血亏虚为本，风痰瘀血阻脉闭窍为标。治应标本兼治。会厌逐瘀汤加减方中的石菖蒲化痰开窍，《本草从新》谓其“辛苦而温，芳香而散，开心孔，利九窍，明耳目，发声音”；全蝎辛甘性平有息风止痉之功。二者合用有清咽利喉启声的功效。同时配合桃仁、红花、当归、赤芍等活血化瘀；郁金、柴胡理气解郁；玄参清热凉血；甘草调中缓急。诸药合用，共奏化瘀通络、利咽喉，使邪去病除，疗效较好。

七、中风后痴呆

复智胶囊

【药物组成】 何首乌30 g，黄芪、山茱萸、葛根各20 g，熟地黄、石菖蒲、桃仁各15 g，远志10 g，川芎12 g。

【适用病症】　多发梗塞性痴呆。中医辨证属肾气虚，髓海不足，痰瘀阻窍型。临床表现为头晕耳鸣，倦怠嗜卧，毛发焦枯，骨软疲弱，神情呆滞，言语不利，智力衰退或哭笑无常，双目晦暗，舌质淡暗，苔白或腻，脉沉细。并有高血压病史、卒中病史及合并动脉粥样硬化病史。

【用药方法】　将上药制成胶囊，每粒含生药 0.25 g。每次 5 粒，每天 3 次，空腹服。1 个月为 1 个疗程。

【临床疗效】　此方治疗多发梗塞性痴呆 50 例，显效 41 例，好转 7 例，无效 1 例，恶化 1 例。总有效率 96%。

【验方来源】　马云枝，官宏涛. 复智胶囊治疗多发梗塞性痴呆的临床研究［J］. 河南中医，1997，17（5）：286.

按：复智胶囊中的熟地黄滋肾填精补髓为君药；制何首乌补肾益精血，山茱萸补养肝肾，共为臣药；黄芪大补脾胃之气，使气旺血行；石菖蒲、远志祛痰开窍宁神；川芎、桃仁、葛根活血行气、化痰，共为佐使。诸药合用，共奏填精益髓、健脾化痰、行气活血之效。

益气补肾方

【药物组成】　丹参、黄芪各 30 g，熟地黄、何首乌、石菖蒲、地龙、葛根各 15 g，当归、远志、赤芍各 12 g，山茱萸、麦冬、五味子、川芎各 10 g，人参、薄荷各 6 g。

加减：头晕耳鸣、血压偏高者，加杜仲 10 g，黄精 12 g；口角流涎者，加山药、益智仁各 15 g；心烦失眠者，加牡丹皮 6 g，茯神 30 g；纳差者，加炒麦芽 15 g，砂仁 6 g；苔黄腻者，加胆南星 9 g，天竺黄 6 g；舌强语謇、肢麻者，加僵蚕 10 g，全蝎 6 g；阳虚而见二便失禁者，加熟附子、肉桂各 3 g。

【适用病症】　多发梗塞性痴呆。

【用药方法】　每天1剂，水煎服。配合西药胞磷胆碱加5%葡萄糖液或生理盐水250 mL，静脉滴注，每天1次。15天为1个疗程，连用2个疗程。

【临床疗效】　此方加减治疗多发梗塞性痴呆42例，显效（患者智能基本恢复至患病前水平，能胜任日常生活及轻工作）27例，有效（患者智能有很大程度恢复，能维持一般生活）10例，无效（智能无改善或改善不明显）5例。总有效率88%。

【验方来源】　孙晓萍．中西医结合治疗多发梗塞性痴呆42例疗效观察［J］．云南中医中药杂志，2001，22（2）：22.

按：多发梗塞性痴呆属于中医学中风、健忘等病范畴。脑为髓海，元神之府，乃气、血、精、神聚集之处；肾主骨，生髓通于脑；而心主血，脾统血。由于老年人的心、肾、肝、脾等脏腑功能衰退，肝肾精血亏损，心气不足，运血无力，皆可使髓海失养，清窍失灵，神昏而善忘；且脾胃气虚，痰浊内生，血瘀痰结，内风卒中，血行不利，清阳不能上荣元神之府，故视、听及智力衰退。故肾精亏损、心气不足而致痰瘀内结是本病的主要原因。益气补肾方中选用扶助正气之熟地黄、山茱萸、何首乌滋肾精、益脑髓，配以活血补血之当归、补气升阳之黄芪；石菖蒲、远志交通心肾，祛痰开窍，宁神益智；人参、麦冬、五味子三药联用养心滋阴；同时注意祛邪，用丹参、川芎、赤芍、地龙活血通络；加入葛根、薄荷引诸药上行于头脑。诸药合用，共奏调气血、补肾精、化痰瘀、升清阳、益脑髓之功，标本兼治，使元神得以濡养，痴呆得以改善。现代药理研究表明，何首乌含有丰富的卵磷脂，为构成神经组织及细胞膜的必需原料；人参、麦冬、五味子可促进神经细胞的功能恢复，促进和改善记忆的获得和再现，对脑功能的改善起协同作用；丹参、川芎、地龙活血通络，能清除氧自由基，抗血小板聚集，降低血液黏度，解除微血管痉挛，改善微循环，促进侧支循环的建立，增加脑部供血供氧；黄芪有明显的扩张外周血管及脑血管的作用，改善循环，增加脑部血流，对大脑有保护作用。诸药对于促进脑代谢、改善大脑循环、恢复脑细胞功能有显著的作用。

芪蛭益智方

【药物组成】 黄芪 40 g，牛膝、丹参、黄精、何首乌各 20 g，水蛭、地龙、当归、酸枣仁各 15 g，川芎 12 g，郁金、石菖蒲、炮穿山甲（代）、枳壳各 10 g。

【适用病症】 多发脑梗死性痴呆。

【用药方法】 每天 1 剂，水煎 2 次，分早、中、晚服。连续治疗 3 个月为 1 个疗程。

【临床疗效】 此方治疗多发脑梗死性痴呆 32 例，临床控制 15 例，显效 9 例，有效 4 例，无效 4 例。总有效率 87.5%。

【验方来源】 刘福奇. 芪蛭益智方治疗多发脑梗死性痴呆 32 例临床观察［J］. 北京中医杂志，2002，21（4）：216.

按：中医学认为，由于年老肝肾衰退，久病眩晕；或因痰瘀阻络，阻滞髓海；或因气血亏虚，气血精髓转化失常。这些因素均可引发多发脑梗死性痴呆。本病以气血不足、髓海失养为本，痰浊、瘀血、气滞为标。治以益气养血、行气活血、化痰醒脑、补肾填精为主。芪蛭益智方中的黄芪、当归益气养血，化生精髓而充养髓海，且黄芪还有益气活血、推动血液循环的功效；丹参、水蛭、地龙、当归、川芎、炮穿山甲（代）活血祛瘀，通经活络，增加大脑血液供应量；枳壳行气促进血行；郁金、石菖蒲理气解郁，豁痰开窍；何首乌、黄精、酸枣仁补肾填精，养心安神。诸药合用，共奏益气活血祛瘀、化痰醒脑开窍、补肾填精安神之功，用于治疗多发脑梗死性痴呆，可获得较好的疗效。通常于 3 个月后以本方改成丸剂继续服用

1 年，可提高与巩固疗效。

健 脑 合 剂

【药物组成】　水蛭、土鳖虫、地龙、丹参、石菖蒲、远志、法半夏、益智仁、生晒参、枸杞子。（原方无药量）

【适用病症】　脑血管性痴呆。中医辨证属痰浊阻窍型、气滞血瘀型、髓海不足型及肝肾亏虚型。

【用药方法】　上药按一定比例配制成口服液。每次 15 mL，每天服 3 次。治疗 2 个月为 1 个疗程。

【临床疗效】　此方治疗脑血管性痴呆，有较好的疗效。

【验方来源】　周文强，刘德桓，林炳辉，等. 健脑合剂治疗血管性痴呆 38 例及对临床电生理和循环动力学影响的临床研究［J］. 新中医，2002，34（11）：21.

按： 脑血管性痴呆和发病机制主要是由脑内血管因素造成与记忆、智能有关结构的破坏，并导致与记忆有关的神经递质降低。中医学认为，血管性痴呆发生于中风之后，常先有肝肾阴精亏损，虚风内动，而致痰阻血瘀，脏腑生化之气血不能上荣于脑，脑海不充，心神失养，出现学习记忆功能障碍、生活质量下降等神经功能损害的病证。健脑合剂具有益气活血、化瘀涤痰、补益肝肾、健脑增智之功。方中的水蛭、土鳖虫、地龙、丹参活血化瘀、通利血脉；石菖蒲、远志、法半夏息风化痰、醒脑开窍；益智仁、枸杞子补益肝肾、填精补髓；生晒参大补元气、宁神益智。现代药理研究认为，水蛭、丹参、益智仁、生晒参等能增加动脉血氧分压，带给脑组织更多的氧，改善脑循环流速，加快神经功能的恢复，增进学习和记忆能力，因此对改善血管性痴呆的临床症状有较好的作用。

涤痰逐瘀汤

【药物组成】 煅礞石 30 g，瓜蒌、丹参、太子参各 20 g，地龙、姜半夏、郁金、茯苓、石菖蒲、赤芍各 15 g，水蛭、香附各 10 g，胆南星、虻虫各 5 g。

加减：头晕痛者，加珍珠母 30 g；便秘者，加大黄 5 g；躁狂者，加磁石 30 g；血压高者，加夏枯草 20 g；有卒中征兆者，加天麻 15 g。

【适用病症】 脑血管性痴呆。

【用药方法】 每天 1 剂，水煎，分早、晚饭后服。30 剂为 1 个疗程，一般治疗 1 ~4 个疗程。

【临床疗效】 此方加减治疗脑血管性痴呆 36 例，痊愈 11 例，好转 20 例，无效 5 例。总有效率 86.1%。

【病案举例】 李某，男，59 岁。近 1 个月来情绪时而躁扰不安，时而郁闷呆钝，自言自语，不认识亲人，伴见右侧轻瘫，舌质紫暗有瘀点、苔厚腻，脉弦滑。素有脑梗死病史 4 年。头颅 CT 检查提示：双侧基底节、半卵圆中心及左侧皮层多发性脑梗死，脑萎缩。西医诊断为脑血管性痴呆，多发性脑梗死后遗症，高血压病Ⅱ期。中医辨证属痰瘀阻滞脑络，清窍神机受损。治以涤痰逐瘀、开窍醒脑为主。方用涤痰逐瘀汤加珍珠母 30 g，连服 10 剂，躁扰不安已停止，自言自语、不认识亲人等症状明显好转；继续服用原方 22 剂，智能测定升高。守上方配制成蜜丸，每次 1 丸（约 10 g），每天服 3 次。连续服 30 天后，病愈。随访 1 年未复发。

【验方来源】 刘福奇. 从痰瘀论治脑血管性痴呆 36 例［J］. 四川中医，1999，17（7）：216.

按：脑血管性痴呆是老年痴呆中最常见类型。本病的症状，特别舌脉象突出表现在痰和瘀方面，病机为顽痰瘀血互结，痹阻脑络，神机受损。治疗上非一般活血药及祛痰药所能及，故用煅礞石、胆南星、姜半夏、瓜蒌、地龙涤化顽痰；水蛭、虻虫、丹参、赤芍、香附破血逐痰兼理气养血；太子参配茯苓既健脾扶正，又断生痰之源；郁金配石菖蒲醒脑开窍。诸药合用，寒温并用，攻补兼施，标本同治，使顽痰得化，瘀血得畅，脑络得通，神机得复，故取得满意疗效。

健脾活血开窍益智方

【药物组成】 磁石（先煎）30 g，黄芪、葛根、党参、石菖蒲、羌活、藁本、鹿角霜（先煎）、熟地黄、肉苁蓉各 15 g，土鳖虫 5 g，桃仁 12 g，红花 6 g。

加减：气滞血瘀者，加川芎、丹参；肝肾不足者，加枸杞子、山茱萸；脾肾两虚者，加白术、山药、杜仲等；髓海不足者，加核桃肉、女贞子、菟丝子；痰浊阻窍者，加竹茹、胆南星、陈皮等。

【适用病症】 脑血管性痴呆。

【用药方法】 每天 1 剂，水煎 2 次，分上、下午服。

【临床疗效】 此方加减治疗脑血管痴呆 30 例，显效 10 例，有效 17 例，无效 3 例。总有效率 90%。

【病案举例】 包某，男，75 岁。抑郁或烦躁反复发作 1 年，加重 1 个月。患者发病前半年患多发性脑梗死后，逐渐出现闷闷不乐或烦躁打骂，语言颠三倒四，二便失禁，记忆力、计算力、定向力下降。诊见：舌淡红、苔黄白腻，脉弦细偏沉。颅脑 CT 检查提示：①多发性脑梗死；②脑血管脑病、脑萎缩。中医辨证属痰瘀互结，肝郁气滞，髓海不足。治以活血化痰开窍，理气解郁，补肾填精。选用健脾活血开窍益智方，去桃仁、土鳖虫，加核桃肉、胆南星各 15 g，柴胡各 6 g，酸枣仁 20 g。服药后，记忆力改善，情绪较稳定，语言较前有条理。上方加减继续治疗后，大小便能自理，可进行简单运算，余症状改善。随访 1 年病情稳定。

【验方来源】　侯刚．健脾活血开窍益智方治疗老年脑血管痴呆 52 例临床观察［J］．新中医，1999，31（6）：57.

按：脑血管痴呆是脑血管病导致的痴呆。其病位在脑，其本在肾。由于老年人脾肾渐亏，脾失健运，气血不足，则肾精愈虚；气血不足，运行无力，则易成血瘀；脾虚聚湿生痰，蒙蔽清窍。多种因素作用而成本病。故本虚标实、虚实夹杂为本病病机的主要特点。治疗必须补虚泻实相结合。健脾活血开窍益智方中的黄芪、党参补益元气，促进气血化生；土鳖虫、桃仁、红花活血化瘀，通利血脉；鹿角霜、熟地黄、肉苁蓉补肾填精，益智生髓；葛根、藁本、羌活载药上行于脑络；石菖蒲、磁石开窍化痰。诸药合用，共奏益气活血、开窍益智之功，用于治疗老年脑血管痴呆可取得良好疗效。

脑康聪明汤

【药物组成】　制胆南星、银杏叶、海藻、石菖蒲、三七末（冲服）、川芎、肉苁蓉。（原方无药量）

加减：烦躁明显者，加磁石、龙骨、牡蛎；血压高者，加天麻、钩藤、夏枯草。

【适用病症】　脑血管性痴呆。

【用药方法】　每天 1 剂，水煎，分早、晚分服。30 天为 1 个疗程。

【临床疗效】　此方加减治疗脑血管性痴呆 37 例，痊愈 13 例，好转 20 例，无效 4 例。总有效率 89. 2% 。

【病案举例】 戴某，男，65岁。既往有高血压病史10年，脑梗死病史3年。经头颅CT检查提示左侧底节区脑梗死、脑萎缩。诊见：形体肥胖，不善言语，反应迟钝，情感反应减弱，计算力及对近事记忆力差，舌苔白腻，舌质紫暗有瘀点，脉弦滑。检查：伸舌偏右，右侧上、下肢肌力均为4级，感觉减退，病理征阳性。智能测定为4分。西医诊断为脑血管痴呆、脑梗死后遗症、高血压病Ⅱ期。中医辨证为痰瘀阻窍型。方用脑康聪明汤连服20剂，反应迟钝减轻，言语较前稍多，对近事记忆有所好转，右侧肢体肌力有所恢复，智能测定为7分；原方服10剂后，再以原方配成丸剂连续服30多剂，患者表情自如，反应灵活，对近事记忆力及计算力恢复正常。智能测定为11分以上。现病情稳定，无反复。

【验方来源】 康锐，马耀茹．脑康聪明汤治疗脑血管性痴呆37例［J］．现代中医药，2002（4）：23.

按：脑血管性痴呆病位在脑，与心、肝、脾、肾功能失调密切相关。其发病多由七情所伤，久病耗损，加之年迈体虚，致气、血、痰、郁、瘀等病邪为患，渐使脑髓空虚，或气血不足，肾精亏耗，痰瘀互阻，脑髓失养。治以活血化瘀、祛痰开窍为主。脑康聪明汤中的银杏叶、三七、川芎活血化瘀，增加脑血流量，改善脑部血液循环；制胆南星、石菖蒲、海藻化痰开窍，醒脑益智；并用肉苁蓉温肾阳以暖脾阳，改善肾阳不足，脾运不健等症状。诸药合用，共奏活血化瘀、祛痰开窍之功，使痰瘀祛，脑窍通，神机复，呆病愈，疗效确切。

当归芍药散

【药物组成】 当归、白芍、川芎、茯苓、白术各15 g，泽泻30 g。

【适用病症】 脑血管性痴呆。

【用药方法】 每天1剂，水煎，分2次服。2个月为1个疗程。若有高血压、糖尿病、冠心病者，作相应的治疗。

【临床疗效】 此方治疗脑血管性痴呆37例，显效（主要症状基本恢复，神志清楚，定向功能正常，反应灵活，生活能自理，能进行一般的社会活动）14例，有效（回答基本正常，但反应迟钝，智力与人格有部分障碍）18例，无效（主要症状无变化或病情进展）5例。总有效率86.49%。

【验方来源】 冀宏. 当归芍药散治疗血管性痴呆的临床研究［J］. 山西中医，2000，16（2）：10.

按：脑血管性痴呆多见于多发性脑梗死，属于中医学中风病、痴呆的范畴。本病基本病机为精亏瘀阻。由于脏气亏虚，由气及血，因虚致瘀，痰瘀互结，阻滞脑络，机窍失灵，神机失用，导致本病的发生。治以疏通络脉、透达络邪为主。当归芍药散中的当归、白芍养血活血；川芎活血祛瘀；茯苓、泽泻、白术健脾利水。诸药合用，共奏活血化瘀通络、利湿化痰之功，可化痰湿，消瘀血，从而使气血正常运行于全身，肾精得以充养于脑髓，达到健脑增智的目的。

扶正涤痰化瘀方

【药物组成】 党参、黄精各15 g，黄芪18 g，熟地黄20 g，何首乌、丹参各12 g，赤芍、郁金各10 g，远志、石菖蒲、地龙、僵蚕各6 g。

加减：髓海不足者，加炙龟板胶（烊化）、鹿角胶（烊化）各10 g；肝肾亏虚者，去黄芪、赤芍，加炙龟板15 g，麦冬12 g，白芍15 g；脾肾两虚明显者，去丹参、地龙，加益智仁10 g，补骨脂6 g；心肝火盛者，去党参、黄芪，加黄连6 g，炒山栀子 10 g；痰浊重者，去熟地黄、黄精，加法半夏 10 g，胆南星 6 g；气滞血瘀较著者，加桃仁 10 g，红花 6 g。

【适用病症】 血管性痴呆。

【用药方法】 每天 1 剂，水煎服。30 天为 1 个疗程，共治疗 2 个疗程。

【临床疗效】 此方加减治疗血管性痴呆 68 例，临床控制 4 例，显效 18 例，有效 38 例，无效 8 例。总有效率 88.24%。

【验方来源】 罗康. 扶正涤痰化瘀法治疗血管性痴呆 68 例临床观察［J］. 广西中医药，2000，25（3）：1.

按：血管性痴呆多见于老年患者中风后，尤其是多次中风者。本病的病位在脑，基本病机为髓减脑消，神机失用，为本虚标实之证。虚乃正气亏虚，以脾肾不足为多见。实证者，多由痰瘀痹阻，脑脉不通，使脑髓失养而致。因此，扶正（健脾补肾为主）涤痰化瘀通络为其治疗大法。扶正涤痰化瘀方中的党参、黄芪健脾益气而壮后天之本；熟地黄、何首乌、黄精能滋阴养血，填精充髓而益先天之需，其中黄精又能助党参、黄芪补益脾肺之气；熟地黄、何首乌并可养心肝之血。此为扶正而设，重在补益脾肾，实即五脏兼顾。丹参、赤芍活血化瘀而不伤正；石菖蒲、远志涤痰开窍且有宁神之功。郁金一味，伍扶正药行气解郁，使诸药补而不滞，助丹参、赤芍加强活血祛瘀之力；配石菖蒲、远志可增其涤痰开窍、宁神醒脑之功。僵蚕、地龙息风止痉，善搜剔经络间之风痰瘀血，与涤痰化瘀药有协同作用。诸药合用，共奏健脾益肾、宁心安神、涤痰化瘀、醒脑开窍、息风解痉、通经活络之功。而且方中的党参、黄芪、黄精、何首乌、熟地黄等益气补肾药有抗衰老及益智的作用；丹参、赤芍、郁金、僵蚕、地龙等活血化瘀药具有扩张血管、改善微循环、抗凝作用，可预防和治疗脑梗死，改善脑缺血缺氧，促进脑细胞代谢功能的增强，有利于神经功能的恢复；远志、石菖蒲有镇静、抗惊厥的作用，有益于改善精神症状。因此，用本方治疗中风后痴呆有改善症状、降低血液黏度等作用，并可使生活质量得到进一步提高。

加味解语汤

【药物组成】　天麻 15 g，全蝎、远志各 12 g，羌活、制附子、胆南星各 10 g，木香、紫河车末（冲服）各 6 g，川芎 15 ~ 20 g，川牛膝 30 g。

加减：痰火内盛者，加栀子 12 g，羚羊角末（冲服）3 g，大黄 10 g，鲜竹沥 20 ~ 30 mL；痰浊重者，加清半夏 12 g，苍术、藿香各 10 g；偏气虚者，加黄芪 30 ~ 120 g；肾阳虚者，加补骨脂、肉苁蓉各 10 g；肾精亏虚者，加益智仁 10 g，山茱萸 12 g，何首乌、龟板胶各 30 g；有血瘀者，加土鳖虫 12 g，水蛭 10 g，鸡血藤 30 g。

【适用病症】　中风后血管性痴呆。

【用药方法】　每天 1 剂，水煎 2 次，分早、晚温服。每次服中药后食核桃仁 6 枚。连服 1 个月为 1 个疗程，一般治疗 1 ~ 3 个疗程。

【临床疗效】　此方加减治疗血管性痴呆 96 例，基本痊愈 45 例，显效 24 例，好转 15 例，稍好转 7 例，无变化 5 例。总有效率 94. 8%。

【验方来源】　张文才．解语汤加味治疗血管性痴呆 96 例［J］．国医论坛，2002，17（1）：39.

按：血管性痴呆多发生于老年人，常见于多发性脑梗死后。中医学认为，本病的病因不外乎虚、痰、瘀三端，三者可相互影响。而肝肾不足、髓海空虚为本，痰浊瘀血为标，乃本虚标实之证。加味解语汤中的制附子、胆南星、远志化痰醒脑开窍；天麻、全蝎疏通经脉；木香调节中焦气机；羌活、川芎辛散上行，推动药力的发挥；紫河车、牛膝、核桃仁健脑补肾，填精益髓。诸药合用，共奏补肝肾、祛痰瘀、醒脑窍之功，用于治疗中风后血管性痴呆有较好的疗效。

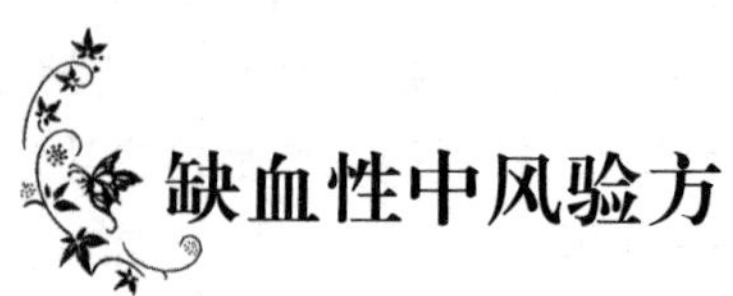

缺血性中风验方

清心化痰饮

【药物组成】　茯苓 30 g，竹茹、白术各 15 g，法半夏、胆南星各 12 g，远志、石菖蒲各 10 g，枳实、瓜蒌各 9 g，黄连 6 g，鲜竹沥（兑服）40 mL。

加减：痰多者，加川贝母 9 g；语言不利者，加全蝎 6 g，郁金 9 g；大便秘结不通者，加大黄（后下）10 g，芒硝（冲服）6 g；头晕头痛者，加天麻 12 g，钩藤 10 g，菊花 15 g；心烦易怒者，加牡丹皮、栀子各 6 g；舌质紫暗或有瘀点者，加桃仁 9 g，红花、全蝎各 6 g；肢体麻木者，加鸡血藤 30 g，黄芪 20 g；口角歪斜明显者，加全蝎 6 g，僵蚕 9 g；上肢瘫痪重者，加羌活 12 g，桑枝 30 g；下肢瘫痪重者，加独活 12 g，牛膝 15 g；小便失禁者，加桑螵蛸 15 g，芡实 12 g；抽搐者，加地龙 30 g，蜈蚣 3 条，全蝎 9 g。

【适用病症】　缺血性中风，证属痰热阻络型。临床表现为半身不遂，烦躁不安，舌强语謇或不语，痰声漉漉，胸脘痞闷，口臭，大便秘结，舌质红、苔黄腻，脉滑数。

【用药方法】　每天 1 剂，水煎 2 次，分早、晚服。14 天为 1 个疗程，连续治疗 2 个疗程。

【临床疗效】　此方加减治疗缺血性中风 56 例，基本痊愈（功能缺损评分减少 91% ~100%，病残程度为 0 级）22 例，显著进步（功能缺损评分减少 46% ~90%，病残程度为1 ~3 级）

25 例，进步（功能缺损评分减少 18% ~45%）7 例，无变化（功能缺损评分减少 17% 以下）或死亡 2 例。

【验方来源】 宋颖民，徐继辉. 自拟清心化痰饮治疗急性缺血性中风 56 例［J］. 国医论坛，2001，16（4）：24.

按：缺血性中风为临床上常见的危重症，属于中医学中风病范畴，其中痰热阻络型更为多见。其病因病机主要是由于饮食不节、过食肥甘醇酒或辛热煎炒之品，致脾失健运，聚湿生痰，郁久化热，痰热互结，阻滞经络，蒙蔽清窍，脑脉痹阻或血溢于脑络之外而发病。治疗的重点是清热化痰。清心化痰饮中以黄连清心火，兼泻中焦之火并有燥湿之功；法半夏燥湿化痰，降逆和胃；竹茹、胆南星清热化痰，除烦止呕；枳实行气消痰，使气顺则痰消；茯苓、白术健脾渗湿；远志、石菖蒲化痰开窍；瓜蒌化痰通便，使腑气通畅；鲜竹沥化痰热开窍。诸药合用，有化痰清窍、醒脑开窍之功，对于降低缺血性中风的发病率、病死率和致残率均有一定的疗效。

中经Ⅱ号方

【药物组成】 法半夏、白术、天麻各 10 g，胆南星 6 g，丹参 30 g，香附 15 g，酒制大黄 5 g。

加减：胸痹心痛者，加瓜蒌、乳香、地龙、红花；偏身麻木者，加白芥子、猪牙皂、炮穿山甲（代）、水蛭；手指麻胀者，加豨莶草、丝瓜络；心烦不眠者，加夜交藤、磁石、珍珠母；大便秘结者，加芒硝、桃仁、瓜蒌；上肢瘫痪重者，加姜黄、桑枝、威灵仙；下肢瘫痪重者，加牛膝、杜仲、桑寄生、续断；口舌歪斜重者，加熟附子、僵蚕、全蝎；高血压者，加石决明、夏枯草；血脂增高者，加泽泻、山楂；血糖增高者，加葛根、天花粉；痰热壅盛者，加服鲜竹沥水 50 mL。

【适用病症】 缺血性中风，证属风痰阻络型。

【用药方法】 每天1剂，水煎取药液500 mL，分2次服。20天为1个疗程。配合功能锻炼，并根据病情调整血压、血脂、血糖等。

【临床疗效】 此方加减治疗缺血性中风证属风痰阻络型100例，基本治愈41例，显著进步40例，进步15例，无效4例。总有效率96%。

【验方来源】 雍胜海，谢涛，何旭明，等．中经Ⅱ号治疗缺血性中风风痰阻络证100例［J］．广西中医药，2002，25（1）：26.

按：中医学认为，风痰阻络所致的缺血性中风病，肾水不足为其病之本，但肝郁脾虚、痰瘀互结实乃病之直接原因。因此，风痰瘀血，痹阻脑络，神明失用为其基本病机。化痰通络当为基本治法。中经Ⅱ号方中的法半夏、白术、天麻、胆南星化痰息风，而且法半夏有降血压作用，白术有抗血凝作用；丹参活血化瘀，香附以疏肝理气，二者合用使丹参活血之效倍增，从而使脑络之血畅流不息；酒制大黄既活血又有泄热通腑之功，并有降低血清胆固醇及降低血栓形成作用。诸药合用，共奏息风化痰、活血通络的作用，使瘀血祛而不伤新血。方中的丹参、胆南星、香附等可使血小板黏附性降低。因此，中经Ⅱ号方用于治疗风痰阻络型缺血性中风病，疗效显著。

活血通脉散

【药物组成】 水蛭、大黄、女贞子各10 g，丹参20 g，黄芪30 g。

加减：肝阳暴亢，风火上扰型，兼见眩晕头痛，面红目赤，口苦咽干，心烦易怒，小便赤，大便干，舌质红、苔薄黄，脉弦有力者，加龙胆草 15 g，栀子、天麻各 12 g，钩藤（后下）20 g，以清肝泻火、息风通络；风痰瘀血，痹阻脉络型，兼见头晕目眩，舌质暗淡、苔薄白或白腻，脉弦滑者，加法半夏 12 g，胆南星、熟附子各 6 g，以祛风化痰、活血通络；痰热腑实，风痰上扰型，兼见腹胀，大便干或便秘，头晕目眩，咳痰或痰多，舌质暗红或暗淡、苔黄或黄腻，脉弦滑或偏瘫弦滑而大者，加胆南星 6 g，全瓜蒌 30 g，芒硝（分冲）10 g，以清热化痰、通腑泻浊；气虚血瘀型，兼见面色㿠白，气短乏力，口角流涎，自汗出，心悸，便溏，手足肿胀，舌质暗淡、苔薄白，脉沉细者，加黄芪 30 g，桃仁、红花各 10 g，以益气活血；阴虚风动型，兼见烦躁失眠，耳鸣，手足心热，舌质红绛或暗红、少苔或无苔，脉细弦或细弦数者，加炙龟板、生地黄各 15 g，生牡蛎 30 g，以育阴潜阳、息风通络。

【适用病症】　缺血性中风。临床表现为半身不遂、偏身麻木、口眼歪斜、舌强语謇或不语。

【用药方法】　将上方药加工研细粉分包，每包 10 g，每天 2 次，每次 1 包。14 天为 1 个疗程，间隔 2 ~ 3 天，继续第 2 个疗程治疗。并配合针灸治疗。对合并症如高血压、冠心病、糖尿病等，分别选用适当药物对症治疗。

【临床疗效】　此方加减治疗缺血性中风 168 例，基本痊愈 42 例，显效 85 例，有效 32 例，无效 9 例。总有效率 94.64%。

【验方来源】　屈风林，王光月．自拟活血通脉散治疗缺血性中风 168 例临床观察［J］．中医杂志，1999，40（11）：667.

按：缺血性脑血管病属中医学中风病范畴。由于气血亏虚，肝肾阴阳失调，阴亏于下，阳亢暴张，阳化风动，血随气逆，夹痰、夹瘀、夹火致血脉不畅，脑脉痹阻而发病，属本虚标实证。急性期以标实为主，标实证又以血瘀为甚。瘀虽由虚而起，但瘀积甚，瘀血不去，则新血不生，正气无由恢复，治疗应以活血祛瘀为主，辅以扶正。活血通脉散中的水蛭破血逐瘀以通血脉、治病之标实；辅以大黄活血祛瘀、泻热攻积；丹参养血活血以化瘀血；黄芪益气行血，配丹参补益气血，与水蛭相伍可益气推动血液运行，助破血行瘀，而且重用黄芪，可加大气推血行之力；女贞子滋补肝肾之阴，配黄芪之益气行血，治本病之本。诸药配伍，共奏调补阴阳气血、活血逐瘀通脉之功效。现代药物研究证实，水蛭粉的主要成分有水蛭素、肝素、抗血栓素等，能阻止凝血酶对纤维蛋白原的作用，阻止血液的凝固，有扩张血管、促进血液循环的作用；大黄能缩短凝血时间，降低毛细血管的通透性，还可以改善脂质代谢紊乱，并且有消炎的作用；丹参具有预防血栓形成的作用，能促进纤维蛋白溶解，可降低血浆黏度，调节红细胞压积，可改善微循环，对血瘀证患者血液的“黏、聚、滞”倾向有较好的治疗作用，还有抗炎、降血脂、降血糖的作用；女贞子有明显降低胆固醇、甘油三酯、低密度脂蛋白，升高高密度脂蛋白的作用，能阻止或消减动脉硬化斑块的形成；黄芪可以扩张血管，对血压有双向调节作用。因此，活血通脉散治疗缺血性中风具有较好的疗效。

息风化痰祛瘀汤

【药物组成】　清半夏、竹茹、钩藤、葛根各 15 g，丹参 30 g，陈皮 12 g，天麻 10 g，胆南星 6 g，大黄 3 ~ 10 g，水蛭末（冲服）、炒白芥子、炙甘草各 3 g。

【适用病症】　缺血性中风。临床表现为突然半身不遂，口舌歪斜，舌强语謇或不语，偏身麻木，头晕目眩，舌质暗或暗淡、苔薄白或白，脉弦滑。

【用药方法】　每天 1 剂，水煎，分早、晚服。2 周为 1 个疗程，连续治疗 2 个疗程。

【临床疗效】 此方加减治疗缺血性中风36例，基本痊愈10例，显效18例，有效7例，无效1例。总有效率97.2%。

【验方来源】 张子厚. 息风化痰祛瘀汤治疗急性缺血性中风36例［J］. 中国中医急症，1999，8（2）：94.

按：缺血性中风为危重症。本病多由于暴怒伤肝，肝阳暴张，或心火暴盛，风火相煽，血随气逆，夹痰夹瘀上扰脑窍，导致脑脉痹阻或血溢脉外而发病。治疗重点在于息风化痰、祛瘀通络为主。息风化痰祛瘀汤中的天麻、钩藤平肝息风；清半夏、陈皮开窍化痰；竹茹涤痰开郁；胆南星息风导痰；炒白芥子祛膈膜之痰，畅达气机；丹参活血化瘀；水蛭破瘀溶栓而不伤新血；葛根使胃气上升而宣通清窍；大黄量小而活血化瘀，量大则荡涤胃肠，畅利中焦，引痰浊下行，与葛根相伍，一升清气，一降痰浊，二药相合，既有升清降浊之功效，又有醒脾杜痰复生之力；炙甘草调和诸药，缓急止痛。诸药合用，共奏息风化痰、祛瘀通络之功效，可消除痰瘀等病理产物，疏通脑络，恢复肢体功能，且无伤害脾胃、损伤正气之弊，疗效较好。

加味抵当汤

【药物组成】 水蛭、虻虫、大黄、桃仁、黄芪、川芎。（原方无药量）

【适用病症】 缺血性中风。临床表现为半身不遂，口眼歪斜，头晕头痛，语言障碍，偏身麻木，手足肿胀，气短乏力。

【用药方法】 每天1剂，水煎2次，分早、晚服。10天为1个疗程，连续治疗2个疗程。

【临床疗效】 此方治疗缺血性中风134例，基本痊愈60例，显效44例，有效26例，无效4例。总有效率97%。

【验方来源】 王宝玉，董荣芬. 加味抵当汤治疗缺血性中风的临床与实验研究［J］. 北京中医，1999，18（6）：13.

按： 缺血性中风多由于气血亏损，致血行无力，内聚而成瘀血，瘀血内停，脑脉瘀滞不通而发病，气虚血瘀为其基本病机。加味抵当汤以抵当汤为主，用水蛭、虻虫直入血络，有破血逐瘀之功；桃仁活血化瘀；大黄泻热导瘀。诸药为攻逐瘀血之峻剂。但由于本病以气虚为本，治当注意固本，故加黄芪、川芎等益气行血、行气活血之品，组成益气活血化瘀通络的方剂。本方可改善脑组织的血液循环，使缺血的脑组织恢复灌注或有效建立侧枝循环，脑细胞功能得到部分或全部恢复。

消栓活络饮

【药物组成】 川芎 30 g，当归 20 g，丹参 15 g，延胡索 10 g。

加减：肝阳暴亢者，加天麻、钩藤、菊花、夏枯草；风痰阻络者，加法半夏、白术、天麻；阴虚风动者，加白芍、生地黄、玄参；气虚者，加黄芪、党参；痰热腑实者，加大黄、芒硝、瓜蒌。

【适用病症】 缺血性中风（中经络）。

【用药方法】 每天 1 剂，水煎，分早、晚 2 次温服。对兼症与并发症对症处理。

【临床疗效】 此方加减治疗缺血性中风（中经络）66 例，基本痊愈 42 例，显效 19 例，有效 4 例，无效 1 例。总有效率 98.5%。

【验方来源】 王炳强，封海波，景利. 消栓活络饮治疗缺血性中风 66 例疗效观察［J］. 吉林中医药，2001，21（5）：11.

按： 缺血性中风的病因与风、火、痰、气、血等关系密切，尤以肝风为主。其病理则以瘀血阻络最为关键，因此应以活血化瘀通络为其治疗法则。消栓活络饮中重用川芎为君药，取其既能活血又能理气之功；配以当归、丹参活血养血，祛瘀生新；佐以延胡索善化全身之瘀，又善止痛。诸药合用，具有活血祛瘀生新、通经活络消肿之功，并在此基础上随证加减，适合于缺血性中风（中经络）的治疗。

通络祛瘀汤

【药物组成】　水蛭、大黄、女贞子各 10 g，丹参 20 g，黄芪 30 g。

加减：肝阳暴亢，风火上扰型，加龙胆草 15 g，栀子、天麻各 12 g，钩藤（后下）20 g；风痰瘀血，痹阻脉络型，加法半夏 12 g，胆南星、熟附子各 6 g；痰热腑实，风痰上扰型，加胆南星 6 g，全瓜蒌 30 g，芒硝（分冲）10 g；气虚血瘀型，加黄芪 30 g，桃仁、红花各 10 g；阴虚风动型，加炙龟板、生地黄各 15 g，牡蛎 30 g。

【适用病症】　缺血性中风。

【用药方法】　每天 1 剂，水煎服。14 天为 1 个疗程，每个疗程间隔 2～3 天，连续治疗 2 个疗程。

【临床疗效】　此方加减治疗缺血性中风 84 例，基本治愈 21 例，显效 43 例，有效 16 例，无效 4 例。总有效率 95.24%。

【验方来源】　谭泽明，金红．通络祛瘀汤加味治疗缺血性中风 84 例总结［J］．湖南中医杂志，2002，18（3）：8．

按：缺血性中风属于中医学中风病范畴。本病为本虚标实之证，急性期以标实为主，而标实证又以血瘀为甚。瘀虽由虚而起，但瘀积已久，瘀血不去，则新血不生，正气无以恢复，治以通络祛瘀为主，辅以扶正之品。通络祛瘀汤中的水蛭破血逐瘀以通血脉，治病之标实为君药；辅以大黄活血祛瘀、泻热攻积，丹参养血活血以化瘀血，共为臣药；黄芪益气行血，配丹参补益气血，与水蛭相伍可益气推动血液运行，助破血行瘀；黄芪平用为补，重用为通，本方中重用 30 g，加大其推血运行之力；女贞子滋补肝肾之阴，配黄芪益气行血，共为佐使药。诸药合用，共奏调补阴阳气血、活血逐瘀通络之效，具有抗凝、消炎、扩张血管、改善微循环、改善血流变的异常及降压等作用，用于治疗缺血性中风疗效显著。

活脑方

【药物组成】　黄芪、丹参、黄精、路路通各 15 g，桃仁、川芎、当归、地龙各 10 g，葛根 20 g，水蛭末（冲服）9 g，红花 5 g。

加减：风阳暴亢，风火上扰者，加牛膝、菊花、钩藤各 15 g，石决明（先煎）30 g；风痰闭神，瘀阻脉络者，加天麻、白芍、法半夏各 10 g，石菖蒲 15 g，胆南星 5 g；痰热腑实，风痰上扰者，加大黄（后下）、瓜蒌各 10 g，胆南星 7 g，鲜竹沥 10 mL；气虚血瘀者，黄芪重用至 30 g，加党参 10 g，鸡血藤 15 g；阴虚风动者，加炙鳖甲（先煎）20 g，生地黄、麦冬各 15 g；中脏腑属于脱证者，加人参、麦冬各 15 g，熟附子 10 g。

【适用病症】　缺血性中风。

【用药方法】　每天 1 剂，水煎 2 次。每煎加水 500 mL，煎取药液 200 mL。将 2 次药液混合，分早、晚温服。中脏腑者配合应用中药针剂和中成药：属阳闭者，用至宝丹或安宫牛黄丸灌服，清开灵注射液 40 ~ 60 mL 加 10% 葡萄糖注射液 250 mL 中静脉滴注；属阴闭者，用苏合香丸灌服；属于脱证者，用生脉注射液或参附注射液 40 mL 加 10% 葡萄糖注射液 250 mL 中静脉滴注。2 周为 1 个疗程，治疗 2 个疗程。

【临床疗效】 此方加减治疗缺血性中风 60 例，治愈 23 例，显效 20 例，有效 12 例，无效 5 例。总有效率 91.7%。

【验方来源】 陈尚书. 活脑方治疗缺血性中风 60 例疗效观察［J］. 中医杂志，2002，43（8）：595.

按：缺血性中风多因年老元气亏虚，无力行血，血行不畅则血瘀。治以益气养阴、活血化瘀，以补肾为主。活脑方中的黄芪、黄精补气健脾；丹参、川芎、当归、水蛭、桃仁、红花活血化瘀；路路通、葛根、地龙活血行血，通利经脉。现代研究表明，黄芪、丹参、川芎、当归等可扩张外周血管，抑制血小板聚集，降低血液黏度，抗血栓形成，改善微循环；丹参还有较好的清除氧自由基和抗脂质过氧化作用，增加脑的供氧量；水蛭、桃仁、红花、地龙等可降低颅内压，改善脑缺氧；黄精除了养血滋阴之外，还能降血脂，是治疗高脂血症的良药。诸药合用，共奏益气养阴、活血化瘀之功，用于治疗缺血性中风疗效显著。

益气活血通络汤

【药物组成】 黄芪 60 g，赤芍、丹参各 24 g，川芎、红花各 15 g。

加减：痰浊重者，加瓜蒌、天麻、胆南星；口眼歪斜者，加全蝎、僵蚕；便秘者，加大黄、枳实。

【适用病症】 缺血性中风。

【用药方法】 每天 1 剂，水煎服。

【临床疗效】 此方加减治疗缺血性中风 46 例，痊愈 19 例，显著进步 18 例，进步 6 例，无效 3 例。总有效率 93.5%。

【验方来源】 谢建，兰天. 中西医结合治疗急性缺血性中风 46 例［J］. 湖南中医杂志，2001，17（4）：30.

按：中医学认为，缺血性中风是由于脑络瘀阻，经脉不通所致。由于年老体弱，气血亏虚，无以推动血行，血行不畅，聚而成瘀，瘀血内停，脑络痹阻而发病。治疗以益气活血、祛瘀通络为主。益气活血通络汤中的黄芪大补元气，益气行血；赤芍、丹参、川芎、红花活血化瘀通络。而且方中的黄芪可扩张血管，改善缺血性中风患者局部的缺血缺氧；赤芍、丹参、川芎、红花有增强脑血管血流量，降低血液黏度，抗栓溶栓，同时具有抗氧化、清除自由基、减轻脑水肿的作用。诸药合用，共奏益气活血、祛瘀通络之功效，并能扩张血管，改善脑血液循环，增强脑组织供血、供氧，促进中枢神经的新陈代谢，减少后遗症及副作用，可提高存活率。

抗血栓合剂Ⅱ号方

【药物组成】　黄芪 50 g，当归 20 g，川芎、葛根、代赭石各 30 g，地龙 15 g，天麻、胆南星、土鳖虫各 10 g，全蝎 5 g。

【适用病症】　缺血性中风。

【用药方法】　每天 1 剂，水煎服。14 天为 1 个疗程。

【临床疗效】　此方治疗缺血性中风 42 例，基本痊愈（功能缺损评分减少 91% ~100%，病残程度为 0 级）20 例，显著进步（功能缺损评分减少 46% ~90%，病残程度为 1 ~3 级）16 例，进步（功能缺损评分减少 18% ~45%）5 例，无变化（功能缺损评分减少 17% 左右）1 例。总有效率 97.6%。

【验方来源】　包祖晓，管利民. 抗血栓合剂Ⅱ号方治疗急性缺血性脑卒中临床研究［J］. 中国中医急症，2001，10（5）：253.

按：缺血性中风发病率、死亡率和致残率高的特点，归属于中医学中风病范畴。其病机是在气血阴阳亏虚的基础上，风、火、痰、瘀等多种因素导致脏腑功能失调，气血逆乱而致。尤以气虚血瘀为主，气虚是发病的关键，血瘀是病邪核心。因此，益气活血法是治疗缺血性中风的大法。元气亏虚，不能推动血液、津液的运行是产生瘀血的重要方面。治疗上以黄芪为益气要药，而且在益气基础上有利水和“逐五脏间恶血”“通调血脉，流行经络”的作用，通过益气活血利水，改善脑缺血的脑水肿，有助于中风后偏瘫所致肢体肌肉功能的恢复；川芎、当归善治“羁留之风”，地龙、全蝎可通络活血利水。现代医学证明，黄芪与川芎、当归、地龙合用对抑制血小板聚集、改善血液流变学、降低血浆内皮素等方面具有协同作用，故共为方中主药；土鳖虫破血逐瘀作用较强，可迅速改善患者血液的浓、黏、凝、聚状况，但易损伤正气，若与黄芪合用可达到相制相用之目的；同时，配合运用葛根生津，以制上述药物之温燥；代赭石降逆；天麻息风；胆南星清热化痰。诸药合用，共奏益气活血、疏风通络、化痰息风之功，用于治疗缺血性中风疗效显著。

息风复健汤

【药物组成】　钩藤、川芎各 30 g，熟地黄 15 g，天麻、大黄、胆南星各 10 g。

【适用病症】　缺血性中风。

【用药方法】　每天 1 剂，水煎，取药液 400 mL，分早、晚服，每次 200 mL。15 天为 1 个疗程，共治疗 2 个疗程。如有剧烈头痛、恶心呕吐等颅内压增高表现时，可酌情给予甘露醇静脉滴注。

【临床疗效】　此方治疗缺血性中风 40 例，治愈 28 例，显效 5 例，有效 5 例，无效 1 例，恶化 1 例。总有效率 95%。

【验方来源】　刘源香. 自拟息风复健汤治疗缺血性中风 40

例疗效观察［J］．安徽中医临床杂志，2002，14（6）：457.

按： 缺血性中风多属于中风病中经络之范畴。由于年老体弱，肝肾阴亏，营阴亏损，风邪入中，引动内风，夹痰上扰清窍，脑络闭阻而成。治以息风化痰开窍、活血散瘀通络为主，佐以滋补肝肾。息风复健汤以天麻、钩藤平肝息风，并有扩张血管、改善微循环、溶栓的作用；大黄、川芎、胆南星活血化痰通络，并有抑制血小板聚集、抗氧化及抗氧自由基对红细胞的溶血作用，胆南星还有抗凝、降低血液黏度、改善微循环作用，而大黄用到 10 g，可泻腑通滞，降低颅内压、防止脑水肿，以达到醒脑的目的；熟地黄既可补肝肾之阴，又可制约祛风药之燥性。诸药合用，标本兼治，息风复健，用于治疗缺血性中风有一定的效果。

补阴通脑汤

【药物组成】　制何首乌 12 g，枸杞子、葛根、黄精各 10 g，水蛭 6 g。

【适用病症】　缺血性中风。

【用药方法】　每天 1 剂，水煎服。4 周为 1 个疗程。

【临床疗效】　此方治疗缺血性中风 42 例，治愈（意识清楚，临床症状与体征基本消失，上下肢瘫痪恢复到 4 级以上，能独立行走，生活能完全自理）14 例，显效（意识状态佳，瘫痪恢复到 2 级以上，可下地扶行）16 例，有效（意识状态及瘫痪肢体有所恢复，瘫痪恢复至 1 级但不能行走，失语及并发症好转）9 例，无效（瘫痪恢复不到 1 级）3 例。

【验方来源】　刘健，刘清飞．自拟补阴通脑汤治疗缺血性中风 42 例疗效观察［J］．安徽中医临床杂志，2000，12（1）：34.

按：缺血性中风主要多见于中老年人，因肝肾不足，阴液亏损，无以推动血行，血行不畅，瘀阻脉络，髓海失养，脑络空虚而致虚风内动形成中风，主要的病理变化是阴虚血瘀。治疗大法为滋阴活血。补阴通脑汤中的制何首乌具有补益精血、润肠通便功效，现代医学证明，此药有降低胆固醇及抗动脉硬化的作用；水蛭破血逐瘀，其所含水蛭素可抑制血小板聚集，改善血液高凝状态，降血脂等。两药配合使用，共为主药；葛根具有活血、升发清阳、引药上行脑脉之功，所含葛根酮、葛根素，具有增加脑冠状动脉血流量、解痉、降压、降糖等作用；枸杞子、黄精均具有滋补肝肾之阴精的功效。诸药合用，共奏活血滋阴之功效，可改善血液高凝状态，达到扩张血管、溶化血栓、恢复脑血供的作用，用于治疗缺血性中风，有一定的疗效。

芪蛭通脉汤

【药物组成】　黄芪 40 g，丹参 20 g，水蛭 10 g，当归、山楂各 15 g，大黄 6 g。

加减：肝阳暴亢，风火上扰者，加天麻、菊花各 10 g，石决明、钩藤各 15 g；风痰瘀血，痹阻脉络者，加法半夏 10 g，茯苓 15 g，胆南星、熟附子各 6 g；气虚血瘀者，加大黄芪用量，再加桃仁、红花各 10 g。

【适用病症】　缺血性中风。

【用药方法】　每天 1 剂，水煎，分 2 次服。14 天为 1 个疗程，疗程间隔 2 ~ 3 天，治疗 2 个疗程。配合针灸治疗。

【临床疗效】　此方加减治疗缺血性中风 100 例，基本治愈（临床症状和体征消失，基本能独立生活）30 例，显效（临床症状及体征好转，能扶杖行动，基本生活自理）50 例，有效（临床症状及体征较前好转，基本生活不能自理）15 例，无效

（临床症状和体征无变化）5 例。总有效率 95%。

【验方来源】 邹清. 芪蛭通脉汤治疗缺血性中风 100 例临床观察［J］. 湖南中医杂志，2002，18（5）：4.

按： 缺血性中风属于中医学中风病范畴。本病由于气血亏虚，肝肾阴阳亏虚，阴亏于下，阳亢暴张，血随气逆，夹痰夹瘀夹火致血脉不畅，脑络痹阻而发病，为本虚标实之证。芪蛭通脉汤中的黄芪益气行血，并可以扩张血管，对血压有双向调节作用；水蛭破血逐瘀，而且水蛭的主要成分为水蛭素，能阻止凝血酶对纤维蛋白原的作用，阻止血液凝固，有扩张血管、改善微循环、解除毛细血管痉挛、升高高密度脂蛋白的作用；大黄泻热攻积；当归、丹参养血活血化瘀，均能抗凝，具有预防血栓形成的作用，改善微循环，降血脂；山楂消食化瘀。诸药合用，共奏调补阴阳气血、活血逐瘀通脉之功。方中的大黄、山楂还可以改善脂质代谢紊乱，降低胆固醇，扩张血管，降低血压。临证时根据不同的症状辨证加减，对提高疗效有积极的意义。

蒲参化瘀汤

【药物组成】 蒲黄、红花、牡丹皮、川芎各 10 g，丹参、赤芍各 15 g，鸡血藤 30 g。

加减：痰热内蕴者，加石菖蒲、郁金、胆南星、竹沥，严重者，加服安宫牛黄丸；肝阳上扰者，加龙骨、牡蛎、石决明、钩藤、菊花，严重者加服羚羊粉；痰浊内阻者，加法半夏、陈皮、茯苓、竹茹，严重者加服苏合香丸；气虚者，加用黄芪；腑实者，加大黄。

【适用病症】 缺血性中风。

【用药方法】 每天 1 剂，水煎 2 次。每次煎取药液 200 mL，2 次煎液混匀后分 2 次服。配合内科一般治疗。

【临床疗效】 此方加减治疗缺血性中风45例，基本恢复15例，显著进步19例，进步7例，稍进步3例，无变化1例。

【验方来源】 穆爱林. 自拟蒲参化瘀汤为主治疗急性缺血性中风45例临床观察［J］. 北京中医，1999，18（6）：30.

按：缺血性中风多因脏腑功能失调，瘀血内阻，血随气逆，气血逆乱于上，脑络痹阻或血溢脑络之外而发病。治疗当注重“祛瘀”为主。蒲参化瘀汤中以蒲黄为主药，其性甘平，《本草纲目》曰：“活血止血，止心腹诸痛。生则能行，熟则能止。”故有收涩止血、活血祛瘀的作用，可使瘀血去，出血止；配以鸡血藤补血活血，舒筋活络；同时加入大剂量丹参、赤芍、红花、牡丹皮、川芎等活血化瘀之品，使积聚于脑络之瘀血去。诸药合用，共奏化瘀通络之功，对急性缺血性中风的症状缓解有较好的疗效。

益气活血祛瘀通络方

【药物组成】 黄芪30～60 g，红花6 g，丹参、赤芍、川芎、当归、桃仁、川牛膝、水蛭、地龙各12 g，鸡血藤、豨莶草各30 g。

加减：气虚血瘀者，基本方中重用黄芪，加党参、白术、金雀根；风扰络阻者，去黄芪、红花、桃仁，加桑寄生、生地黄、天麻、黄芩、夏枯草，并吞服羚羊角粉（每次0.3～0.6 g，每天2次）；痰浊瘀阻者，去红花、丹参、赤芍、桃仁，加竹茹、制南星、茯苓、法半夏；属痰热者，加石菖蒲、瓜蒌仁、枳实、天竺黄、僵蚕、郁金。

【适用病症】 缺血性中风。

【用药方法】 每天1剂，水煎服。配合西药治疗：有颅内高压者，在1周内加20%甘露醇静脉滴注，其余均给予低分子右旋糖酐 500 mL 或丹参注射液 24 g 加 5% 葡萄糖注射液 500 mL 静脉滴注，辅以维生素 E、脑活化剂等。14 天为 1 个疗程，2 个疗程中间隔 7 ~ 10 天再行下 1 个疗程。

【临床疗效】 此方加减治疗缺血性中风 73 例，基本痊愈 21 例，显效 32 例，有效 16 例，无效 4 例。总有效率 94.52%。

【验方来源】 潘金友，姚祖贤，杨慧萍. 中西医结合治疗老年缺血性中风 [J]. 辽宁中医杂志，2000，27 (1)：29.

按： 缺血性中风的发生、发展与脑动脉的粥样硬化斑块形成与狭窄以及血流动力学的改变密切相关。在缺血性中风时，脑循环的自动调节功能受到广泛破坏，血流速度异常减慢，导致缺血后脑组织遭受更严重的损害，甚至脑细胞死亡。而缺血性中风患者经益气活血、祛瘀通络的中西医结合治疗后，脑血管缺血得到明显改善，脑血流逐步恢复。益气活血祛瘀通络方能增强脑组织对缺血缺氧的耐受能力，具有抗血管收缩和痉挛、抗脑局部缺血的作用，并能改善血液黏度，促进血液的运行。诸药合用，共奏活血溶栓、化瘀通塞之功，可保护缺血的脑组织。

补阳还五汤加减方

【药物组成】 黄芪 30 ~ 120 g，当归 15 ~ 30 g，桃仁 10 ~ 15 g，地龙 25 g，赤芍 15 g，红花 10 g。

加减：血压偏低者，加麻黄、丹参、熟地黄；痰热腑实者，加大黄、芒硝；阴虚阳亢、两颧红赤者，加天麻、钩藤、石决明、牛膝。

【适用病症】 缺血性中风。

【用药方法】 每天 1 剂，水煎服。2 ~ 4 周为 1 个疗程。并根据病情用清开灵注射液 40 ~ 80 mL 加葡萄糖液或生理盐水静脉滴注，每天 1 次，连用 3 ~ 7 天。伴有并发症者，需应用降糖、降压、维持水电解质酸碱平衡药物对症治疗，并以中药保留灌肠以通大便。

【临床疗效】　此方加减治疗缺血性中风 36 例，痊愈（临床症状、体征消失，基本能独立生活）21 例，显效（临床症状、体征好转，能扶杖行动或基本生活能自理）14 例，无效（临床症状、体征无变化）1 例。总有效率 97%。

【验方来源】　窦正元．补阳还五汤加减方治疗缺血性中风 36 例疗效观察［J］．云南中医中药杂志，2002，23（4）：25.

按：缺血性中风归属于中医学中风病范畴。本病发病原因有风、火、痰、瘀等多种因素共同作用于人体，加之气血阴阳亏虚而致。由于年老体弱，气血亏损，元气耗伤，气虚则运血无力，血流不畅，致脑脉瘀滞，故气虚血瘀为其发病的主要因素。痰瘀的形成与元气亏虚密切相关。元气亏虚，不能推动血液、津液的运行是产生痰瘀的重要方面。补阳还五汤加减方中重用黄芪，大补脾胃之元气，令气旺血行，瘀去络通，改善症状；配当归、赤芍、红花、桃仁以活血祛瘀，地龙以通经活络，具有化瘀而不伤正之功效。诸药合用，共奏补气活血通络之效，可改善血液流变性，改善血液循环，用于治疗缺血性中风有较好的疗效。

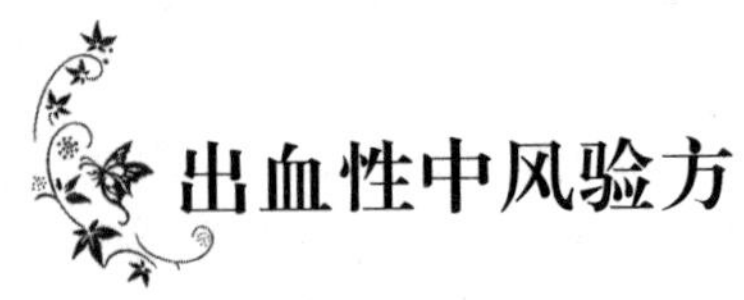

出血性中风验方

利窍宁血方

【药物组成】　大黄、竹茹、石菖蒲、枳实、天竺黄、生地黄各 10 g，瓜蒌 15 g，胆南星、牛膝各 12 g，三七 3 g。

加减：面色红赤，烦躁不安者，加黄连、石决明；头痛甚者，加菊花、川芎；抽搐者，加僵蚕、全蝎、蝉蜕；气虚者，加黄芪；阴虚者，加白茅根。

【适用病症】　出血性中风，证属痰瘀内阻、腑气不通型。临床表现为猝然昏仆，不省人事，口眼歪斜，半身不遂，语言不利，大便秘结，口气酸腐，舌红、苔黄厚腻，脉弦滑实。

【用药方法】　每天 1 剂，水煎 2 次。头煎加水 400 mL，浸泡 30 分钟后再煎 30 分钟，取药液 250 mL；第 2 煎加水 300 mL，煎 30 分钟，取药液 150 mL。将 2 次药液混匀后，分 4 次温服。对于神志不清者，可用鼻饲；或将上药浓煎后保留灌肠，每天 2 次。并根据病情给予一般性处理和适量甘露醇脱水治疗。28 天为 1 个疗程。

【临床疗效】　此方加减治疗出血性中风证属痰瘀内阻、腑气不通型 32 例，显著进步 18 例，进步 10 例，无效 4 例。总有效率 87.5%。

【验方来源】　缪峰，杨晓凤，周海哲. 通腑降浊、醒脑开窍法治疗急性出血性中风 32 例疗效分析［J］. 陕西中医学院学报，2002，25（5）：14.

按：出血性中风具有病因多端、证候复杂、发展迅速，发病率、致残率和死亡率高的特点。中医学认为，本病的病位在脑，病因不外虚、火、风、痰、气、血六端。其病机多为阴亏于下，肝阳暴张，阳化风动，血随气逆，夹痰夹火，横窜经络，蒙蔽清窍。若痰瘀内郁，上阻清窍，致神明失主，肢体失用，九窍失司；或痰瘀下滞脏腑，致脏腑气机逆乱，升降失调，则阳明通降之职失司，故腑气不通。治以通腑降浊、醒脑开窍之法，使腑气畅通，邪毒下行，无上逆扰乱清窍之弊，更助气血运行的恢复。利窍宁血方中用大黄攻积导滞，通腑泄热为主，可促进胃肠推动功能，不仅有降低颅内压、减轻或消除脑水肿作用，还可抑制应急性溃疡的产生；用瓜蒌清热生津、理气散结，胆南星息风化痰清热为主，二药合用，清热化痰，去中焦之浊邪；三七化瘀止血且不留瘀，并可化瘀通闭，现代药理研究认为，三七能明显增加血小板计数，缩短凝血时间，并能改善脑循环和对抗脑缺血；牛膝活血祛瘀，引血下行，并具有一定的补肝肾之功；石菖蒲开窍宁神化湿；生地黄清热养血滋阴；枳实、竹茹、天竺黄均具有祛痰降浊、醒脑开窍之功。诸药合用，共奏通腑降浊、醒脑开窍之功效，用于治疗急性出血性中风之痰瘀内阻、腑气不通者，有较好的疗效。

脑衄祛瘀利水汤

【药物组成】　泽泻、茯苓、仙鹤草各 30 g，石菖蒲、车前子（布包）、郁金、天竺黄、花蕊石各 15 g，葶苈子、川牛膝各 10 g，远志 12 g，三七末（冲服）3 g。

加减：躁动者，加龙骨、牡蛎、龙胆草；抽搐者，加全蝎、蜈蚣、钩藤；血压高者，加石决明、黄芩、夏枯草；痰多者，加胆南星、橘红；腑实者，加大黄、玄明粉、枳实。

【适用病症】　出血性中风。临床多指高血压性脑出血，不包括脑动脉瘤、脑动静脉畸形、血管淀粉样变性引起的脑出血。

【用药方法】　每天 1 剂，水煎，分 3 次温服。神志昏迷、CT 检查脑水肿较重而有明显中线移位者，使用 20% 甘露醇 125 mL 快速静脉滴注，每天 2 次；并配合使用胞磷胆碱等脑细胞代谢剂；血压高者，加用降压药。

【临床疗效】　此方加减配合西药治疗出血性中风 45 例，治愈（神志清醒，语言功能恢复，肌力恢复 3 级以上或正常，能从事简单的劳动，CT 检查提示脑出血完全吸收）13 例，显效（语言表达和肢体功能明显好转，肌力提高 2 级以上，生活基本自理，CT 检查提示脑出血基本吸收）16 例，有效（临床症状、体征好转，肌力提高 1 级以上，生活能部分自理，CT 检查提示脑出血未完全吸收，有明显脑水肿）13 例，无效（临床症状、体征无明显好转或加重，CT 检查提示无变化）3 例。总有效率 93. 3%。

【验方来源】　张宪忠，孙宝红. 脑衄祛瘀利水汤为主治疗出血性中风 45 例［J］. 中国中医急症，2001，10（1）：52.

按：出血性中风是临床常见的急危重症之一。本病属中医学中风病范畴，多由素体肝旺，气机郁结，木亢乘土，克伐脾土，而致痰浊内生，痰郁互结；或肝阳暴张，阳化风动，血随气逆，夹痰夹火，横窜经络，络破血溢而发病。根据“离经之血便是瘀”，血离经脉而未排出体外的血液，留积体内，蓄结而为瘀血，同时瘀血妨碍新血的生长及气血的正常运行，治以祛瘀为其根本，选用三七末、花蕊石、仙鹤草具有活血化瘀、祛瘀止血的药物为主，仙鹤草用量达 30 g，意取其收敛止血之药效；配以泽泻、茯苓、葶苈子、车前子、天竺黄以利水除痰；川牛膝引血下行；石菖蒲、远志、郁金醒脑开窍。诸药合用，共奏醒脑开窍、祛瘀止血、除痰行水之功，在止血的同时，迅速促进血肿吸收，消除血肿所导致的脑组织水肿，从而降低了出血性中风的死亡率。

芪蛭胶囊

【药物组成】 黄芪 60 g，水蛭 6 g。

【适用病症】 出血性中风。临床表现为半身不遂，口眼歪斜，神志昏蒙，舌强语謇，偏身麻木，常伴头痛、呕吐、眩晕等。

【用药方法】 取黄芪加水适量，煎煮取药液 2 次，过滤后合并滤液，调压后浓缩成膏状，低温干燥后粉碎成细粉，再与水蛭末混合均匀后，分装即成。每天服 3 次，每次 5 粒，温开水送服，不能吞服者鼻饲。1 个月为 1 个疗程。

【临床疗效】 此方治疗出血性中风 50 例，基本痊愈（恢复工作或操持家务，或恢复至病前状态；颅脑 CT 检查提示脑内血肿完全吸收或基本吸收）23 例，显效（瘫痪肢体肌力恢复 4 级，语言基本流利，生活自理，独立生活或基本独立生活，小部分需人帮助；颅脑 CT 检查提示脑内血肿吸收 90%）13 例，有效（瘫痪肢体肌力提高 1～2 级，语言较治疗前流利，生活不能自理；颅脑 CT 检查提示脑内血肿吸收 50%）6 例，无效（临床症状、体征无明显变化或加重；颅脑 CT 检查提示脑内血肿无明显吸收或增大）8 例。总有效率 84%。

【验方来源】 马福文，刘芳．芪蛭胶囊治疗出血性中风 50 例［J］．中国中医急症，2001，10（5）：305.

按：出血性中风为急重症，多由于年老体弱，正气不足，元气耗伤所致。因气为血之帅，气能摄血统血，气虚则运血无力，血流不畅，可致脑脉瘀滞不通，血溢脑脉之外，而“离经之血便是瘀”，故本病主要病机为气虚血瘀。芪蛭胶囊以益气活血破瘀为主，其中黄芪味甘，微温，可“补诸不足，益元气，壮脾胃”“活血生血”，用之中州强健，则正气恢复，且有利水退肿功效，与现代药理研究认为其具有利尿、降压作用是相一致的；水蛭咸苦，性平，功善破血逐瘀，且水蛭对高脂血症有显著降低血脂作用，能促进脑血肿的吸收，减轻周围脑组织炎症反应及水肿，缓解颅内压升高，改善局部血液循环，保护脑组织免受破坏，并有利于神经功能的恢复。诸药合用，共奏益气、活血化瘀之功，使溢于脑脉之外的离经之血能尽快吸收。药虽仅有二味，但却有利尿、降压、减轻脑水肿，改善局部血液循环，使缺损的神经功能得到恢复的作用。

通窍活血方

【药物组成】 水蛭 4 g，桃仁、赤芍、丹参、地龙各 10 g，红花、川芎各 5 g。

加减：肝阳上亢者，加石决明 30 g，白芍 15 g；肾阴虚者，加生地黄 15 g，女贞子、旱莲草各 10 g；烦躁者，加牡丹皮、栀子各 10 g；夹痰者，加法半夏、胆南星各 10 g；腑实者，加大黄 5 ~ 10 g，瓜蒌仁 15 g；神昏者，加安宫牛黄丸 1 枚，每天 1 ~2 次。

【适用病症】 出血性中风。

【用药方法】 每天 1 剂，水煎服。并予 20% 甘露醇 250 mL 静脉快速滴注，每 6 小时 1 次；必要时加用地塞米松 5 ~ 10 mg，呋塞米 20 mg，每天 1 ~2 次；胞磷胆碱 0.75 ~ 1.5 g 加 5% 葡萄糖或 0.9% 生理盐水 500 mL 静脉滴注，每天 1 次；如有感染、糖尿病、高血压等均对症处理。

【临床疗效】 此方加减治疗出血性中风 41 例，治愈（意识清楚，血压平稳，肢体及语言功能恢复较好，生活能自理，可遗有轻度神经损害体征）23 例，有效（意识清楚，肢体及言语功能有不同程度改善）12 例，无效（未达到有效标准）6 例。总有效率 85.4%。

【验方来源】　胡炜．中西医结合治疗出血性中风 41 例［J］．浙江中医学院学报，2002，26（3）：42.

按：出血性中风为临床急危重症。其病机多为年老体弱，气血亏虚无以推动血行，气滞则血瘀，血行不畅，脑脉痹阻或血溢于脑络之外而发病。因此，病机重在瘀血阻滞脑络，治当以活血化瘀、消肿开窍为主。通窍活血方中选用大量的活血化瘀之品，使瘀去则络自通。其中水蛭破血逐瘀消肿，并含有水蛭素，能降低血液黏度、改善微循环作用与肝素相似，但无肝素过量引起出血的副作用；地龙有活血化瘀、通经活络之功；丹参活血化瘀，能治瘀血阻滞各种病症，具有扩张血管、降低血压、抗凝且对中枢神经系统有镇静、镇痛作用；桃仁、红花活血通经、祛除瘀滞；赤芍通顺血脉，行血中之瘀滞，与桃仁、红花相配用于瘀滞重者最为相宜；川芎行气活血，为血中之气药，可加强行血散瘀的作用，且含有川芎嗪，不但可扩张小血管，降低血压和小血管阻力，改善微循环和抗血小板凝集、抗自由基，而且能保护受损的血脑屏障，增强水蛭的功能。诸药合用，共奏祛瘀通络之功效，并可降低血黏度，促进纤溶活性增强，加速纤维蛋白溶解，具有增强吞噬细胞功能及改善微循环等功效，用于治疗出血性中风疗效显著，大大降低患者的致残率。

大黄生地汤

【药物组成】　酒制大黄 35 g，生地黄 50 g。

【适用病症】　出血性中风。

【用药方法】　每天 1 剂，水煎，取药液 200 mL，口服或鼻饲，连服3～16天。并配合常规内科治疗：如控制脑水肿，降低颅内压，调整血压，防治并发症等。

【临床疗效】 此方配合常规内科治疗出血性中风50例，痊愈8例，显效17例，有效16例，无效6例，恶化3例。总有效率82%。

【验方来源】 白海燕，倪玲．大黄生地汤治疗出血性中风50例［J］．吉林中医药，2002，22（3）：12.

按：大黄生地汤中的大黄主要成分为蒽醌类衍生物，有泻下和利水、止血与活血的双向调节作用，还能抑制病原体，提高机体免疫力以及降低血脂。同时酒制大黄泻下作用减少，活血化瘀作用增强，能迅速消除脑水肿，增强凝血作用而止血，改善缺血区域的脑组织供血，有利于组织修复、神志恢复；生地黄凉血化瘀，其提取物有促进血液凝固、强心和降血糖的作用。大黄与生地黄共用，共奏凉血养阴、通腑泻浊、活血通络之功，釜底抽薪，使风、火、痰、瘀下行而邪有出路，缓解气血逆乱及风、火、痰、瘀上扰神明的情况，有利于病情稳定与神经系统功能的恢复。

通脑灵合剂

【药物组成】 大黄、制大黄各15 g，桃仁20 g，胆南星、郁金各12 g，水蛭10 g。

【适用病症】 出血性中风。

【用药方法】 按中药制剂工艺规范制作成合剂，每瓶250 mL。每次62.5 mL，病情轻、中度者，每天2～3次，重者每天4次。口服，或鼻饲，或保留灌肠。14天为1个疗程。必要时配合西药应急处理。

【临床疗效】 此方加减治疗出血性中风200例，临床治愈

（神志完全转清，肌力恢复正常，血肿基本吸收）58 例，显效（昏迷由重转轻，肌力提高 2 级以上，血肿大部分吸收）99 例，有效（神志有改善，肌力提高 1 级以上，血肿部分吸收）31 例，无效（临床症状、体征无改善或加重或死亡）12 例。总有效率 94%。

【验方来源】 杨廷光，孙益平．通脑灵合剂治疗急性出血性中风的临床研究［J］．中国中医急症，1998，7（3）：99.

按：出血性中风之发生是因为年老体弱，肝肾阴虚，风阳痰火互结，导致血与气并走于上，离经之血瘀阻脑府，使脑髓壅滞，元神被困，五脏失统，六腑气闭，肢体失和而发病。风阳痰火上扰，迫血妄行是脑出血的始动因素；出血之后，离经之血停而为瘀，瘀血不去，则出血不止，故瘀血为出血性中风的关键。治疗当抓住化瘀止血、通腑醒脑的法则。通脑灵合剂中以大黄、制大黄为君，重在活血化瘀，并有泻下及活血作用，瘀去则络通；配以水蛭、桃仁、郁金、胆南星等破血逐瘀、化痰开窍。诸药合用，共奏活血通络、通腑醒脑之功。通脑络，祛除脑内离经之血，而且上病下取，引血下行，借其通腑攻下之力，泻积热，开上窍，使颅内压降低，脑水肿减轻。此外，急下存阴，直折暴逆，风阳痰火之邪借阳明之道随燥屎而去，使将竭之真阴得以保存。因此，通脑灵合剂能提高出血性中风患者脑部血管的弹性，降低脑血管阻力，改善脑部供血，改善患者的血液流变性，有利于血肿的吸收与消除。

中风Ⅰ号方

【药物组成】 石决明 30 g，钩藤 20 g，黄芩、牡丹皮、浙贝母各 12 g，天麻、天竺黄、大黄、猪苓各 10 g。

【适用病症】 出血性中风。

【用药方法】　上方制成口服液。每天 3 次，每次 20 mL，口服或鼻饲。4 周为 1 个疗程。

【临床疗效】　此方治疗出血性中风 30 例，基本痊愈 2 例，显效 11 例，有效 11 例，无效 3 例，加重 3 例。总有效率 80%。

【验方来源】　曾定伦. 中风Ⅰ号治疗出血性中风 30 例临床报道［J］. 中国中医急症，1999，8（3）：107.

按： 出血性中风属于中医学中风病范畴。多由于气血逆乱，致风、火、痰、瘀壅阻脑脉络或血溢脑络之外而发病。中风Ⅰ号方中以大黄、黄芩、猪苓通腑泻降，清热解毒；天竺黄、浙贝母、牡丹皮逐瘀化痰；天麻、钩藤、石决明平肝息风。诸药合用，共奏泻火息风、逐瘀化痰之功，用于治疗出血性中风有一定的疗效。

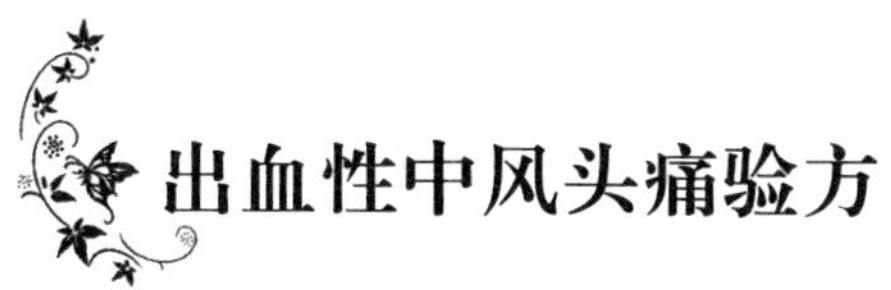

出血性中风头痛验方

护　首　汤

【药物组成】　川芎、当归、磁石各 30 g，桃仁、郁李仁、白芷、天花粉各 12 g，红花 9 g。

加减：巅顶痛者，加吴茱萸、藁本、怀牛膝；后头痛者，加羌活；呕吐烦躁者，加石膏；血压偏低者，去怀牛膝、磁石。

【适用病症】　出血性中风头痛。

【用药方法】　每天 1 剂，水煎，取药液 800 mL，分 2 次空腹温服。

【临床疗效】　此方加减治疗出血性中风头痛 34 例，痊愈（头痛消失）28 例，好转（头痛减轻）4 例，无效（头痛不减甚至加重）2 例。总有效率 94.1%。

【验方来源】　贾太谊. 护首汤加味治疗出血性中风头痛 34 例［J］. 上海中医药杂志，1997（7）：22.

按：出血性中风以颅内出血和水肿为主要病理改变，血肿压迫脑膜而引起头痛。中医学认为，本病乃离经之血所致，瘀血阻滞脑络，不通则痛。护首汤具有行气活血、平肝利水、通络止痛的功效，用以治疗头痛连脑，双目红赤，如破如裂者。方中的川芎辛温、升散、走窜，通利血脉，直达头目，为治头痛之要药；当归养血活血润燥，使气血充盈流通，与川芎相配，刚柔相济，相辅相成；郁李仁能润燥利水，现代药理研究认为，郁李仁有较好的利尿、降颅内压及止头痛的作用；白芷善治头风；天花粉能开郁结，降痰火，佐磁石重镇安神降压；桃仁、红花同用，增强破血逐瘀之力。全方重用川芎，统帅诸药，共奏活血祛瘀、利水消肿、镇肝安神之功，使脑部瘀血、水肿消散，脑络得通，其痛自愈。

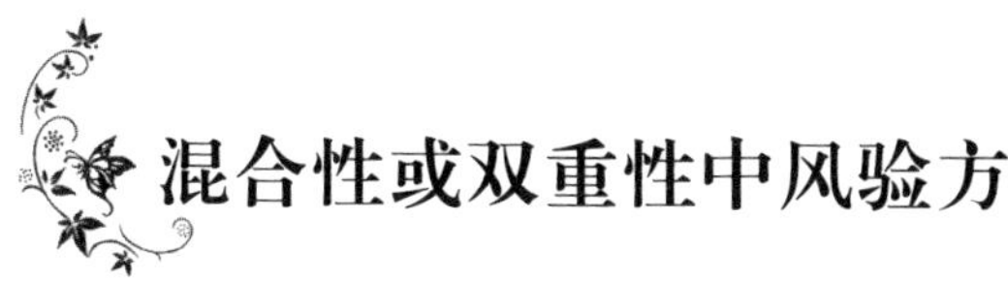

混合性或双重性中风验方

化瘀醒神汤

【药物组成】　制大黄、胆南星、水蛭、桃仁、红花、茯苓、白薇各 10 g，葛根、豨莶草各 15 g。

【适用病症】　混合性或双重性中风。临床上经头颅 CT 或 MRI 检查患者脑组织中既有出血灶，又有梗死灶，两种病灶同时或相继发生。

【用药方法】　每天 1 剂，水煎服或鼻饲，或灌肠。同时配合甘露醇 250 mL，每天 1 ~ 3 次，意识障碍重者，加用速尿 20 mg 与甘露醇交替使用。另用醒脑静 20 mL，或清开灵注射液 40 ~ 60 mL，血塞通 0.4 g 或脉络宁 20 mL 分别稀释后静脉滴注，每天 1 次。并予安宫牛黄丸兑水化后口服，意识障碍者给安宫牛黄丸兑水鼻饲或灌肠。10 ~ 15 天为 1 个疗程。

【临床疗效】　此方加减治疗混合性或双重性中风 20 例，有效（意识障碍基本恢复，失语、偏瘫改善及部分恢复）10 例，显效（意识障碍恢复，神志清楚、失语、偏瘫明显改善及恢复）8 例，无效（治疗前后无明显改善）2 例。总有效率 90%。

【验方来源】　姜丽娟. 混合性中风中西医结合救治体会［J］. 云南中医学院学报，2002，25（3）：55.

按：混合性或双重性中风属于中医学中风病范畴。多由于脏腑功能失调，气血逆乱，致风、火、痰、瘀等病理产物痹阻脑脉，或血溢于脑脉之外而发病。本病为本虚标实、上盛下虚之证。本为肝肾阴虚，气血衰少；标为风火相煽，痰湿壅盛，瘀血阻滞，气血逆乱。治疗当注重活血化瘀，化痰开窍。化瘀醒神汤中以制大黄清热泻火，活血化瘀，使痰瘀去而脑络通；胆南星、茯苓健脾益气，化痰开窍；水蛭、桃仁、红花活血化瘀通络；白薇、葛根清热生津，升阳开窍；豨莶草活血通络。诸药合用，共奏清热醒神、开窍通腑之功，使腑气通，神明聪，从而改善意识障碍程度，缓解失语及偏瘫症状，降低脱水剂的用量，相对纠正脱水剂导致的电解质平衡紊乱，故获得较好的疗效。

化痰逐瘀方

【药物组成】　陈皮、胆南星各 6 g，丹参 25 g，茯苓 15 g，白术、天麻、枳实、法半夏、水蛭各 10 g。

加减：兼见肝阳暴亢者，加夏枯草 15 g，钩藤 25 g，珍珠母 30 g，牛膝 12 g；兼见痰热腑实者，加大黄 6 ~ 10 g，芒硝 10 g，瓜蒌仁 15 g；肢体麻木严重者，加地龙 15 g，全蝎 3 ~ 5 g；意识障碍者，加安宫牛黄丸每天 1 丸，连用 2 ~3 天，或用清开灵注射液 40 ~ 60 mL 加入 5% 葡萄糖中静脉滴注，每天 1 次，连用 5 ~7 天。

【适用病症】　急性混合性中风。临床表现为神昏，半身不遂，偏身麻木，口角歪斜，舌强言謇或不语，伴头剧痛，呕吐或头晕昏胀，舌质暗淡或暗红、边有瘀点或瘀斑、舌底络脉青紫或迂曲，脉弦滑或弦细。

【用药方法】　每天 1 剂，水煎，分 2 ~3 次服。4 周为 1 个疗程。并配合西医常规治疗。

【临床疗效】　此方加减治疗混合性中风 32 例，基本痊愈 4 例，显效 17 例，有效 7 例，无效 4 例。总有效率 87.5% 。

【验方来源】　邱全. 中西医结合治疗急性混合性中风 32

例［J］．湖南中医杂志，2001，17（3）：27.

按：混合性中风属于中医学中风范畴。其病因不外风、火、痰、虚、瘀，是本虚标实之证，以肝肾阴虚为本，风、火、瘀、痰为标。临床上以痰瘀痹阻脉络最为多见。由于痰浊内阻，痰阻致瘀，痰瘀互结，痹阻脉络，致气血逆乱，上犯于脑，脑络痹阻及血溢脉外而发病。治以化痰逐瘀法。化痰逐瘀方中的陈皮、白术、法半夏健脾化痰；茯苓利水渗湿；胆南星化痰通络，豁痰开窍；天麻、钩藤平肝息风；丹参祛瘀生新；水蛭最善入络，搜剔络中瘀滞，破血逐瘀。而且方中的天麻、地龙、丹参等能增加脑血流量，降低血液黏度，使纤维蛋白溶解；水蛭还能减轻脑梗死周围的水肿，促使颅内血肿的吸收，促进神经功能的恢复。诸药合用，痰瘀并治，共奏健脾化痰、除湿、活血逐瘀之功，用于治疗混合性中风疗效确切。

蛛网膜下腔出血后脑血管痉挛验方

祛痰逐瘀汤

【药物组成】 葶苈子 30 g，法半夏、酒制大黄各 10 g，茯苓、丹参各 15 g，三七、天竺黄（研末冲服）各 5 g。

加减：肝火重者，加龙胆草、焦栀子；胃火盛者，加黄连、石膏。

【适用病症】 蛛网膜下腔出血后脑血管痉挛者。临床表现为意识淡漠，甚则神志不清，大小便失禁及高级神经活动障碍。

【用药方法】 每天 1 剂，加水 700 mL 煎取药液 200 mL 服。3 周为 1 个疗程。配合降颅内压药物和抗纤溶药物治疗。

【临床疗效】 此方加减治疗蛛网膜下腔出血后脑血管痉挛，有较好的疗效。

【验方来源】 郑宏忠，李志苏．祛痰逐瘀汤防治蛛网膜下腔出血后脑血管痉挛的疗效观察［J］．吉林中医药，2000，20(4)：22.

按：蛛网膜下腔出血后脑血管痉挛属于中医学类中风病的范畴。本病常因情绪激动及急骤用力，郁怒伤及肝胆，郁而化火生痰，痰热内阻，气血瘀滞，清阳不升，浊阴不降，气机逆乱所致。祛痰逐瘀汤中的葶苈子泄肺清热；酒制大黄清热导滞，釜底抽薪，对降低颅内压，减轻脑水肿能起到一定的作用；天竺黄清热祛痰；法半夏、茯苓健脾化痰；丹参、三七活血化瘀，可扩张血管，降低血管通透性，改善脑血流灌注，促进出血的吸收。诸药合用，共奏祛痰逐瘀、清热开窍之功效，对蛛网膜下腔出血后脑血管痉挛的防治有一定的作用。

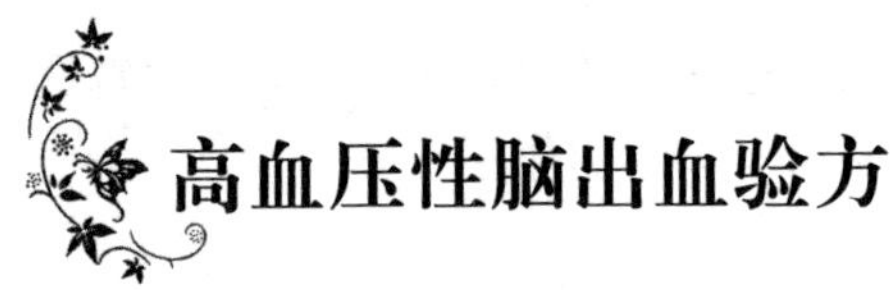

高血压性脑出血验方

桂枝茯苓丸加减方

【药物组成】 桂枝 10 g，茯苓、赤芍、牛膝各 20 g，牡丹皮 15 g，桃仁 10 g，大黄（后下）8 ~ 15 g，黄芪 30 ~ 45 g，鲜竹沥 1 ~3 支（分 2 次冲服）。

加减：舌象显示伤阴时加生地黄 20 ~ 45 g。

【适用病症】 高血压性脑出血。

【用药方法】 每天 1 剂，水煎，分 2 ~4 次服。20 天为 1 个疗程。并配合常规西药治疗。

【临床疗效】 此方加减治疗高血压性脑出血 55 例，基本治愈 11 例，显著进步 24 例，进步 9 例，无效 11 例。总有效率 80%。

【验方来源】 狄民，高坚. 桂枝茯苓丸加减治疗高血压性脑出血 55 例［J］. 福建中医药，2003，34（1）：34.

按：高血压性脑出血是中老年人的常见病、多发病，且死亡率较高，因此高血压性脑出血急性期的治疗是降低死亡率、提高疗效的关键，采取中西医结合的方法有助于提高疗效。桂枝茯苓丸加减方中的牡丹皮、赤芍、桃仁均为活血化瘀之良药；桂枝有通经活络之功；茯苓健脾渗湿，又可顾护正气；牛膝化瘀通络；鲜竹沥清热涤痰开窍；大黄通下清上，兼化瘀泻火、醒神开窍等多种功效，在中风治疗中常发挥重要作用；黄芪益气通络，且补而不滞，与活血化瘀药合用，能显著提高疗效。诸药合用，共奏活血化瘀、涤痰开窍、益气通络之功，并能改善机体微循环障碍，消除炎症因子，促进血肿吸收，减轻神经损伤，从而更快地改善临床症状。

逐瘀消肿汤

【药物组成】　水蛭、川芎、赤芍、桃仁、红花、大黄、黄芩、大枣。(原方无药量)

加减：兼痰热腑实者，加金银花、瓜蒌、桔梗；兼风痰上扰者，加僵蚕、熟附子；兼肝阳上亢者，加菊花、夏枯草。

【适用病症】　高血压性脑出血。经 CT 脑扫描血肿量在 30 ~ 90 mL，均为基底节区出血。

【用药方法】　发病后 24 小时内采用血肿腔钻孔注入尿激酶溶解引流术。中药汤剂每天 1 剂，水煎，分 2 次于术后次日口服或鼻饲，连服 10 天。并配合常规治疗：①卧床休息，保持安静，定时翻身，预防褥疮；②保持呼吸道通畅，吸氧，吸痰，对呼吸不畅者及时做气管切开；③20% 甘露醇 125 mL 静脉滴注，每天 2 ~3 次脱水降颅内压；④维持水、电解质及酸碱平衡，伴吞咽困难者早期即鼻饲；⑤预防性使用抗生素；⑥控制血压在较稳定的范围内；⑦1 周后行功能锻炼及高压氧治疗。

【临床疗效】　此方加减配合血肿腔钻孔注入尿激酶溶解引流术治疗高血压性脑出血 40 例，基本治愈 24 例，显著进步 7 例，进步 2 例，无效 7 例。总有效率 82. 5% 。

【验方来源】　戴明湘，刘继玉，肖友君，等. 逐瘀消肿汤配合钻孔引流尿激酶溶解治疗高血压脑出血的疗效观察［J］. 新中医，2002，34（3）：40.

按：高血压性脑出血属中医学中风、神昏等范畴。本病的病机为瘀血阻滞脑络。治以活血逐瘀、消肿开窍之法。逐瘀消肿汤是在王清任通窍活血汤基础上加味化裁而成。方中的水蛭破血散瘀消肿为君药，而且水蛭含水蛭素，其降低血液黏度、改善微循环的作用与肝素相似，有利于脑出血后神经功能恢复；桃仁、红花活血通经，祛除瘀滞；赤芍通血脉，行血中之瘀，合桃仁、红花活血通经祛瘀之力倍增；川芎行气活血，可加强行血散瘀之效，川芎含川芎嗪，有扩张小血管、降低血压和小血管阻力、改善微循环和抗血小板凝集、抗自由基且能保护受损的血脑屏障等作用，对脑水肿和颅高压有治疗作用；大黄破瘀通便，具有泻下和利水、止血和活血化瘀双向作用，有降血脂、提高机体免疫功能及抑菌作用；黄芩清热燥湿，具有抗脂质过氧化、清除氧自由基作用，对脑水肿、颅高压有治疗作用，其降颅内压作用较缓慢而持续时间较长，不易形成颅高压反跳现象；大枣补益脾胃，缓和方中其他药物辛香过烈之性。诸药合用，共奏活血逐瘀、消肿开窍之功。近年来研究表明，活血化瘀药物能有效地降低血液黏度，促进纤溶活性增强，加速纤维蛋白的溶解，具有增强吞噬细胞功能、改善微循环等功效，有利于破裂血管的修复和血肿吸收，而不至于引起再出血。因此，在血肿腔钻孔注入尿激酶溶解引流术的基础上服用中药，可改善脑微循环，促进血肿吸收，减轻脑水肿，促进神经功能的恢复。

天麻钩藤饮加减方

【药物组成】　天麻（蒸兑）、栀子、桑寄生、杜仲、川牛膝、黄芩、茯神、益母草各 10 g，钩藤 15 g，石决明（先煎）、夜交藤各 30 g。

加减：神昏者，加石菖蒲、郁金；高热或抽搐者，加羚羊角；喉中痰鸣者，加竹茹、胆南星；言语謇涩者，加炙远志、木蝴蝶；大便不通者，加大黄。

【适用病症】　高血压性脑出血。

【用药方法】　每天1剂，水煎2次，分早、晚服，神昏者鼻饲。并配合西医常规治疗：包括20%甘露醇脱水、降颅压，防治应激性溃疡；合并感染者控制感染，血糖高者控制血糖，高热者物理降温。2周为1个疗程，一般治疗2个疗程。

【临床疗效】　此方加减治疗高血压性脑出血64例，基本痊愈（神经功能改善率为91%～100%）9例，显著进步（神经功能改善率为46%～90%）29例，进步（神经功能改善率为18%～45%）21例，无效（神经功能改善率为17%以下）5例。总有效率92.2%。

【验方来源】　伍大华，刘芳. 天麻钩藤饮为主治疗高血压性脑出血64例总结［J］. 湖南中医杂志，2000，16（6）：10.

按：中医学认为，高血压性脑出血的病机是肝阳亢盛，风动化火，迫血妄行，络破血溢，血溢成瘀。天麻钩藤饮加减方以天麻、钩藤、石决明、桑寄生、杜仲、茯神平肝息风；黄芩、栀子清上焦风火；川牛膝、益母草、夜交藤活血通络。诸药合用，共奏肝风平、血热清、血脉行、瘀阻散的作用。现代药理研究表明，本方有降压、镇静、抗痉厥、催眠及调节自主神经功能等作用，对促进神经功能恢复有重要作用。

镇肝息风汤

【药物组成】　白芍、玄参、天冬、龙骨、牡蛎、炙龟板各15 g，代赭石、牛膝各30 g，胆南星6 g。

加减：头痛重者，加水牛角、石决明；神昏者，加郁金；热甚者，加黄芩、栀子；便秘者，加大黄、芒硝；抽搐者，加地龙、僵蚕。

【适用病症】　高血压性脑出血。

【用药方法】 每天1剂，水煎，取药液250 mL，分2～4次服。若昏迷或球麻痹者发病48小时内用药液直肠肛门滴注，48小时后则用药液鼻饲。

【临床疗效】 此方加减治疗高血压性脑出血43例，基本治愈7例，显效22例，有效11例，无效3例。总有效率90.7%。

【验方来源】 方无杰. 镇肝息风汤治疗高血压性脑出血临床观察［J］. 安徽中医临床杂志，2001，13（5）：348.

按：高血压性脑出血在临床上多属于中风病范畴，多因年高正亏，肝肾阴虚，阴不制阳，肝阳暴张，阳亢风动；加之阴血亏虚，内风动越，气火俱浮，迫血上涌而发为中风。治疗应注意滋阴潜阳、平肝息风的原则，重用镇潜诸药，配伍滋阴之品，镇潜以治其标，滋阴以治其本，标本兼顾，以治标为主。镇肝息风汤中重用牛膝以引血下行，补益肝肾；白芍、玄参、天冬滋养阴液，柔肝息风；龙骨、牡蛎、炙龟板、代赭石等重镇之品益阴潜阳，镇肝降逆；胆南星化痰降逆。诸药合用，共奏镇肝息风之功，内风平息，阴血得补，方与证符，取得了较好的疗效。

星蒌承气口服液

【药物组成】 胆南星、黄芩、芒硝各10 g，瓜蒌30 g，石菖蒲、炒莱菔子、益母草各20 g，桃仁5 g，川芎9 g，大黄、三七各6 g。

【适用病症】 高血压性脑出血。

【用药方法】 将上方制成浓缩口服液，每次60 mL，每天服2～4次。配合服用西药常规药物。治疗28天为1个疗程。并及时行颅内微创抽吸术治疗。

【临床疗效】 此方治疗高血压性脑出血40例，基本治愈17例，显著进步15例，进步4例，无效4例。总有效率90%。

【验方来源】　李梅荣，王春生. 微创穿刺抽吸术合用中西药治疗高血压性脑出血疗效观察［J］. 中国中医急症，2002，11（3）：162.

按：中医学认为，高血压性脑出血属于中医学中风病范畴，急性期以闭证多见，常伴有神昏。其病机为风阳暴张，风火相煽，致痰火壅滞，气血逆乱，清窍闭塞。治宜破瘀涤痰、清热通腑、醒神开窍。星蒌承气口服液可使颅内血肿及周围的水肿迅速消散、吸收，从而令脑脉流通、清阳舒展。采用微创抽吸术及早吸出血肿，配合星蒌承气口服液加西药对症处理的综合疗法，疗效显著。

祛瘀醒脑液

【药物组成】　丹参、桃仁各 15 g，川芎、当归、三七、浙贝母各 10 g，大黄、石菖蒲各 6 g，乳香、没药各 5 g，茯苓 30 g，甘草 3 g。

加减：血压偏高属阴虚阳亢者，加白芍、代赭石；伴冠心病、胸痛、心悸属痰浊阻滞者，加瓜蒌壳、薤白；伴糖尿病气阴两虚者，加山药、玄参；伴失眠多梦、心神失养者，加酸枣仁、龙齿；伴食欲不振或大便稀溏者，减大黄，加砂仁、山楂、神曲。

【适用病症】　高血压性脑出血。

【用药方法】　每天 1 剂，水煎，取药液 300 mL，每次 100 mL，分 3 次服。并配合西药常规治疗。10 天为 1 个疗程。

【临床疗效】　此方加减治疗高血压性脑出血 40 例，基本治愈 5 例，显效 15 例，进步 17 例，无效 3 例。总有效率 92.5%。

【验方来源】　陶世行，陈兴泉. 中西医结合治疗高血压脑出血40例［J］．中国中医急症，2002，11（6）：489.

按：中医学认为，高血压性脑出血是由于脑络破损，血溢脉外而致，属本虚标实之证。祛瘀醒脑液中的丹参、川芎、当归、桃仁、乳香、没药、三七活血止血，降浊通络，祛瘀生新，对积聚之血小板有解聚作用；大黄、茯苓逐瘀利水降颅压；石菖蒲、浙贝母化痰解凝，降低血液黏度；甘草益气，调和诸药。诸药合用，可调节心脑血管功能，改善脑部血液循环，促进瘀血吸收，并与西药联合运用，可明显降低颅内压，减轻脑水肿，清除氧自由基，降低血液黏度，促进血肿吸收，大大改善了预后，提高了生存率，且降低了病残率。

滋阴活血通络方

【药物组成】　生地黄、钩藤、石决明、丹参、制何首乌各15 g，天麻、赤芍、牛膝、酒大黄各10 g，川芎6 g。

加减：肝风暴盛者，加牡蛎20 g，代赭石15 g；火邪偏盛者，加炒栀仁、黄芩各10 g；昏迷痰多者，加胆南星、竹茹、法半夏、石菖蒲各10 g；并发应激性溃疡出血者，酒大黄改为大黄炭15～20 g，加三七末（冲服）3 g；大便失禁者，去酒大黄并减生地黄用量。

【适用病症】　高血压性脑出血。

【用药方法】　每天1剂，水煎2次，共取药液400 mL，分2次服或鼻饲管注入。4周为1个疗程。

【临床疗效】　此方加减治疗高血压性脑出血41例，基本痊愈（功能缺损评分减少91%～100%，病残程度为0级）10例，显著进步（功能缺损评分减少46%～90%，病残程度为1～3级）10例，进步（功能缺损评分减少18%～45%）16例，无变化（功能缺损评分减少17%左右）5例。总有效率87.8%。

【验方来源】 罗水泉．中西医结合治疗高血压性脑出血41例临床观察［J］．湖南中医杂志，2000，16（5）：11．

按：高血压性脑出血属于中医学中风病范畴。多由年老体衰，肝肾亏损，复遇劳倦、恼怒、嗜酒等因素，导致脏腑阴阳严重失调，肝阳暴亢，气血逆乱而致络破血溢。急性期以内风、痰浊、邪热、瘀血等标实之证突出，恢复期则以肝肾阴亏、肝风、瘀血等本虚标实互见。故以阴虚阳亢、瘀血阻络为主要病机。滋阴活血通络方中的生地黄、制何首乌滋补肝肾、平衡阴阳；天麻、钩藤、石决明平肝潜阳，息风止痉；丹参、赤芍、川芎、牛膝化瘀通络，并有改善出血灶周围微循环、降低毛细血管通透性、加速纤维蛋白溶解、增强吞噬细胞功能、促进侧支循环建立、提高脑组织对缺氧的耐受性等作用，因而能促进颅内血肿的吸收，减轻脑水肿以利神经功能恢复；酒大黄既能活血化瘀有利血肿消除，又能通腑排便以防大便秘结而用力排便导致血压剧升再度出血。诸药合用，共奏滋阴潜阳、活血通络之效，对促进血肿的消除、脑水肿的消退，进而改善患者的神经功能，促进患者康复方面优势明显。

凉血祛瘀化痰通腑方

【药物组成】 丹参、赤芍、三七、当归、生地黄、牡丹皮、天竺黄各10 g，葛根、瓜蒌各20 g，大黄（后下）10 g。

【适用病症】 高血压性脑出血。

【用药方法】 每天1剂，水煎，分2～3次口服或鼻饲。并配合常规应用20%甘露醇、神经营养药、降压药物等综合治疗。

【临床疗效】 此方配合其他综合疗法治疗高血压性脑出血39例，治愈13例，显著进步17例，进步6例，无效3例。总有效率92.3%。

【验方来源】 丁苏东，崔加林，刘俊萍，等. 凉血祛瘀和化痰通腑法治疗高血压脑出血39例临床观察［J］. 新中医，2002，34（6）：34.

按：高血压性脑出血属于中医学中风病范畴。急性期以痰热腑实伴有血瘀为主，由于血溢脑脉之外即为瘀血，而瘀血痰热胶结，腑气不通，治疗应以凉血祛瘀配合化痰通腑为主。凉血祛瘀化痰通腑方中的丹参凉血化瘀，除烦安神；三七化瘀又能止血，有“止血而不留瘀”的特点；赤芍、当归、生地黄、牡丹皮清热活血凉血；天竺黄、葛根、瓜蒌清热豁痰通便；大黄导滞泻火又能活血祛瘀，推陈出新，令邪有出路。诸药合用，使痰热清，瘀血除，腑实通，并能改善微循环，降低颅内压，减轻脑水肿，而且可调整血液流变性，降低血管阻力，从而改善脑组织供氧，保护脑细胞，还具有加速血肿吸收，稳定血压，改善新陈代谢等多方面的作用。对于脑出血的治疗有积极意义。

逐瘀消肿合剂

【药物组成】 赤芍、川芎、桃仁各9 g，水蛭1 g。

【适用病症】 高血压性脑出血。

【用药方法】 将上药用水蒸气蒸馏法、煎煮法及过滤法制成合剂。每次30 mL，每天服3次。连服1周为1个疗程。并配合手术治疗引流血肿。

【临床疗效】 此方配合手术治疗高血压性脑出血31例，基本治愈19例，显效5例，有效2例，无效5例。总有效率83.9%。

【验方来源】 程莉，刘惠茹，贾映海. 逐瘀消肿合剂配合西医治疗高血压脑出血31例［J］. 四川中医，2000，18

(1)：24.

按：高血压性脑出血属于中医学中风病，病机属瘀血阻滞脑络。治宜活血化瘀，消肿通经，醒脑开窍。逐瘀消肿合剂中的水蛭破血逐瘀为君药；桃仁祛瘀通脉，赤芍凉血活血，两药配伍用于瘀滞较重者最为相宜，赤芍还可缓和其他药物的辛温之性；川芎为血中气药，芳香醒脑，加强行血散瘀的功效。诸药合用，共奏活血化瘀、消肿通经、醒脑开窍之功。因此，逐瘀消肿合剂配合西医方法治疗高血压脑出血，可促进血肿吸收、提高疗效和促进神经功能恢复、提高生活质量。

通腑逐瘀散

【药物组成】　大黄、水蛭、三七各 100 g，人工牛黄 5 g，人工麝香 3 g，血竭 50 g。

【适用病症】　高血压性脑出血。

【用药方法】　上药按比例研细末混匀，密封分装，置阴凉干燥处备用。开始每次服 15 g，每天 2 次，用温开水冲服或鼻饲；解出稀便后改为每次服 6 ~ 9 g，酌情增减服药次数，一般使保持每天解大便 2 ~4 次。并采用常规西药治疗，积极控制血压，降低颅内压，维持水、电解质及酸碱平衡，必要时用抗生素及对症处理。治疗 20 天为 1 个疗程。

【临床疗效】　此方配合常规西药治疗高血压性脑出血 45 例，有效 40 例，无效 5 例。总有效率 89%。

【验方来源】　李勇. 通腑逐瘀散治疗高血压性脑出血 45 例 [J]. 浙江中医杂志，2000，35（12）：520.

按：高血压性脑出血属中医学中风病范畴。其主要病机是腑实血瘀，治疗当以通腑降气、活血化瘀、开窍醒神为主。通腑逐瘀散具有较好的降低颅内压、促进脑苏醒作用，对治疗早期高血压性脑出血有一定的疗效。

活血化瘀方

【药物组成】　水蛭、红花各 10 g，鸡血藤、地龙各 15 g，丹参 20 g，桃仁 12 g，三七末（冲服）6 g。

加减：肝风内动者，加全蝎、钩藤、天麻、菊花、石决明、龙骨、牡蛎；阴虚阳亢者，加生地黄、麦冬、白芍、炙龟板、代赭石、牛膝；大便秘结者，加大黄、芒硝、枳实。

【适用病症】　高血压性脑出血急性期。

【用药方法】　每天 1 剂，水煎，分早、晚服或鼻饲。15 天为 1 个疗程，治疗 2 个疗程。

【临床疗效】　此方加减治疗高血压脑出血急性期 30 例，基本痊愈 10 例，显效 13 例，有效 6 例，无效 1 例。总有效率 96.67%。

【验方来源】　庞家善，陈国锋．活血化瘀方治疗高血压脑出血急性期 30 例［J］．中国中医急症，2001，10（6）：363-364.

按：高血压脑出血归属中医学中风病范畴，多由烦劳过度或七情失调，肝失条达，气机郁滞，血行不畅，瘀结脑脉，加之肝阳暴张，风火相煽，气血逆乱，上扰脑窍而发病，故血瘀痹阻脑脉是其主要病因病机。活血化瘀法是治疗出血性中风的关键。活血化瘀方中的水蛭和三七为主药，水蛭功擅破血逐瘀，三七能化瘀止血，止血而不留瘀，对出血兼有瘀滞者尤为适宜；丹参、桃仁、红花、鸡血藤、地龙等配伍增强活血化瘀之功。由于高血压脑出血者的血液多处于高凝状态，运用活血化瘀药对凝血机制具有双向调节作用，有效地防止和消除中风者的各种病理障碍，恢复机体的正常功能，从而收到满意的疗效。

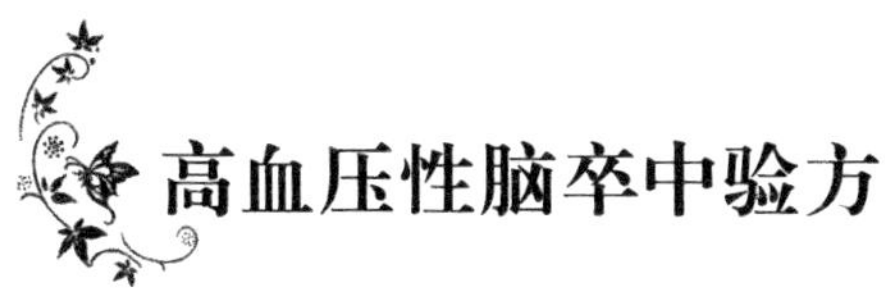

高血压性脑卒中验方

加减天麻钩藤饮

【药物组成】　天麻、钩藤、玄参、牛膝、黄芩、防风、赤芍各 10 g，石决明（先煎）、牡蛎各 30 g，白芍、杜仲、桑寄生各 15 g。

加减：头晕头痛，口苦甚者，加菊花、夏枯草各 10 g；语言不利者，加石菖蒲 10 g，远志 6 g；肢麻、短气者，加黄芪 30 g，鸡血藤 20 g；口干、腰酸者，加女贞子、旱莲草各 15 g；病程较长者，可适当加水蛭、地龙、桃仁等搜风祛瘀药。

【适用病症】　高血压性脑卒中。

【用药方法】　每天 1 剂，水煎服。并根据病程、性质（缺血性或出血性）不同而常规使用西药，其中缺血性脑卒中使用营养神经、改善脑循环、降血压、抗血小板聚集等西药；而出血性脑卒中则使用营养神经、脱水剂等西药。1 个月为 1 个疗程。

【临床疗效】　此方加减治疗高血压性脑卒中 62 例，基本治愈（治疗后积分改善率≥85%，血压控制在 18.7/12.0 千帕斯卡以下）14 例，显效（85% > 治疗后积分改善率≥50%，血压控制在 18.7～19.9/12.0～12.7 千帕斯卡）20 例，有效（50% > 治疗后积分改善率≥20%，血压控制在 20.0～21.2/12.8～13.2 千帕斯卡）16 例，无效（治疗后积分改善率 < 20%，血压无变化）12 例。总有效率 80.65%。

【验方来源】　黄泽辉. 中西医结合治疗高血压性脑卒中 62

例［J］. 福建中医药，2003，34（1）：10.

按：脑卒中属于急性脑血管疾病，多发于中老年人，有较高的发病率、致残率、死亡率。而高血压是脑卒中的危险因素。由于高血压的作用，脑动脉可发生动脉粥样硬化。病变的血管在致病诱因作用下可发生痉挛、出血或血栓形成，影响血流通过，造成缺血性卒中。高血压也可形成小动脉瘤，血压突然升高，可引起这些动脉瘤破裂而引起出血性脑卒中。所以高血压与脑卒中是密切关联的，有效地控制血压可以大大减轻脑卒中的发病率。本病属于中医学中风、偏瘫范畴，而高血压则归属于眩晕、头痛范畴。高血压性脑卒中的基本病机是肝肾阴虚、肝阳上亢。本病的发生多由于年老体衰，肾精不足，水不涵木，肝肾阴虚；或情志所伤，操劳过度，耗伤肝肾之阴，阴不制阳，肝阳上亢，而成眩晕。肝阳升腾无制，以致阳亢化风，肝风内动，肝风夹痰夹瘀，横窜经络，脉络瘀阻；或火升风动，气血并逆于上，络破血溢，经脉阻塞，而成中风。加减天麻钩藤饮中的天麻、钩藤平肝潜阳；石决明、牡蛎镇肝潜阳；玄参、白芍育阴柔肝息风；黄芩清热除烦；防风祛风；杜仲、桑寄生滋养肝肾；赤芍活血祛瘀；牛膝引血下行，使药力直达病所，又能引浮越之阳气下降。药理研究提示，天麻、钩藤、石决明、牡蛎有降血压作用；水蛭、地龙、全蝎有抗凝、抗血栓、扩张血管、降低血小板的黏附性和血小板聚集等作用；赤芍能改善脑部微血管及侧支循环。诸药合用，共奏育阴平肝潜阳、息风通络之功。

益气化瘀通脑汤

【药物组成】　茺蔚子、丹参、黄芪各 30 g，川芎 15 g，赤芍、地龙各 20 g，桃仁、红花、水蛭、土鳖虫各 10 g，蜈蚣 3 条，金钱蛇一盘。

加减：痰热蒙窍者，加石菖蒲、牛黄、冰片、大黄等清热豁痰开窍；语言謇涩者，加石菖蒲、郁金、胆南星、竹沥水等涤痰开窍；眩晕甚者，加天麻、钩藤、羚羊角粉等平肝息风；心烦不宁、夜寐不安者，加珍珠母、生龙齿、炒酸枣仁、栀子、黄连等清心安神；阴虚精亏者，加生地黄、女贞子、旱莲草等滋阴补肾；腑实秘结者，加芦根、大黄、芒硝等通腑泻结。

【适用病症】 脑卒中。

【用药方法】 每天1剂，水煎，分2~3次服，不能口服者可用胃管或肠管给药。1个月为1个疗程。必要时配合针剂静脉滴注血塞通、丹参注射液、红花液等，或辅以降压药及甘露醇等对症处理，或配合针灸治疗。

【临床疗效】 此方加减治疗脑卒中82例，临床治愈（意识清楚，语言较清晰，瘫痪肢体恢复肌力达4~5级，生活能自理）41例，显效（瘫痪肢体恢复肌力3~4级，生活基本能自理，行走自如或蹒跚瘸行，或需搀扶行走）33例，有效（瘫痪肢体恢复肌力达1级以上，能扶起坐或站立，搀扶步行困难，或上下肢僵硬，或弛软难行）6例，无效（瘫痪肢体恢复肌力未达1级，或长期卧床，或意识障碍不清，病情恶化）2例。总有效率97.56%。

【验方来源】 傅继芬．益气化瘀通脑汤治疗脑卒中82例[J]．陕西中医，2000，21（9）：394.

按：脑卒中多因调养失摄，或膏粱厚味；或嗜烟酗酒；或操劳过度；或情志郁结，五志化火；或伤精耗血；或肝肾阴亏致肝阳上亢或心火暴盛致风阳上窜；或蕴湿酿痰致风痰闭窍。此外，年老病久，精血不足，血脉亏虚，痰瘀交阻停滞脑络等，均可导致本病的发生。病机总括为气塞痰阻，脑络瘀闭，窍蒙神闭。故选用善行头目之茺蔚子、川芎行气化瘀，通脑利窍；赤芍、丹参、桃仁、红花活血化瘀；地龙、蜈蚣、水蛭、土鳖虫、金钱蛇破血逐瘀，搜风通络，息风化痰；黄芪补益元气以助行血之力。诸药合用，共奏补气行血、通脑利窍、活血化瘀、息风化痰之功效，用于治疗脑卒中，可获得满意的疗效。

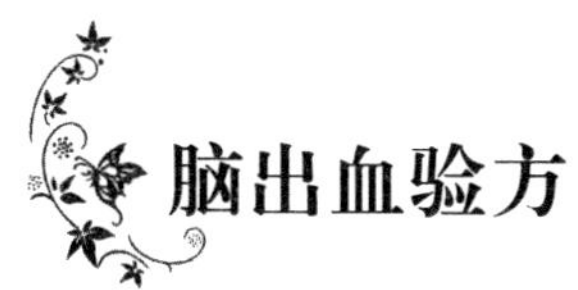

脑出血验方

栀子金花汤

【药物组成】 栀子 15 g，黄连、黄芩、黄柏各 10 g，大黄 6 g。

【适用病症】 急性脑出血，中医辨证属中风（中脏腑）之阳闭证。临床表现为突然昏倒，不省人事，肢体强痉，身热躁动，大便不通，牙关紧闭，口眼歪斜，半身不遂，伴见颜面潮红，呼吸气粗，大便干燥，喉间痰鸣，鼾声如雷，口臭，腹胀，呕吐，头痛，唇舌红、苔黄腻，脉弦滑数。

【用药方法】 每天 1 剂，水煎，取药液 300 mL。每次用 150 mL 鼻饲，每天 2 次。同时予以脱水、降压、预防并发症及对症治疗等西医常规处理。

【临床疗效】 此方结合常规西药治疗急性脑出血 60 例，显效 39 例，有效 11 例，无效 10 例。总有效率 83. 33% 。

【验方来源】 荣晓琦，张保伟. 栀子金花汤治疗脑出血急性期 60 例疗效观察［J］. 中国中医急症，2002，11（5）：341.

按：急性脑出血属于中医学中风病之中脏腑范畴，以阳闭证为多见。临床表现为一派阳热闭实之象。本病大多由火盛引起，应从火热论治，采用清热通腑之法，使腑气通畅，痰热速下，风火速降。选用栀子金花汤治疗中风病之中脏腑，不但可使痰热速下，还可引亢火下行，急下存阴，防止脱证的发生，而且在改善临床症状、促进血肿吸收等方面均有较好的疗效，并能促进肢体运动功能恢复。

冰 黄 液

【药物组成】 黄连、冰片、石菖蒲、大黄、牛黄。（原方无药量）

【适用病症】 急性脑出血。临床表现为神昏，昏聩，鼻鼾痰鸣，半身不遂而肢体强痉拘急，项强身热，躁扰不宁，甚则手足厥冷，频繁抽搐，舌质红绛、苔黄而干腻，脉滑数。

【用药方法】 以上药物制成混悬液，每 100 mL 含生药 56 g，灭菌封装于 100 mL 无菌瓶中。每天 2 次，每次 100 mL，按常规直肠滴注，每分钟以 30～60 滴为宜。10 天为 1 个疗程。

【临床疗效】 此法治疗急性脑出血 21 例，基本痊愈 4 例，显效 8 例，有效 6 例，无效 3 例。

【验方来源】 申锦林，陈评．冰黄液直肠滴注治疗急性脑出血的疗效［J］．中国中医急症，1998，7（4）：151.

按：急性脑出血多属于中风病中脏腑范畴。本病多见于暴怒伤肝，风阳痰火上逆，热迫血行，络破血溢，致痰浊瘀血上阻清窍，腑实不通，积热于中，导致血溢脑脉之外而发病。因此，腑实不通是其病机关键，治疗主要是通降，逆者降之，闭者通之。冰黄液中的黄连、大黄、牛黄、石菖蒲、冰片等，具有清热通下、化痰开窍之功能，通下以达推陈致新，引热引血下行，有利血肿的间接吸收而减轻脑水肿，且牛黄、石菖蒲能化痰开窍，借冰片之佐使，透过血脑屏障而发挥苏醒神志之作用。而直肠滴注，可解决脑出血急性期昏迷患者无法口服中药之困难，使肠内溶液得到补充，肠内积物得以排出，腹内压下降，相应地使颅内压下降而减轻脑水肿。另外，药液通过肠黏膜的吸收而致大循环发挥药效作用，是“上病下取，内病外治”的具体体现，用于急性脑出血的抢救，疗效显著。

活血醒脑汤

【药物组成】 桃仁、红花、当归、赤芍、川芎、钩藤各15 g，丹参 18 g，生地黄 20 g，牡丹皮 15 g，水蛭末（冲服）3 g，大黄 10 g，甘草 9 g。

【适用病症】 急性脑出血。临床均有或多或少的出血表现。

【用药方法】 每天 1 剂，水煎，取药液 300 mL，分 2 次服，不能口服者鼻饲给药或保留灌肠。30 天为 1 个疗程。配合给氧、维持水及电解质平衡，控制脑水肿用 20% 甘露醇 250 mL 静脉滴注或呋塞米 20 mg 静脉推注，根据病情交替使用；血压高者肌内注射利血平；有感染者加抗生素；营养脑细胞用乙酰谷酰胺 0. 5 g 加 5% 葡萄糖氯化钠注射液 250 mL 中静脉滴注。

【临床疗效】 此方治疗急性脑出血 40 例，血液流变学情况较治疗前有明显好转，同时经 CT 复查：颅内血肿完全吸收者 17 例，大部分吸收者（吸收大于 50%）20 例，部分吸收者（吸收小于 50%）3 例。

【验方来源】 曹忠义，高颂. 活血化瘀法对急性脑出血血液流变学及颅内血肿吸收的影响［J］. 中国中医急症，2001，10（1）：24.

按：急性脑出血是临床上常见的急危重症之一，致残率和死亡率均较高。本病归属于中风病范畴。多由于脏腑机能失调，阴阳气血紊乱，肝风内动，风火相煽，夹痰上扰清窍，络破血溢，经脉不通，造成血管内外瘀血，出血量越大则瘀血的程度也越重。因此，本病的病机以血热互结、瘀血内停为主。在治疗方面应注重活血与化瘀并重，在丹参、桃仁、红花、当归、赤芍、川芎等大量活血化瘀的中药基础上，加入生地黄、牡丹皮清热凉血之品，再配以水蛭、大黄两味破血化瘀之力，共同达到除积聚之瘀血，瘀血去则络自通，从而缓解症状。诸药合用，共奏活血化瘀、清热凉肝之功，对脑出血患者治疗效果显著，并可改善脑出血患者的血流动力学障碍，改善脑循环，促进瘀血的吸收。

活血化瘀清热通腑方

【药物组成】 三七末（冲服）3 g，丹参、夏枯草各 30 g，川牛膝、胆南星、天竺黄、大黄各 10 g，泽泻 15 g。

加减：高热烦躁者，加水牛角、羚羊角、栀子、石膏、黄芩；神昏久不苏醒者，加羚羊角、石菖蒲、远志、郁金；呕逆者，加柿蒂、代赭石；痰多合并肺部感染者，加瓜蒌壳、黄芩、鱼腥草、杏仁、竹沥。

【适用病症】 急性脑出血。

【用药方法】 每天 1 剂，水煎，取药液 400 mL，分 2 ~ 3 次口服或鼻饲。连服 1 个月为 1 个疗程。

【临床疗效】 此方加减治疗急性脑出血 138 例，基本治愈 27 例，显效 51 例，有效 34 例，无效 26 例。总有效率 81.16%。

【验方来源】 杨晓恒，王田华. 活血化瘀、清热通腑法为主治疗急性脑出血 138 例疗效观察［J］. 中国中医急症，2002，11（3）：168.

按：急性脑出血病情变化发展快，属急症。治宜活血化痰、清热通腑为主。活血化瘀清热通腑方中用丹参活血凉血安神；三七散瘀止血而不伤正；胆南星、天竺黄清热化痰通络；泽泻化痰饮利水；夏枯草清肝降压；大黄活血化瘀，清热通便；川牛膝活血祛瘀，降压利尿，引血下行。本方均可不同程度地减轻脑水肿，降低颅内压及血压，促进血肿吸收，降低血液黏度，改善微循环，镇静、抗炎，提高机体对缺氧的耐受性，对脑出血有较好的治疗作用，故获满意的疗效。

清热活血汤

【药物组成】　黄芩、栀子、胆南星、桃仁各 10 g，大黄、赤芍各 15 g，水蛭 6 g，三七末（冲服）3 g。

加减：神昏不语或言语謇涩者，加石菖蒲、郁金各 10 g；眩晕头痛者，加钩藤、菊花各 15 g；呕吐者，加竹茹、陈皮各 10 g；腹胀纳呆者，加枳实 10 g，砂仁 6 g。

【适用病症】　急性脑出血。

【用药方法】　每天 1 ~ 2 剂，水煎服。若不能口服者予鼻饲。

【临床疗效】　此方加减治疗急性脑出血 126 例，治愈（临床症状及体征消失，CT 检查提示血肿完全吸收，基本能独立生活）48 例，好转（临床症状及体征好转，CT 检查提示血肿未完全吸收，能扶杖行动，或基本生活能自理）71 例，未愈（临床症状及体征无变化）7 例。总有效率 94.44%。

【验方来源】　彭玉山．自拟清热活血汤治疗急性脑出血 126 例临床观察［J］．北京中医，2000，1994（4）：20.

按：急性脑出血属于中风病急症范畴。多因年老体弱，阴亏于下，阳亢于上，化火生风，风火相煽，损伤脉络，迫血外溢，离经之血即瘀血。瘀血凝滞日久，脑髓内风火瘀形成痰浊，瘀血和痰浊互结，蕴久又可生邪热，侵扰神明，蒙蔽清窍，痹阻脉络，神机不用而成中风。因此，清热息风、活血祛瘀是治疗急性出血性中风的主要治法。清热活血汤中的栀子、黄芩清泄心肝之火；大黄泄热通腑、活血化瘀，胆南星豁痰祛风、清心解热，两药同用通腑泄热作用更强，使大便保持通畅清利而达到脱水降低颅内压的目的；桃仁、赤芍、水蛭、三七末活血化瘀，其中水蛭能破瘀血而不伤新血，破血而不伤阴，赤芍凉血活血。诸药合用，可使热清、风息、痰化、瘀散，共奏清热息风、活血祛瘀之功效。现代医学研究证明，黄芩、栀子、胆南星、桃仁、水蛭等同用能降低脑水肿，促进水肿溶解液化、吸收作用，并能改善病灶周围脑组织的局部循环障碍，促进其吸收，减轻脑水肿，降低颅内压，有利于神经功能的恢复，降低病残率和病死率。

通窍逐瘀汤

【药物组成】　地龙、牛膝、茜草根、蒲黄、花蕊石各10 g，川芎、降香各6 g，红花5 g，三七4 g，羚羊角3 g。

加减：头痛剧烈者，加夏枯草、石决明各30 g；热甚者，加龙胆草12 g，黄芩10 g；呕吐者，加竹茹10 g，代赭石30 g；神志昏迷、颈项强直者，急用至宝丹，每天服1丸，或紫雪丹每次服5分，研末温水调后鼻饲。

【适用病症】　急性脑出血。

【用药方法】　每天1剂，水煎2次，共取药液300 mL，分2次服。配合西药降颅压、抗脑水肿、降血压、止血药和维持酸碱平衡，纠正水、电解质紊乱，控制感染，预防并发症及支持疗法。4周为1个疗程。

【临床疗效】　此方加减治疗急性脑出血20例，基本痊愈（临床症状、体征基本消失，生活自理，肌力恢复正常）9例，显效（临床症状、体征显著减轻，基本能独立生活，肌力提高3级或达4级，神经功能缺损评分减少21分以上）5例，有效（临床症状、体征减轻，生活不能自理，但能坐立，肌力提高2级，失语或球麻痹有改善，神经功能缺损评分减少8～20分）4例，无效（病情无改善或恶化，卧床不起或呈植物状态，神经功能缺损评分减少 8 分以下）2 例。总有效率 90%。

【验方来源】 董克礼，宋炜熙，吴岳，等. 通窍逐瘀汤合西药治疗急性脑出血的临床观察［J］. 湖南中医学院学报，1999，19（3）：43.

按： 脑出血属于中医学中风病范畴。本病多由于脏腑功能失调，产生风、火、痰、虚、瘀等病理产物，导致脑脉痹阻或血溢于脑外而致。治以活血化瘀为主。通窍逐瘀汤中以地龙、川芎、红花活血化瘀，行气通络；三七、茜草根、蒲黄、降香、花蕊石活血而不伤血络，止血而不留瘀；佐以羚羊角平肝息风；牛膝引血下行。诸药合用，共奏活血化瘀通络之效，而且对症状的改善、神经功能的恢复、颅内血肿的吸收均有一定的疗效，可使血肿迅速消散，解除神经压迫，加速神经功能恢复，从而降低病死率和病残率。

活血化瘀Ⅰ、Ⅱ号方

【药物组成】 活血化瘀Ⅰ号方：大黄、丹参、钩藤各 15 g，枳实、黄芩、桃仁、赤芍各 10 g，石决明 30 g，瓜蒌、栀子各 12 g，牡丹皮 9 g，红花 8 g。

加减：痰热甚者，加竹沥青 15 mL 或浮海石 20 g，天竺黄 10 g；意识障碍者，加胆南星 6 g，石菖蒲、郁金各 12 g；阴虚者，加生地黄、玄参各 15 g，麦冬 12 g。

活血化瘀Ⅱ号方：黄芪 30 ~ 60 g，赤芍、当归尾、桃仁、川芎各 10 g，地龙、川牛膝各 15 g，丹参、鸡血藤各 20 g，红花 8 g。

加减：痰热者，加瓜蒌 15 g，天竺黄 10 g，胆南星 6 g；阴虚者，加生地黄 15 g，麦冬 12 g。

【适用病症】 急性脑出血。

【用药方法】 每天1剂，水煎，分2次温服。活血化瘀Ⅰ号方连服3～5天，待患者脏气通，热火泻下，血压下降且稳定后改用活血化瘀Ⅱ号方。治疗15天为1个疗程，共治疗3个疗程。

【临床疗效】 此法加减治疗急性脑出血20例，治愈（临床症状及体征消失，基本能独立生活，瘫痪肌力恢复达5级）6例，好转（临床症状及体征好转，能扶杖行动，或基本生活自理，瘫痪肌力恢复达1级以上）12例，无效（临床症状及体征均无变化）2例。总有效率90%。

【验方来源】 宫照江．活血化瘀法治疗急性期脑出血20例［J］．广西中医药，2002，25（1）：22.

按：急性脑出血属于中医学中风病中脏腑范畴。本病早期由于年老肝肾阴虚，肝阳暴亢，阳升风动，气血上逆，夹痰夹火，风火相煽，痰热郁阻，上蒙清窍，脑络痹阻或血溢于脑脉之外而发病。治以清里通下、活血化瘀为主。活血化瘀Ⅰ号方中以大黄、黄芩、栀子清热泻下，通畅腑气，并可清除阻滞于胃肠的痰热积滞，祛瘀达络，敷布气血，气血逆乱得以纠正，从而改善诸症状；桃仁、红花、赤芍、丹参以活血化瘀通络；瓜蒌、枳实行气化痰；石决明、钩藤平肝息风。诸药合用，共奏清热泻火、活血化瘀之功。后期因气血亏虚，气虚不能推动血行，脉阻络痹而出现气虚血瘀之象，表现为气虚血瘀型者，可选活血化瘀Ⅱ号方。方中以黄芪大补元气，使气旺则血行；赤芍、当归尾、桃仁、红花、川芎、丹参共用以活血化瘀，使瘀去则络通；鸡血藤养血活血；牛膝引血下行。诸药合用，共奏益气活血、通络化瘀之效。本法治疗急性脑出血，对于控制早期出血症状以及后期瘀血内停的症状，均有降低死亡率和致残率的疗效。

通腑逐瘀汤

【药物组成】　大黄（后下）10 g，芒硝（冲服）10～30 g，枳实、厚朴各 15 g，丹参 30 g，三七末（冲服）1.5 g。

【适用病症】　急性脑出血。

【用药方法】　每天 1 剂，水煎服。并配合静脉滴注甘露醇脱水降颅压。

【临床疗效】　此方治疗急性脑出血多例，均取得了良好疗效。

【病案举例】　张某，男，58 岁。以神昏、右侧肢体偏瘫 1 天收入院。诊见：除上述症状外，伴见恶心呕吐，口角流涎，腹胀、4 天未大便，舌红、苔黄厚腻，脉弦滑数。检查：血压 24/13 千帕斯卡，右侧肢体肌力上肢 0 级，下肢 1 级，霍夫曼征（+），巴宾斯基征（+）。头颅 CT 检查提示：左侧壳核大面积出血。西医诊断为急性脑出血。中医诊断为中风病（中脏腑）。以通腑逐瘀汤加石菖蒲、胆南星各 15 g，辅以甘露醇脱水降颅压。2 天后大便得通，神志渐清，无恶心及呕吐，舌质红、苔薄黄，脉弦滑。原方去芒硝，而大黄同煎，加法半夏、水蛭、桃仁、红花各 10 g，陈皮、地龙各 12 g，郁金、茯苓、蒲黄各 15 g，益母草 30 g。治疗 1 个月后，复查头颅 CT 示：左侧壳核出血已完全吸收。左侧肢体肌力上肢 3 级，下肢 4 级。随访 2 年未复发。

【验方来源】　崔维强. 通腑逐瘀汤在急性脑出血中的应用[J]. 天津中医，2001，18（5）：49.

按：对急性脑出血的治疗，西医常用甘露醇等静脉点滴，以降低颅内压，减轻脑水肿，但此类药物并无通腑之用、活血之功。但脑出血急性期因其阳亢风动，痰火上扰，邪热内积，不得下泄，阳明实热上壅，往往又会使痰火更甚，加重气血逆乱，气机升降失常之病理机转，从而延缓正常功能的恢复，使疾病继续发展加重。通腑逐瘀汤可使腑气通畅，痰热积滞得以清除，浊邪不得上扰心神以防止气血逆乱所致内闭外脱之证，并可急下存阴以防阴劫于内，阳脱于外。因此，尽早使用活血化瘀药物，可使出血灶周围坏死的脑组织水肿得以尽快消除。然而通下法为“急则治其标”之法，宜“中病即止”，切不可泻下太过，伤及人体正气。

中风平肝汤

【药物组成】 钩藤、菊花、白蒺藜、珍珠母各 30 g，川芎、土鳖虫各 10 g，水蛭末（冲服）1 g，丹参 20 g。

加减：大便干者，加大黄 6 ~ 10 g；痰热盛者，加竹沥水 12 mL，法半夏 10 g，石膏、瓜蒌各 30 g。

【适用病症】 急性脑出血。

【用药方法】 每天 1 剂，水煎，取药液 200 mL，每次 100 mL，分 2 次口服或鼻饲。连用 15 天。15 天后改为水煎取药液 100 mL，每天 1 次。共治疗 45 天。

【临床疗效】 此方加减治疗急性脑出血 35 例，基本痊愈 2 例，显著进步 10 例，进步 18 例，无效 5 例。总有效率 85.7%。

【验方来源】 强宝泉．中风平肝汤治疗急性脑出血临床观察［J］．天津中医，2001，18（5）：25.

按：中医学认为，离经之血即为瘀血，脑出血后血肿即为瘀血。故用破血化瘀法治疗，选用中风平肝汤治疗本病，使瘀血得去，新血得生，气机通畅则血行常态，疾病可除。

复通颗粒剂

【药物组成】　黄芪、党参、三七、川芎、地龙、天麻、茜草根、牡丹皮、牛膝。

【适用病症】　急性脑出血。

【用药方法】　上药按6：3：1：2：2：2：4：2：2配制，每天3次，每次10 g，意识障碍服药困难者给予鼻饲。4周为1个疗程。配合西药常规治疗。

【临床疗效】　此药加减治疗急性脑出血35例，基本痊愈（体征基本消失，生活自理，积分达24分以上者）12例，显效（体征显著减轻，基本能独立生活，积分增加超过10分者）14例，有效（症状减轻，生活不能自理，但能坐立，积分增加超过4分者）5例，无效（病情无改善或恶化，积分增加不足4分者）4例。总有效率88.6%。

【验方来源】　周静，罗文辉．中西医结合治疗急性脑出血35例疗效观察［J］．湖南中医杂志，2001，17（1）：7.

按：急性脑出血属于中医学中风、卒中范畴。其多由年老体衰，气血亏少，气虚则无以推动血行，气行则血行，气滞则血瘀，瘀血内停，痹阻脑络或血溢于脑络之外而发病。因此，治疗用药应以“活血不伤新血，止血不留瘀血”为基本原则。复通颗粒剂中的黄芪、党参益气以促血行和助御血；川芎、地龙行气通络，活血祛瘀；三七、茜草根、牡丹皮活血而不伤血络，止血不留瘀；佐以天麻平肝息风；牛膝引血下行。诸药合用，共奏益气活血、通络除滞之效，达到瘀祛新生，气血调和的目的。

祛瘀通腑汤

【药物组成】 水蛭（冲服）4 g，大黄 15～20 g，益母草、泽兰各 30 g。

加减：风痰上扰清窍者，加天麻、钩藤、怀牛膝、石决明、白蒺藜、瓜蒌、制半夏、陈皮；痰热内闭者，加胆南星、石菖蒲、菊花、黄芩、栀子、制半夏、竹茹；阴虚风动者，加麦冬、女贞子、白芍、知母、生地黄、肉桂、何首乌、山茱萸。

【适用病症】 脑出血。

【用药方法】 每天 1 剂，水煎服。并采用吸氧、调整血压、控制脑水肿、降低颅内压、止血、维持水及电解质平衡及防治并发症等西医常规治疗。

【临床疗效】 此方加减配合西医常规治疗脑出血 39 例，基本治愈（神经功能缺损积分减少 90% 或以上，病残程度为 0 级）24 例，显著进步（神经功能缺损积分减少 46%～89%，病残程度为 1～3 级）7 例，进步（神经功能缺损积分减少 18%～45%）7 例，无效（神经功能缺损积分减少或增加不足 18%）1 例。总有效率 97.44%。

【验方来源】 陈隐漪，邵凤扬. 祛瘀通腑法为主治疗脑出血 39 例临床观察［J］. 江苏中医药，2002，23（2）：25.

按：脑出血属中医学中风病范畴。主要病机为风、火、痰、瘀壅阻，气机升降失常，气血逆乱，上犯于脑，致使络破血溢而成。脑出血乃离经之血，当属“瘀血”。瘀血阻于脑窍，神明受扰，经脉不利，气血运行受阻，又加重“瘀血”。由于气机升降失调，又可使肠道传导失司，腑气不通，火热、痰浊、瘀血无外泄之路，促使痰、火、风上窜肆虐；或原有阴血不足，腑气不通终致火热之邪进一步耗伤真阴，均可加重病情。故应在辨证治疗同时加用活血化瘀、泄浊通腑之法。活血化瘀法能使瘀血去，新血生，改善缺血区的血液供应，利于血肿的吸收，促进功能恢复；通腑泄浊法则有釜底抽薪之功，使风、火、痰、瘀诸邪有出路，引邪下行，缓解气机逆乱，邪祛正安，以达防闭脱和醒神开闭之目的。同时通腑亦可急下存阴，使火热并灼之真阴得以保存，防止阴竭阳脱。祛瘀通腑汤中的大黄有泻下利水、止血和活血化瘀的作用，能有效消除脑水肿，增强血凝，而在其止血的同时又能改善血肿周围缺血的血液供应，有利于脑组织的修复，促进神志清醒；水蛭为破血逐瘀之要药，但破瘀血而不伤新血，能有效促进血肿吸收、减轻血肿周围水肿；益母草、泽兰在活血化瘀的同时均有利水作用，能加强大黄、水蛭之功。临证结合辨证用药，效果满意。但临床应用时可根据患者的具体情况适量增减祛瘀通腑之力，中病即止，以防伤正。

玉枢甘露饮

【药物组成】　鹿茸、巴戟天各 6 g，熟地黄、肉苁蓉各 9 g，黄精、天冬、石斛、川芎、丹参、鸡血藤、地龙、黄芪各 12 g，豨签草 15 g。

【适用病症】　脑出血。

【用药方法】　每天 1 剂，水煎 2 次，取药液混合，分早、晚服；或将上药烘干粉碎，装 0 号胶囊，每次服 2 ~ 3 g，每天 3 次。一般于病情稳定后或患病后 2 周服用，1 个月为 1 个疗程。伴高血压病者加服降压药，颅压升高者加用甘露醇。

【临床疗效】　此方治疗脑出血 30 例，基本治愈（神经功能评分改善率 91% ~100%）17 例，显著进步（神经功能评分改善率 46% ~90%）8 例，进步（神经功能评分改善率 18% ~45%）5 例。

【验方来源】 王永民．玉枢甘露饮治疗脑出血30例［J］．中国中医急症，2002，11（5）：406.

按： 急性脑出血进入稳定期后，真阴真阳耗损较甚，必须峻补。玉枢甘露饮以调补肝肾为首要，而以鹿茸为第一要药，继以巴戟天、熟地黄、肉苁蓉、黄精、天冬、石斛、黄芪滋阴扶阳；佐以川芎、丹参、鸡血藤、地龙、豨签草活血。诸药合用，能起到缓解血管痉挛、促进瘀血吸收和病理代谢产物排出的作用，因此用于治疗脑出血稳定期效果明显。

通窍活血汤

【药物组成】 川芎12 g，赤芍15 g，桃仁10 g，红花8 g，地龙3 g。

加减：发热者，加黄芩10 g，生地黄20 g；体温正常，气血不足（尤其是血红蛋白低于80 g/L）者，加党参10 g，黄芪15 g；便秘者，加大黄10 g。

【适用病症】 脑出血。

【用药方法】 每天1剂，水煎，取药液200 mL，分2次服，每次100 mL。8～10天为1个疗程。

【临床疗效】 此方加减治疗脑出血21例，基本治愈9例，显效5例，有效3例，无效4例。总有效率80.95%。

【验方来源】 谢荣山．中西医结合治疗非外伤性脑出血21例［J］．湖南中医杂志，2001，17（1）：10.

按： 脑出血属于中医学中风病范畴。本病多因内伤瘀血，阻滞经络，脑络痹阻或血溢于脑络之外而发。治以活血逐瘀、通络开窍为主。通窍活血汤中的桃仁、红花、赤芍活血通络，逐瘀消肿；川芎行气活血，乃血中之气药；加用地龙意在加强行血散瘀的作用，但用量宜小，以免引起出血之虑。

脑出血急性期脑水肿验方

健神利水Ⅰ号方

【药物组成】 茯苓、猪苓、丹参各 15 g，泽泻、白术各 10 g，桂枝 6 g，三七粉（冲服）3 g。

【适用病症】 脑出血急性期脑水肿。

【用药方法】 用中药煎药机煎取药液 400 mL，分装 2 袋。每次 1 袋，每天 2 次，重型每天 4 次，口服或鼻饲。连用 7 天。并配用其他药物治疗，如重型者加用脱水药、B 族维生素、维生素 E、胞磷胆碱控制血压、早期康复介入等。1 个月为 1 个疗程。

【临床疗效】 此方加减治疗脑出血急性期脑水肿 60 例，基本痊愈（功能缺损评分减少 91% ~100%，病残程度为 0 级）9 例，显著进步（功能缺损评分减少 46% ~90%，病残程度为 1 ~3 级）35 例，进步（功能缺损评分减少 18% ~45%）9 例，无效（功能缺损评分减少 <17%）7 例。总有效率 88.33%。

【验方来源】 刘泰，甘照儒，陆晖，等. 健神利水Ⅰ号治疗急性脑出血急性期脑水肿 60 例临床研究［J］. 中医杂志，2003，44（2）：108.

按：急性脑出血最重要的病理改变为继发性脑水肿，是导致脑出血患者急性期死亡的重要原因之一。因此，控制脑压、减轻脑水肿是首要的治疗原则，而且是降低脑出血急性期死亡率和致残率、提高生存质量的重要一环。本病的形成与水液代谢障碍致水湿停聚于巅顶之内有关，而且脑出血者脑水肿的发生发展与

“瘀血”阻滞密切相关，二者互为因果，故选用五苓散加三七、丹参组成健神利水Ⅰ号。五苓散温阳化气，利水消肿，加止血之三七，以活营止血，通脉行瘀，止血不留瘀；配丹参养血活血，改善微循环。诸药合用，共奏温阳化气、利水行瘀之功，对促进急性脑出血患者神经功能及早恢复和日常生活质量的提高有显著疗效。

大承气汤

【药物组成】　大黄（后下）、枳实、厚朴各 10 ~ 15 g，芒硝（冲服）15 ~ 20 g。

【适用病症】　脑出血急性期中等量出血伴发脑水肿，辨证属痰热腑实证。临床表现为神昏，偏瘫，肢体强痉拘急，项强身热，大便多天未解，舌苔黄腻，脉弦滑。均经脑部 CT 检查确诊。

【用药方法】　每天 1 剂，水煎 2 次。头煎加水 500 mL，煎 30 分钟，取药液 200 ~ 300 mL；第 2 煎加水 300 mL，取药液 100 ~ 200 mL。两次药液相混合，每次灌肠 200 ~ 300 mL（低压），每天 2 次。另用 20% 甘露醇 250 mL，每 6 小时 1 次。同时给予控制高血压、维持水及电解质平衡、预防褥疮和肺部感染等一般治疗。

【临床疗效】　此方配合西药综合治疗脑出血急性期中等量出血伴发脑水肿证属痰热腑实证 44 例，显效（血压控制在 20.0 ~21.3/12.0 ~13.3 千帕斯卡）31 例，有效（血压下降在 1.3 千帕斯卡左右，但不及显效标准）11 例，无效（未达到有效标准）2 例。总有效率 95.45%。

【验方来源】　王玉珊，金华. 通腑热法治疗脑出血急性期 44 例临床观察［J］. 河南中医，1998，18（6）：370.

按：脑出血急性期中等量出血伴发脑水肿并有不同程度的神志昏迷，属中医学“中风中脏腑”范畴，为常见危重症。中医学认为，在脑出血急性期，由于脏腑功能失调，中焦气机逆乱，痰热互结，消灼津液，出现大便秘结且多天不得解之症状，若其浊邪上犯，蒙闭清窍，则出现神昏。治以通腑泄热为主，方用大承气汤灌肠，使腑气得通，犹如釜底抽薪。现代药理研究证实，泻下药如大黄、芒硝等可改善血液循环，促进代谢，排除肠道毒性产物，并可通过泻下逐水起到降低颅内压、减轻脑水肿的作用，并可缩短患者昏迷时间，使患者顺利度过急性期，为后续治疗赢得时间。

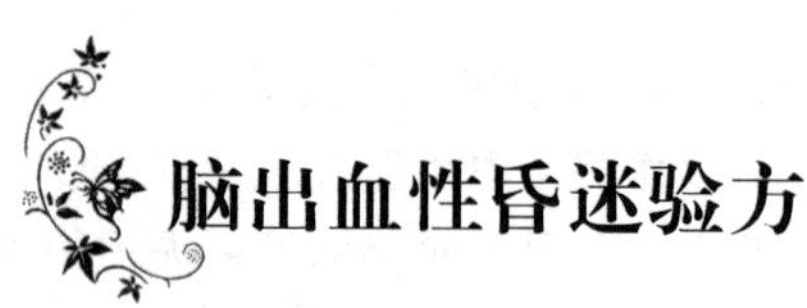

脑出血性昏迷验方

醒脑灌肠液

【药物组成】 石菖蒲、水蛭、大黄、冰片。(原方无药量)

【适用病症】 脑出血性昏迷。临床表现以严重意识障碍为主的危急重症。

【用药方法】 将上药制成灌肠液,每 200 mL 中含生药 23 g。每次取醒脑灌肠液 200 mL 肛门滴注,每天 2 次。同时加用西药降压、脱水、预防并发症及对症治疗。7 天为 1 个疗程。

【临床疗效】 此灌肠方治疗脑出血性昏迷 40 例,显效 29 例,好转 6 例,无效 5 例。总有效率 87.5%。

【验方来源】 崔应麟. 醒脑灌肠液治疗急性脑出血性昏迷的疗效观察 [J]. 辽宁中医杂志,2000,27 (8):364.

按: 脑出血性昏迷属于中医学中风病之中脏腑范畴。本病急性期主要表现为内风邪热,痰浊瘀血,腑实窍闭等标实证候。故通腑泄热、化痰祛浊、息风开窍乃本病的基本治法。醒脑灌肠液中的大黄通腑泻下,活血化瘀,能迅速祛除病邪,且引火下行,急下存阴;水蛭破血逐瘀生新;石菖蒲化痰开窍;冰片开窍醒脑。诸药合用,共奏醒脑开窍、逐瘀涤痰、通腑泄热之功。早期使用本制剂,可遏止病情的进一步发展,从而在一定程度上降低病残率及病死率,提高临床疗效。现代药理研究表明,方中的大黄所含蒽醌类衍生物、鞣质、游离酸和钙等物质,能使凝血时间缩短,对外出血和内出血均有明显的止血作用,而且具有降低颅内压，减轻脑水肿的功效，同时对缺血缺氧状态下的呼吸中枢有一定的兴奋作用；水蛭所含的组织胺样物质对瘀血病灶有很强的吸收作用，可减轻周围组织的水肿，缓解颅内压力，解除脑血管的痉挛，改善局部血液循环，增加缺血组织的供血量；石菖蒲有镇静安神、恢复脑意识作用；冰片于体内吸收迅速，能很快透过血脑屏障，还能增加血脑屏障的通透性，使其他药物更快更多地进入中枢神经系统，发挥其疗效。醒脑灌肠液采用改进后的灌肠即肛门滴注，使药物缓慢进入肠道，既有利于吸收，提高了生物利用度，也不会引起腹内压的升高。因此，对急性脑出血昏迷患者不便口服药物的情况下，灌肠法不失为一种行之有效的治疗方法。

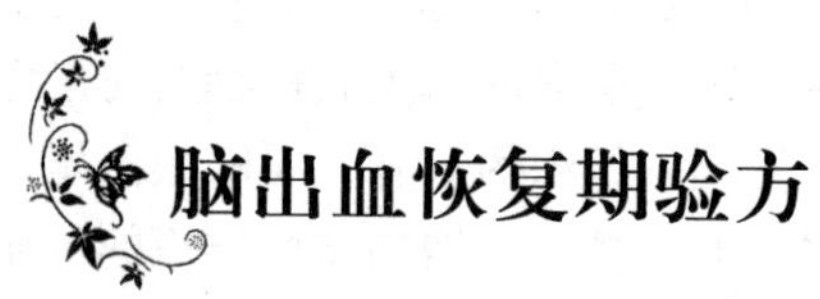

脑出血恢复期验方

补肾化痰逐瘀汤

【药物组成】　生地黄、熟地黄、丹参各 20 g，怀牛膝 15 g，山茱萸、炙龟板、枸杞子、肉苁蓉、水蛭、僵蚕、胆南星、地龙各 10 g，熟附子、肉桂各 6 g。

加减：肝阳上亢者，去熟附子、肉桂、肉苁蓉，加钩藤、生石决明、黄芩；气虚明显者，加黄芪、党参；小便失禁者，加乌药、益智仁；反应迟钝，智力下降者，加石菖蒲、远志、茯苓。

【适用病症】　脑出血恢复期。

【用药方法】　每天 1 剂，水煎 2 次，分早、晚服。1 个月为 1 个疗程，治疗 2 个疗程。凡血压、血糖较高者，均给予降血压、降血糖对症处理。并配合物理治疗，嘱患者进行功能训练，每天 1 次，每次 50 分钟。

【临床疗效】　此方加减治疗脑出血恢复期 40 例，基本治愈（病残程度 0 级，生活完全自理）9 例，显效（神经功能缺损评分减少 21 分以上，病残程度 1 ~ 3 级，生活基本自理）15 例，有效（神经功能缺损评分减少 8 ~ 20 分，生活部分自理）11 例，无效（神经功能缺损评分减少不足 8 分，生活不能自理）5 例。总有效率 87.5%。

【验方来源】　陈德仁．补肾化痰逐瘀法治疗脑出血恢复期的临床观察［J］．湖北中医杂志，2001，23（4）：5.

按：脑出血是脑血管疾病的主要类型之一。大部分患者有不同程度的神经损害，主要表现在日常生活活动能力及肢体功能的降低或丧失等方面。本病属中医学中风病范畴。本病多由肝肾亏损，阴阳气血失调，痰湿内盛，在诱因刺激下，突然出现气血逆乱，肝阳亢动，痰浊上犯，脑髓络破血溢，离经之血停于脑髓，久滞不去而成为瘀血；淤积日久，亦可化为痰浊，痰瘀胶结难去，而致病情反复难愈。而本虚标实是恢复期的主要病机特点，治疗应以补肾滋肝为主，化痰逐瘀为辅。补肾化痰逐瘀汤以生地黄、熟地黄、山茱萸、炙龟板、枸杞子益肾填精；熟附子、肉桂、肉苁蓉温肾助阳；胆南星、僵蚕化痰；水蛭、丹参、怀牛膝、地龙祛瘀通络。其中水蛭性缓善入血脉，现代药理研究表明，其含水蛭素、肝素及组织胺样物质，具有抗凝、扩张血管、改善微循环的作用。诸药合用，共奏补肾填精、化痰逐瘀之功。全方虚实兼顾，痰瘀同治，从而使脑络得通，脑髓得充，受损的脑功能得到尽快修复。由于痰瘀其性属阴，留滞脑髓，难以尽除，必须兼顾温阳通脉，故以大辛大热之熟附子、肉桂鼓动阳气运行，配合化痰逐瘀药，迅速荡涤痰瘀，使脑络通畅，继而改善大脑病变部位的血液循环。而且熟附子、肉桂应用于大队滋阴药中，既可温阳通脉、平衡阴阳，又无升阳助火之弊。但辨证要准确，配伍得当，借助其温阳通脉之力，可以提高疗效。此外，恢复期侧重于肢体功能恢复的康复训练，可促进大脑皮层可塑性发展，促进神经系统的代偿机能，减少失用性萎缩的发生。因此，在内服中药的基础上配合功能训练，能明显提高患者的日常生活活动能力，并促进肢体功能恢复。

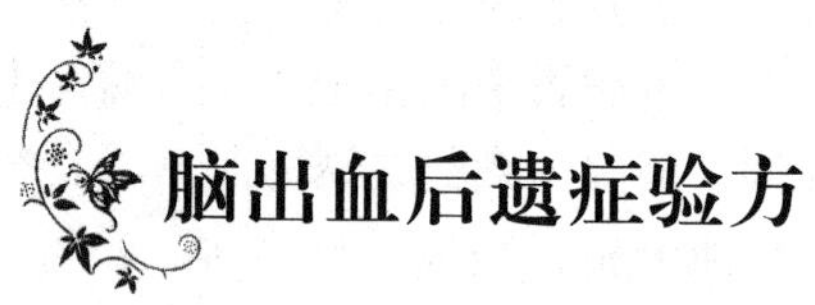

脑出血后遗症验方

复方芪丹袋煮散

【药物组成】　黄芪 900 g，丹参 450 g，当归、赤芍、地龙、川芎、桃仁各 180 g，红花、三七各 90 g，冰片 30 g。

【适用病症】　脑出血后遗症。

【用药方法】　上药除冰片外，共研粗末，每袋 27 g，以特制滤纸袋装袋煮散。每 30 袋装入 1 个塑封袋，每塑封袋中放置冰片 10 g，使其挥发入药。每天取袋煮散 1 袋，水煎 2～3 次，每次加水 250～300 mL，煎煮 30 分钟，去袋取药液 100 mL，分早（中）、晚饭后温服。并接受功能训练、推拿等康复治疗。

【临床疗效】　此方治疗脑出血后遗症 56 例，临床治愈（肢体功能恢复正常，面瘫完全纠正，语言功能改善，收缩压 < 20 千帕斯卡，舒张压 < 12 千帕斯卡，脑 CT 复查脑组织内淤血吸收较彻底）25 例，显效（肢体功能基本恢复正常，面瘫基本纠正，语言功能基本改善，收缩压 < 20 千帕斯卡，舒张压 < 12 千帕斯卡，脑 CT 复查脑组织内瘀血吸收 70% 以上）28 例，有效（肢体功能恢复明显，面瘫明显纠正，语言功能明显改善，收缩压 < 20 千帕斯卡，舒张压 < 12 千帕斯卡，脑 CT 复查脑组织内瘀血吸收 30% 以上）3 例。

【验方来源】　张晓平，薛秋红，王婉钢，等. 复方芪丹袋煮散治疗脑出血后遗症 56 例临床研究［J］. 中医杂志，2001，42（12）：727.

按：脑出血后遗症患者，病情较复杂，症状、体征表现不一，单侧肢体功能障碍、失语、面瘫、血压偏高等，各症状轻重有异，脑组织内瘀块大小也不同。复方芪丹袋煮散能较快地从整体上恢复脑出血后遗症患者各种机能，促进脑组织内瘀血吸收，缩短治疗过程，并能有效控制血压，预防再次中风。复方芪丹袋煮散中以黄芪健脾益气、行血统血、利湿消肿、强四肢、活关节为主，丹参、当归、赤芍、地龙、川芎、红花、桃仁、三七、冰片等活血祛瘀、理气止痛、通经活络、平肝潜阳、安神宁心、开窍醒脑为辅。诸药合用，攻补兼施，标本兼治，使中风后遗症功能障碍得以恢复。

祛风通络温阳方

【药物组成】　透骨草、威灵仙、当归、红花、土鳖虫、防风、艾叶、桂枝各等份。

【适用病症】　脑出血后偏瘫症。

【用药方法】　将上药碾粗粉过 60 目筛，用醋、酒、桐油拌成糊状，取适量分别敷贴在足三里、风池、手三里、曲池、肩髃等穴，每次 20～30 分钟。一般在发病后 1 周内使用。30 天为 1 个疗程。

【临床疗效】　此方外敷治疗脑出血后偏瘫症 26 例，治愈（生活自理，能正常工作）10 例，好转（生活尚能自理，但不能正常工作）14 例，未愈（患肢功能未改善）2 例。总有效率 92.3%。

【验方来源】　吴永兰. 中药外敷加功能锻炼护理治疗偏瘫 26 例［J］. 安徽中医临床杂志，2000，12（4）：268.

按：脑出血后偏瘫症多因脏腑功能失调，局部经络不通，阳气亏虚，肢体不温，气血凝滞，气血逆乱于上，致脑络不通而发为本病。久则筋肉失养，气血亏虚，肌肉萎废。治以祛风通络温阳为主。祛风通络温阳方中的透骨草、威灵仙性善走，祛风除湿力强；当归补气养血；土鳖虫具有活血通络、利关节之功；配以防风、艾叶、桂枝等温通筋脉、活血通络；并加入活血化瘀之红花、软坚之醋，助诸药运行发散之酒，使气血条达。外用药物能更好作用于人体，从而达到治疗目的，故疗效显著。

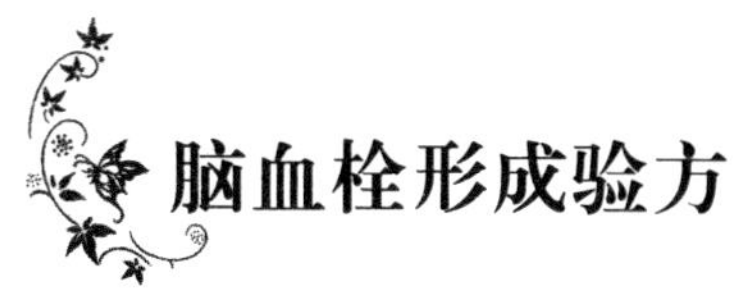

脑血栓形成验方

参芪草芎蛭附汤

【药物组成】 益母草 30 g，水蛭、赤芍、川芎、蒲黄、胆南星、熟附子、补骨脂各 10 g，黄芪、党参各 15 g。

【适用病症】 脑血栓形成。临床表现为突然起病，半身不遂或半身麻木，口眼歪斜，语言謇涩，或曾有昏仆。头部 CT 检查证实有低密度梗死病灶。

【用药方法】 每天 1 剂，水煎，分 2 次服。30 天为 1 个疗程。另用川芎嗪注射液 160 mg，加入 10% 葡萄糖 500 mL 内静脉滴注，中医辨证属中经络者用药 15 天，中脏腑者用药 20 天。

【临床疗效】 此方治疗脑血栓形成 22 例，基本痊愈（患肢功能基本恢复正常，肌力达 5 级或接近 5 级，语言清晰，生活能自理）4 例，显效（患肢功能明显恢复，肌力达 2 级或接近 2 级，语言较清晰，可扶物行走，但生活不能完全自理）13 例，有效（患肢功能有进步，肌力提高 5 级，语言较清楚）4 例，无效（临床症状无改善，肌力未提高或减退）1 例。

【病案举例】 刘某，男，58 岁。患者因当天中午饮酒后，突然头晕，语言不利，口角流涎，口眼向左侧歪斜，右上肢发麻，乏力。诊见：形体消瘦，面色苍白，嗜睡，舌强语謇，口角流涎，口眼向左侧歪斜；右上肢不能抬举，略能摆动；手指关节略能动，但不能屈指握拳；右下肢摆动平移；趾关节伸屈不全；无呕吐、意识障碍，大便干结，舌微黄而腻，脉细弦。血压

14.5/9.5 千帕斯卡。颅脑 CT 检查示：左侧脑梗死。中医诊断：中风属中经络者，辨证属气虚血瘀型。治宜补气活血通络。方用参芪草芍蛭附汤，每天 1 剂，水煎服。同时用川芎嗪注射液 160 mg 加入 10% 葡萄糖 500 mL，静脉滴注 15 天。服药 5 剂后，口角流涎明显减少，症状减轻。后以上方加减治疗 30 天，基本治愈出院。

【验方来源】 别爱桂，宋汉文. 活血化瘀法治疗脑血栓形成 22 例［J］. 湖北中医杂志，2003，23（1）：44.

按：脑血栓形成的病机变化多端。而痰浊瘀血，痹阻经络，气滞血瘀，气血不畅，清阳之气不得舒展为发病之关键。治以活血化瘀、疏通经络为主。参芪草芍蛭附汤中的水蛭、蒲黄、益母草、赤芍、补骨脂均有改善血液黏度、抗血栓作用，与党参、黄芪、川芎配伍，可增强补气活血通络的作用；胆南星、熟附子化痰降浊。诸药合用，共奏补气活血、通络化痰之功效，对气虚血瘀、风热痰瘀证的中风病，有明显的治疗作用。

补阳还五汤

【药物组成】 黄芪 40 g，当归尾 20 g，赤芍、桃仁、红花各 12 g，川芎、地龙各 10 g。

加减：有风痰症状者，加胆南星 10 g，天竺黄 6 g，竹茹 12 g；阴虚内热者，加生地黄、玄参各 15 g；阳虚者，加桂枝 10 g，熟附子 3 g；肢体麻木者，加鸡血藤 30 g，丝瓜络 15 g，牛膝 12 g；语言謇涩者，加远志 6 g，郁金 12 g；大便秘结者，加大黄 6 g；血脂高者，加山楂、葛根、何首乌各 15 g；血压高者，加钩藤 18 g，草决明、罗布麻各 15 g。

【适用病症】 脑血栓形成。临床表现均有轻重不同的半身不遂，口眼歪斜，言语不清等症状。

【用药方法】 每天1剂，水煎2次，分早、晚服。并用复方丹参注射液10～20 mL，加入5%葡萄糖注射液500 mL，静脉滴注，每天1次。急性期应注意卧床休息及加强护理，血压高者适当服用降压药。15天为1个疗程，疗程间隔5～7天，再进行第2个疗程治疗。

【临床疗效】 此方加减治疗脑血栓形成65例，临床治愈（临床症状基本消失，可下地行走，生活能自理）42例，好转（临床主要症状和体征好转，瘫痪肌力提高1级以上）23例。总有效率100%。肢体功能恢复时间最快在用药后6天开始，最迟18天。病程长者恢复较慢，病程半年以上者功能恢复迟而差。

【病案举例】 某男，56岁。自诉昨天晨起感觉右侧肢体麻木无力，且逐渐加重，延至今天，出现半身不遂，言语不利。诊见：神志清楚，表情淡漠，右上肢肌力1级，右下肢肌力0级，口眼歪斜，伴见头晕目眩，身困乏力，食少纳呆，心悸胸闷，面色萎黄，舌质暗、舌体胖大、苔薄白，脉沉细无力。血压13.30/7.98千帕斯卡。心电图提示：T波低平。西医诊断：脑血栓形成。中医诊断：中风（气虚血瘀型）。乃气虚血瘀，络脉被阻，血行不畅，肌肤筋脉失养所致。治以益气健脾，活血通络。方用补阳还五汤加鸡血藤30 g，威灵仙15 g，郁金12 g，远志、甘草各6 g。另用复方丹参注射液20 mL，加入5%葡萄糖注射液500 mL中静脉滴注。治疗1周后，症状减轻；半个月后症状消失。后因过度紧张和疲劳，症状又有所反复，仍用上方治疗，1个月后痊愈出院。随访10年未复发。

【验方来源】 华刚．补阳还五汤合复方丹参注射液治疗脑血栓形成65例［J］．广西中医药，2003，26（4）：50.

按：脑血栓形成属中医学的中风病范畴。本病的发生与气虚有密切关系。初期表现多为本虚标实，恢复期更因久病正气不足，营气不充，气血运行不畅，筋脉失于濡养，以致偏瘫肢凉，肌肉萎缩。治疗当在祛邪同时，予以扶正。补阳还五汤功专补气活血通络，标本兼治，适用于气虚血瘀之脑血栓形成。方中的黄芪大补脾胃之元气，使气旺以促血行，祛瘀而不伤正为君药；配当归尾活血，祛瘀而不伤正，为臣药；川芎、赤芍、桃仁、红花助当归尾活血祛瘀，地龙通经活络，共为佐使药。诸药合用，使气旺血行，瘀祛络通。配合使用复方丹参注射液静脉滴注，可加强活血通络之力。

血府逐瘀汤

【药物组成】　红花、牛膝、当归各 9 g，生地黄 20 g，川芎、赤芍、桔梗、柴胡、甘草各 6 g，枳壳、桃仁各 12 g。

加减：气虚，肢体软瘫无力、舌淡者，加黄芪 30 g；肝肾阴虚，舌嫩红、苔少，腰膝酸软者，加熟地黄 20 g；心肝火盛，心烦口苦者，加黄芩 12 g，菊花 15 g。

【适用病症】　脑血栓形成。

【用药方法】　每天 1 剂，水煎，共取药液 600 mL，分 2 次服。15 天为 1 个疗程，间隔 5 天后再进行第 2 个疗程，共治疗 2 个疗程。

【临床疗效】　此方加减治疗脑血栓形成 82 例，基本痊愈 38 例，显效 28 例，有效 12 例，无效 4 例。总有效率 95.12%。

【验方来源】　邹世昌，彭学海，黄晓东，等. 血府逐瘀汤为主治疗脑血栓形成临床观察［J］. 广西中医药，1999，22(5)：16.

按：脑血栓形成可属于中医学中风病范畴。其形成的根本病理基础在于气虚和阴虚，而血瘀则贯穿于本病的始终。治疗以活血化瘀为基本大法。血府逐瘀汤中的当归、川芎、赤芍、桃仁、红花活血化瘀；牛膝祛瘀血，通血脉，引瘀血下行；柴胡疏肝解郁，升达清阳；桔梗开宣肺气，载药上行，又可合枳壳一升一降，使气行则血行；生地黄凉血清热，合当归又能养阴润燥，使祛瘀而不伤阴血；甘草调和诸药。诸药合用，既行血分瘀滞，又解气分郁结，活血而不耗血，祛瘀又能生新，使瘀去气行，则病可愈。而且活血化瘀药具有扩张血管、降低血液黏度、改善微循环、调节中枢周围神经系统的作用，对于脑血栓形成的患者有一定的疗效。

天龙复步汤

【药物组成】　钩藤、石决明（先煎）、川牛膝、赤芍、丹参各 15 g，天麻、当归、地龙、乌梢蛇各 10 g，远志、石菖蒲各 6 g，红花、水蛭末（冲服）各 5 g。

【适用病症】　脑血栓形成。

【用药方法】　每天 1 剂，水煎，分 2 次温服。并配合复方丹参注射液 16 mL 加 5% 葡萄糖（或生理盐水）500 mL 中静脉滴注，每天 1 次。3 周为 1 个疗程。

【临床疗效】　此方治疗脑血栓形成 52 例，基本治愈 6 例，显效 24 例，有效 19 例，无效 3 例。总有效率 94. 2% 。

【验方来源】　肖正文，唐晨光，黄保民．天龙复步汤为主治疗急性脑血栓形成疗效观察［J］．湖南中医学院学报，1999，19（3）：41.

按：脑血栓形成属于中医学中风病范畴。多由年老体弱，气血亏虚，气滞则血瘀，瘀血内停，与痰浊互结；加之素体肝旺，情绪失调，暴怒伤肝，阳亢化风，痰浊瘀血阻络而发病。天龙复步汤中以天麻、钩藤、石决明、牛膝平肝潜阳息风；地龙、乌梢蛇息风通络；当归、赤芍、丹参、红花、水蛭活血化瘀；远志、石菖蒲化痰通络。诸药合用，共奏平肝潜阳、活血化瘀、化痰通络之功，具有改善血液循环、增加组织器官的血液供应、降血脂、抗凝血等作用，又能扩张血管、降低血液黏稠度、改善心脑循环及氧供、清除自由基、减轻或防止血栓形成，用于治疗脑血栓形成疗效满意。

益气活血祛痰通络方

【药物组成】 黄芪、丹参各 20 g，川芎、香附、桃仁、赤芍、地龙、当归各 10 g，红花 6 g。

加减：阴虚火旺者，加知母、黄柏各 15 g；脾虚不运者，加党参 12 g，神曲 17 g；大便秘结者，加大黄 6 g。

【适用病症】 脑血栓形成。

【用药方法】 每天 1 剂，水煎服。7 天为 1 个疗程，连用 2 个疗程。

【临床疗效】 此方加减治疗脑血栓形成 34 例，治愈（临床症状与体征基本消失，言语恢复，生活基本自理）16 例，显效（主要症状与体征明显好转，瘫痪肌力提高 2 级以上）8 例，好转（瘫痪肌力提高 1 级以上，或失语明显好转）5 例，无效（治疗后症状与体征无明显变化）5 例。总有效率 85. 3%。

【验方来源】 方守秀. 益气活血、祛痰通络为主治疗脑血栓 34 例 [J]. 安徽中医临床杂志，1998，10（3）：144.

按：脑血栓形成属于中医学中风病范畴。本病的病机复杂，多因年老体弱，气血亏虚，气虚则无以推动血行，血流不畅，瘀血内结；加之老年人多脾虚不健，饮食失调，脾虚无以运化水谷精微，聚而成为痰浊，痰浊与瘀血痹阻脑脉，导致脑络不通或血溢于脑脉之外而发病。益气活血祛痰通络方以黄芪大补元气，使气足则血流通畅，瘀血生化无源；丹参、川芎、桃仁、赤芍、地龙、当归均为活血化瘀通络之品，使瘀血去络通；香附亦可行气活血，气滞则血瘀，气行则血畅。诸药合用，共奏益气活血、祛痰通络之功效，用于治疗脑血栓形成有较好的疗效。

溶 栓 汤

【药物组成】 山楂、桑寄生、黄精各 30 g，何首乌 15 g，泽泻、金樱子各 9 g，木香 6 g。

【适用病症】 脑血栓形成。

【用药方法】 每天 1 剂，水煎，分 2 次温服。连服 15 天为 1 个疗程。

【临床疗效】 此方治疗脑血栓形成 232 例，痊愈 108 例，显效 86 例，有效 28 例，无效 10 例。总有效率 95.7%。

【验方来源】 崔书克，刘成藏. 自拟溶栓汤治疗脑血栓 232 例［J］. 国医论坛，2002，17（2）：36.

按：脑血栓形成以肝肾亏虚为本，痰浊瘀阻为标。治疗应以治本为要，补肝肾之虚，使气机得以条畅，水谷精微得以化生精血；辅以治标，祛瘀泄浊，疏通经络。溶栓汤中的何首乌、黄精补肝肾，敛精气，填精髓；桑寄生益肝肾，平肝阳，燥湿邪；木香理气调中，与金樱子酸涩收敛之性相互制约，使血中气机开合有常，有利于清除血中瘀阻痰浊；山楂可消食化积，活血祛瘀，与利水渗湿之泽泻相配合，共奏祛瘀利湿化浊之功。诸药合用，共奏补益肝肾、祛瘀通络、化痰除浊之功，标本兼治，故可取得满意疗效。

涤痰活血通窍散

【药物组成】 青礞石 25 g，沉香（后下）、炮穿山甲（代）各 10 g，丹参 20 g，红花 6 g，酒制大黄 5 g。

加减：肝肾阴虚，风痰上扰型，证见头昏头痛，耳鸣目眩，面赤身热，烦躁不宁，性急易怒，口苦咽干，舌质红、苔黄厚腻，脉虚弦数，治以滋肾柔肝，息风涤痰通络，药用白芍、炙鳖甲、代赭石、胆南星、石决明各 15 g，天麻、钩藤、地龙、山茱萸各 10 g；脾肾阳虚，湿痰阻滞型，证见形盛气怯，四肢无力，腰膝酸软，背寒肢冷，头有束带感，鼾睡，便溏，舌质淡、体胖边有齿印、苔白腻，脉沉细滑，治以温肾健脾，涤痰通络，药用太子参、桂枝、炒白术、茯苓、炒枳壳、白豆蔻、葛根各 10 g，熟附子 6 g；心血亏损，脉络瘀阻型，证见心悸头晕，面色不华，倦怠无力，舌质淡且尖红，脉细数，治以补血养心，活血化瘀通络，药用太子参、五味子、当归、鸡血藤、鹿角胶、川芎各 10 g，天冬、麦冬、炙甘草各 15 g，桂枝 3 g；气血衰弱，风中经络型，证见头晕目眩，遇劳累加重，面色不华，心悸失眠，精神疲倦，不欲饮食，肌肤不仁，手足麻木，治以益气养血，祛风通络，药用熟附子、防风、炒白术、葛根、黄芪、当归、川芎各 10 g，胆南星 6 g，蜈蚣 4 条（研末冲服）。

【适用病症】　脑血栓形成。临床表现为半身不遂，肢体麻木，舌语謇涩，口眼歪斜。

【用药方法】　将上药研细末分包，每包 6 g。每次 1 包，每天 3 次，分早、午、晚服。加减药物每天 1 剂，水煎 2 次，共取药液 500 mL，每次 250 mL，分早、晚服。并用西药曲克芦丁 400 mg 加入低分子右旋糖酐 500 mL 静脉滴注，每天 1 次。10 天为 1 个疗程，间隔 3 天进行第 2 个疗程，一般治疗 2 个疗程。

【临床疗效】　此方配合加减药物治疗脑血栓形成 107 例，痊愈（肢体肌力 5 级，感觉正常，面部表情肌正常，无头晕、头痛症状）39 例，显效（肢体肌力 4 级，感觉正常，轻度面瘫）47 例，有效（肢体肌力 3 级，感觉减退，言语欠流利，面瘫）19 例，无效（肢体肌力 2 级以下，感觉障碍，失语或言语困难，面瘫）2 例。总有效率 98.13%。

【验方来源】　郑相才，郑壬鸿，李桂一. 中西药结合治疗脑血栓形成 203 例临床观察［J］. 陕西中医学院学报，2001，24（1）：27.

按：脑血栓形成多由年老体衰，正气不足，脉络空虚，卫外不固，风邪乘虚入中经络，气血痹阻，气血逆乱于上；且肝肾阴虚，阴血亏虚则阴不制阳，内风动越，夹痰及瘀血上扰清窍，脑脉痹阻或血溢于脑脉之外而发病。因此，痰浊、瘀血内阻为其主要病机。涤痰活血通窍散中以青礞石平肝镇惊，攻消痰积，能逐痰降火，使瘀血痰浊去而络自通；沉香行气止痛，降逆调中；配合炮穿山甲（代）、红花、丹参、酒制大黄以活血化瘀，通络行气。诸药合用，共奏镇肝息风、活血化瘀之功，同时能提高机体修复能力和抵抗疾病能力，使损害的脑组织迅速恢复正常，用于治疗脑血栓形成，并根据中医辨证分型加减，可获得较好的疗效。

加减地黄逐瘀散

【药物组成】　生地黄、玉竹、地龙、怀牛膝各 250 g，葶苈子、黄连、郁金、水蛭、三七、石菖蒲、胆南星、大黄、桃仁、红花、桂枝、白芥子各 50 g。

【适用病症】　脑血栓形成。

【用药方法】　上药研末制成散剂，每次取散剂 50 g，用温开水冲服，每天 3 ~ 4 次。连服 1 个月为 1 个疗程。

【临床疗效】　此方治疗脑血栓形成 98 例，基本痊愈（神经系统症状及体征消失，生活可完全自理）26 例，显效（临床症状及体征显著改善，可以下床扶行，生活可部分自理，或瘫痪肢体肌力恢复 3 级以上）49 例，有效（临床症状和体征改善，言语等部分功能恢复，瘫痪肢体肌力恢复 1 ~ 2 级）20 例，无效（临床症状、体征均无变化）3 例。总有效率 96.94%。

【验方来源】 韩忠，张云，简荣勇，等. 加减地黄逐瘀散治疗脑血栓形成 98 例［J］. 浙江中医杂志，1999，34（8）：326.

按：脑血栓形成属于中医学中风病范畴。加减地黄逐瘀散中重用生地黄、玉竹滋阴补液；大黄、黄连通腑泻热，急下存阴；桃仁、红花、地龙、水蛭、三七、怀牛膝活血化瘀通络；葶苈子、郁金、石菖蒲、胆南星、白芥子化痰行气开窍；桂枝温通血脉。诸药合用，共奏滋阴增液、清热泻火、活血化瘀、除痰通络之功，因加工成散剂，便于携带，易于服用。

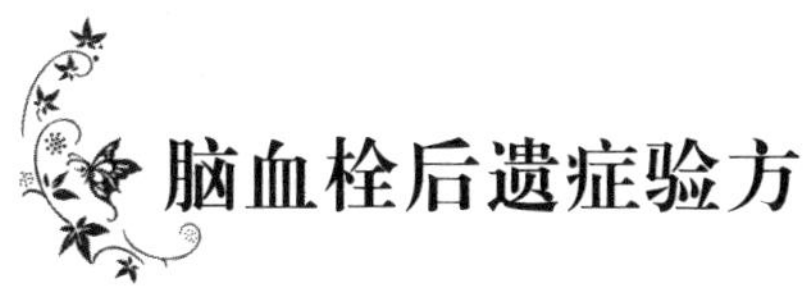

脑血栓后遗症验方

益 髓 丹

【药物组成】 牛骨髓 250 g，炙龟板、紫河车各 100 g，菟丝子 150 g，干姜 50 g，壁虎 60 g，冰片 5 g。

加减：肝阳上亢者，干姜减至 15 g，加石决明 100 g，白芍、钩藤各 60 g；气虚血瘀者，加黄芪 100 g，鸡血藤 80 g，桃仁 50 g；风痰阻络者，加法半夏 50 g，胆南星 60 g，地龙 100 g。

【适用病症】 脑血栓后遗症。中医辨证属肾精亏虚，髓海不足型。临床表现为肢体瘫痪，口眼歪斜，语言障碍，伴见头晕耳鸣，腰膝酸软，健忘，或兼有阳痿、早泄等。

【用药方法】 将牛骨髓用水煮熟捣烂，并将其余各药研成细末兑入和匀，炼蜜为丸，每丸重 9 g，每次服 2 丸，每天 3 次。1 个月为 1 个疗程，连用 3 个疗程。

【临床疗效】 此方加减治疗脑血栓后遗症证属肾精亏虚、髓海不足型，获效满意。

【验方来源】 徐海珑. 填精益髓法治疗脑血栓后遗症探析［J］. 辽宁中医杂志，1998，25（9）：413.

按：脑血栓后遗症是一种慢性疾病，由于梗死部位脑细胞已坏死、液化，脑组织减少，甚至出现脑萎缩，因此存在有不同程度的髓海空虚现象，加之本病的病程较长，气血津液耗损，痰浊瘀血内停，表现为虚实夹杂的证候。治疗上应以补肾填精、益髓补脑为主，辅以其他治法。益髓丹中以牛骨髓血肉有情之品为君药，取中医“以类补类”之义，以益髓补脑；配以炙龟板、紫河车、菟丝子培补肾中真阴真阳；干姜温胃，一方面制约炙龟板之寒，另一方面能防止牛骨髓滋腻碍胃；壁虎祛瘀生新；冰片芳香开窍，使药力上达于脑。诸药合用，共奏补肾填精、益髓补脑之功效，达到修复受损之脑组织、激活脑细胞的目的，从而更好地发挥大脑做为“精明之府”对肢体功能的调节、支配作用，实为“治病求本”之举，故临床效果满意。